疗效是中医药生命线

董 瑞 董 莹 主编

中国科学技术出版社

·北 京·

图书在版编目（CIP）数据

疗效是中医药生命线 / 董瑞，董莹主编. -- 北京：
中国科学技术出版社，2022.3

ISBN 978-7-5046-8659-6

Ⅰ . ①疗… Ⅱ . ①董… ②董… Ⅲ .①肺病（中医）—
中医临床—经验—中国—现代 Ⅳ . ① R256.1

中国版本图书馆 CIP 数据核字（2021）第 146118 号

策划编辑	卢紫晔
责任编辑	符晓静
封面设计	中科星河
正文设计	华图文轩
责任校对	焦　宁
责任印制	徐　飞

出　　版	中国科学技术出版社
发　　行	中国科学技术出版社有限公司发行部
地　　址	北京市海淀区中关村南大街 16 号
邮　　编	100081
发行电话	010-62173865
传　　真	010-62173081
网　　址	http://www.cspbooks.com.cn

开　　本	710mm×1000mm　1/16
字　　数	325 千字
印　　张	14.25
版　　次	2022 年 3 月第 1 版
印　　次	2022 年 3 月第 1 次印刷
印　　刷	河北鑫兆源印刷有限公司
书　　号	ISBN 978-7-5046-8659-6/R·2744
定　　价	188.00 元

主编董瑞介绍

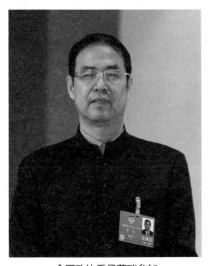

全国政协委员董瑞参加
全国政协十三届三次会议
（2020年5月）

董瑞，男，北京市怀柔区人，首都名中医，全国政协委员，全国政协社会和法制委员会委员，享受国务院政府特殊津贴专家，主任中医师，博士生导师，北京康益德中西医结合肺科医院院长，北京肺纤维化研究所所长，国医大师晁恩祥教授传承工作分站站长，中国中医科学院广安门医院主任中医师，北京市首届复合型中医药学术带头人，北京董瑞基层老中医传承工作室负责人，国家中医药管理局"十二五"重点专科建设项目肺病科学科带头人，世界中医药学会联合会中医膏方专业委员会会长，中国中西医结合学会呼吸病专业委员会副主任委员，中国民间中医医药研究开发协会副会长兼中国民间中医医药研究开发协会中医冬病夏治专业委员会主任委员。

董瑞师从第二届国医大师晁恩祥教授，13岁开始在叔父指导下学习"四小经典""四大经典"等中医著作，中医基础理论功底深厚。董瑞是我国著名中医内科专家，从事中医临床工作近40年，累积诊治中医患者30余万人次，形成了"五方、七术十二方术""五经、十三穴、十九灸刺"的临床经验体系；善用中医经方、中医膏方、民间验方、苗药治疗肺间质纤维化、尘肺病、肺癌、肺结节、哮喘、变异性咳嗽、肺气肿、急慢性支气管炎、鼻炎、感冒后咳嗽等呼吸病及中医内科杂症；善用穴位埋针、苗艾灸、火针、指针点穴、穴位拔罐、穴位贴敷等中医方术；先后得到董建华、陆广莘、张灿玾、张琪、周仲瑛、李振华、唐祖宣、段富津、吕景山、颜德馨、石学敏、余瀛鳌等多位国医大师、国家名中医指点。尤其对肺纤维化、尘肺病形成了自己的学术观点与临床经验，出版的国内首部关于中西医结合诊治肺纤维化的医学专著——《中西医结合诊治肺纤维化》，奠定了肺纤维化、尘肺病防治的中西医结合理论基础；对肺间质纤维化、尘肺病总结出了"肺阴不足、脾肾阳虚为本，痰瘀毒损伤肺络为标，且痰瘀毒损伤肺络贯穿整个发病过程"的病因病机新学说；提出了"生肌通络"治疗肺痿的新观点；研发了中药与苗药相结合的中医膏方"珠芨膏"系列方，在防治肺纤维化、尘肺病方面取得了突破性进展，大大提高了肺纤维化与尘肺病患者的生存率与生存质量；研发了"养阴益肺通络丸""仙芪扶阳固本丸"等三个制剂，其中"养阴益肺通络丸"获北京市政府"十病十药"项目，填补了中医药防治肺纤维化、尘肺病领域的空白。

董瑞是我国著名的中医膏方专家，担任世界中医药学会联合会中医膏方专业委员会首任会长，是我国中医膏方的学术带头人，从 20 世纪 80 年代末，开始潜心研究中医膏方大家秦伯未的《膏方大全》与《谦斋膏方案》。总结出了膏方防治疾病与保健的"十个指导思想""两个创新"和"十五个结合"，形成了董氏中医膏方思想体系，研发了"珠芨膏""仙芪扶阳膏""养颜美容膏""延年益寿膏"等 30 个系列膏方，积累了上万例中医膏方防治慢性疑难病及养生保健经验，为我国的中医膏方慢性病防治及亚健康保健作出了贡献。积极开展中医膏方"一带一路"世界交流活动，主持了首届 APEC 雁栖湖中医膏方国际高峰论坛暨"一带一路"中匈雁栖湖中医膏方国际高峰论坛，让世界了解了中医膏方。

董瑞是我国中医著名的"治未病"专家，连续三届担任中国民间中医医药研究开发协会中医冬病夏治专业委员会主任委员。冬病夏治是中医治未病的重要方法，在防治呼吸病、风湿骨病、脾胃病方面有着中医特色疗效，董瑞研创的冬病夏治防治呼吸病技术获得原卫生部"十年百项计划"全国发明推广项目，他在全国举办中医冬病夏治医师培训班 60 余期，培养学员 5000 余人，使全国各地近百万人受益。

董瑞是"苗艾灸"的发明创始人，近十年来致力于研究中医药与苗族医药的结合，把十大苗药之一的艾纳香等苗药和苗族地区的艾叶按君臣佐使配方，研发出极具特色的"苗艾灸炷"，临床用于风湿骨病、颈腰椎病、调理痛经、不孕不育、男科病及亚健康保健等，并取得了良好的效果。

董瑞秉承大医精诚精神，对医疗技术精益求精，视患者为亲人，几十年坚持每周六、日出专家门诊，贫富老幼一视同仁，让每位患者都感受到了医者的仁心仁术。他一直热心投身公益，承办了民盟中央"健康呼吸万里行"活动，累计行程万余公里，在内蒙古、山西、陕西等全国十个省、市救助了 1000 多名肺纤维化、尘肺病患者；作为民盟中央委员、民盟中央社会服务工作委员会副主任，他参与创建了民盟中央"民盟名医大课堂"品牌；参与了民盟北京市委"民盟林"建设项目；代表民盟中央、民盟北京市委承担了医疗帮扶贵州毕节朱昌镇卫生院、黔西南州下五屯卫生院、北京市潭柘寺卫生院、怀柔区喇叭沟门卫生院等多项公益活动；参加民盟中央、民盟北京市委、民盟怀柔总支组织的各类义诊、巡讲 80 多次，足迹遍及 20 多个省、市，诊治患者 5000 多人。

董瑞先后出版《中西医结合诊治肺纤维化》《中医历代临床经典医著集萃》等专著 50 余部，在医学核心期刊发表论文 40 余篇，获得省、市科技进步奖 6 项。

2001 年，董瑞创建了二级甲等北京康益德中西医结合肺科医院，是国家"十二五"肺病科重点专科建设项目单位，医院开放床位 349 张，是北京医保、职业病定点医院，北京市 5A 级社会组织信用单位。董瑞先后获得首都"五一劳动奖章""身边雷锋——最美北京人"等荣誉称号。

主编董莹简介

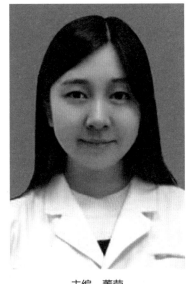

主编　董莹
中医主治医师

董莹，女，34岁，中医临床硕士，中医主治医师，董事长助理，科主任。

学术任职：世界中医药学会联合会中医膏方专业委员会常务理事兼副秘书长、中国民间中医医药研究开发协会中医冬病夏治专业委员会常务委员兼秘书长、北京怀柔区呼吸病防治协会常务理事兼副秘书长、北京中医药学会呼吸病专业委员会委员、中国整形美容协会中医美容分会委员。

2004—2011年就读于北京中医药大学，中医临床专业，七年制本硕连读。

2009—2011年师从著名中西医结合肿瘤专家广安门医院肿瘤科李杰教授，攻读中西医结合肿瘤硕士研究生，获硕士学位。

2011—2019年就职于中国中医科学院广安门医院皮肤科。

2019年至今就职于北京康益德中西医结合肺科医院。

董莹自幼受父亲董瑞教授的影响，热爱中医。2019年跟随国医大师晁恩祥教授出诊学习，深得传承。从事中医临床多年，具有扎实的中西医基础知识，精通中医药理论，灵活运用中医理论辨证施治，熟练掌握皮肤科、呼吸科、肿瘤科常见病的中西医诊治，积累了丰富的临床经验。擅长湿疹、银屑病、慢性咳嗽、肺癌等中医辨证论治。

内容提要

　　本书是一本概述"疗效是中医药生命线"的中医科技专著，主编董瑞经历了近40年的中医生涯，在临床医疗工作中一贯倡导"疗效是中医药生命线"，并用临床实践验证了"疗效是中医药生命线"的金标准。本书首先介绍了本书出版的历史背景，在2020年抗击新冠肺炎的战役中，中医在治未病、未病先防、既病防变这三个方面发挥了重大作用，取得显著的临床疗效；其二讲述了本书的出版意义，一是要在我国中医药文化历史长河中留下"疗效是中医药生命线"的烙印，二是为北京康益德中西医结合肺科医院建院20周年奉献一份厚礼，三是成为董氏中医传承团队的核心学术思想和疗效判定标准。"疗效是中医药生命线"已经成为我国医家的共识，在未来我国中医药学发展的方向上，具有里程碑式的深远意义。

　　本书语言简明易懂，重点突出。主编长期从事中医药临床实践工作，对"疗效是中医药生命线"有独到的经验体会。本书不仅可供中医药、中西医结合专业临床从业人员和中医药科研人员、医药院校师生、中医药爱好者参阅，也可作为广大患者群体配合医师战胜疾病的必备良书。

自　序

习近平总书记指出，中医药学是中国古代科学的瑰宝，也是打开中华文明宝库的钥匙。中华民族能够在五千多年的历史长河中繁衍不息，从未间断，中医药作出了巨大贡献！从岐黄对曰、神农尝百草到当今之中医，几千年来中医药的传承与创新亦从未间断，而且形成了完整的现代中医药学，靠的是以"大医精诚"为核心的中医药特有的文化与疗效。笔者 13 岁时因病步入杏林，由民间中医宋德瑞、家叔董万英领入医门，熟读《黄帝内经》《神农本草经》《伤寒论》《金匮要略》四大经典，打下了坚实的"童子功"基础。20 世纪 80 年代初入伍，后又经系统西医教育，从医师、中西医结合主治医师、中西医结合副主任医师、主任中医师到成为首都名中医、北京市首届复合型中医药学术带头人、北京市名中医团队成员、享受国务院特殊津贴专家。35 年来，求学问道，先后拜访了王琦、石学敏、孙光荣、吕景山、李振华、张灿玾、张琪、周仲瑛、尚德俊、段富津、夏桂成、唐祖宣、晁恩祥等中医巨匠及李可等民间著名中医、民族医近百人。1983 年，拜河北省隆化县中医院汤文义主任为师，2014 年，在时任国家中医药管理局副局长于文明的引荐下，正式拜国医大师晁恩祥教授为师。临证 35 年，用传承中医思维"望闻问切，理法方药"诊治了来自国内 31 个省、市、自治区及美国、俄罗斯、日本等世界各地肺纤维化、尘肺病、哮喘、肺气肿、肺癌、肺结节、慢性咳嗽等呼吸病及中医内科疑难杂症患者 30 余万例，打破了"内不治喘"之说，深受患者信任，从中感悟出中医药之所以能世代相传，代代患者崇信的"奥秘"便是中医药的疗效。

从 2003 抗击"非典"时起，笔者开始构思编写《疗效是中医药生命线》一书，2020 年年初，一场突如其来的新型冠状病毒肺炎（以下简称"新冠肺炎"），打破了人们的正常生活，从 2020 年 2 月 1 日到 5 月 1 日，历时 90 天，笔者昼夜值守，带领 200 多名医护人员奋战在抗疫一线。此后，我们对西汉以来 2000 多年发生的 300 多次中医药抗击瘟疫的事例进行总结分析，结合抗击"非典"的临床经验，撰写了《从传统中医"阴阳平衡"角度谈新冠肺炎的防治》等文章 10 余篇，为一线抗击新冠肺炎提供了有力支持。3 个月抽出 800 个小时，撰写了"好中医""好疗效""好药材""好中药"等核心文章 10 万余字，将 30 多年的临床经验领悟详实地奉献给同行和读者。本书同时编录了长女董莹、长子董杰、学生耿占峰等的跟师体会。

愿本书的出版能增强中医同道之自信,能增强患者对中医之信任,同时能为中医药的传承与创新做些贡献!

董 瑞

2021 年 12 月

前　言

　　本书是概述"疗效是中医药生命线"的中医科技专著。董瑞主任中医师经历了近 40 年的中医生涯，在临床医疗工作中一贯倡导"疗效是中医药生命线"的宗旨，并用临床实践验证了"疗效是中医药生命线"的金标准。

　　本书是中医在治未病、未病先防、既病防变这三个方面发挥重大作用，在 2020 年全国抗击新冠肺炎战役中取得显著的临床疗效的历史背景下创作的。本书的写作目的有三点：一是要在我国中医药文化历史长河中留下"疗效是中医药生命线"的烙印，二是作为北京康益德中西医结合肺科医院建院 20 周年奉献的一份厚礼，三是成为董氏中医传承团队的核心学术思想理论和疗效判定标准。本书明确了"疗效是中医药生命线"已经成为我国历代医家的共识，指出"疗效是中医药生命线"对未来我国中医药学发展的方向，具有里程碑式的深远意义。

　　本书出版之际，恰逢全国上下团结一心抗击新冠肺炎疫情之际，此次抗击新冠肺炎疫情充分展现了中医药的突出疗效，期望本书的出版可以为中医药抗击新冠肺炎疫情献出一点绵薄之力。

　　本书编委会由董氏中医传承团队成员组成，编委会成员围绕着"好疗效、好中医、好药材、好中药"这一核心理念，深入分析总结董瑞的精湛医术与高尚医德，编写了详尽的跟师心得与医案，充分展现了董氏中医的核心学术思想理论，奠定了董氏中医对中医药疗效的判定标准，并将恪守"疗效是中医药生命线"这一行医准则，世代相传。

　　由于我们的水平所限，本书若有编写欠妥之处，衷心希望读者批评指正，以便进一步修订、提高。

本书编委会

2021 年 10 月

目　　录

上篇　传承精华　守正创新　疗效是中医药生命线

下篇　大医精诚　董氏中医　恪守疗效代相传

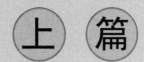

上 篇

传承精华　守正创新

疗效是中医药生命线

开篇语：恪守"疗效是中医药生命线"

早上 6 点，北京康益德中西医结合肺科医院门诊部。院长董瑞的诊室外已排起了长队。

"董院长，您看我这病还能治吗？"专门从外地赶来看病的张大哥忧心忡忡。

"放心，现在尘肺病不是绝症，只要按时吃药，好好休养，放宽心，没问题。"董瑞一边诊病，一边宽慰患者。

"董院长，我是不是应该换方子了？"

"董院长，上次我找您看，吃了几服药就见好了，这次您再给孩子也看看吧。"

董瑞耐心地为每一位患者看诊、回答问题、叮嘱注意事项。

这样的情景，几乎每个门诊日都在上演。每周 3 天，每天近 60 位患者，董瑞坚持了 20 多年。

十三届全国政协委员、民盟中央社会服务工作委员会副主任、北京康益德中西医结合肺科医院院长……这样多的职务集于一身，印象中的董瑞应该是一个忙于行政事务的人，然而，在患者眼中，董瑞却是一个"总能在门诊找到"的名医。董瑞说，身为医生，为患者服务永远是第一位的工作，疗效永远是事业的生命线。

一、传承——用地道学问，做地道中医

20 世纪 60 年代出生的董瑞，却有着近 40 年的行医经验，是一名"年轻"的名老中医。谈及多年从医的心得，董瑞说，要做一名地道中医。他认为，一名好中医，首先要掌握扎实的中医基础理论，传承中医的诊治思维。

董瑞与中医结缘于 13 岁那年的一场大病。那一年，他因意外受伤，导致双腿关节肿痛，不能行走。在各大医院就医无效后，他开始接受叔叔董万英的中医保守治疗。在两年难捱的休学时光里，医书是董瑞最大的精神寄托。他不仅四处求医，也开始学习中医，读中医经典著作，向叔叔学习中西医结合治疗，向民间老中医学习偏方、秘方。两年的时间，在中医方法治疗下，他的腿伤不仅奇迹般地痊愈了，也为他打下了牢固的中医理论基础。康复回校时，他已经能流利背诵中医四大经典和四小经典，并开始尝试诊病治病。

医学经典的滋养，使董瑞掌握了大量的辨证方法和经典处方，长期的门诊实践则为他

积累了丰富的经验。20 世纪 80 年代，董瑞应征入伍，成为一名军医。他结合临床病例努力钻研业务，并跟随部队知名中医专家学习。民间医学经验、病案研究与经典理论的结合，使董瑞的中医研究日趋深入，成果显著，尤其在中医防治哮喘病、肺纤维化、尘肺病等呼吸系统疾病方面，逐步形成了自己独特的理论体系和治疗方法。

"操千曲而后晓声，观千剑而后识器"，向名医学习、传承大师经验，也是学习中医的重要途径。多年来，董瑞北访国医大师张琪、段富津，南到广东、江苏求教邓铁涛、周仲瑛、夏桂成，与李士懋、李振华、王琦、颜德馨等国医大师，探讨、交流岐黄学术和膏方心得，特别是 2014 年拜国医大师晁恩祥为师，使董瑞在中医理论研究方面获益良多。董建华先生的病机演变学说，姜春华、晁恩祥先生的治肺治咳思路与效方，颜德馨先生的膏方运用等都对董瑞治疗肺纤维化、尘肺病和临床的应用膏方有所启发。

董瑞认为，中医理论的最可贵之处，就是将万事万物分为阴阳两个方面，将人体视为一个大的健康主体来诊断、治疗。他既不主张专病专药，也不停留在西医诊断、中医辨证分型的框架内，而是娴熟地运用中医理论，分析疾病内在规律及不同阶段的病机演变，在总体上、动态上把握治疗和善用通降法，遣方先调气机，重视调肝，调气不忘和血，最终实现人体的平衡、健康。他也将这一理论应用于肺纤维化的研究和治疗。

弥漫性间质性肺疾病，简称肺纤维化，是一种成因复杂的肺部病变，患者生活质量受到严重影响，5 年生存率仅为 20% ～ 40%。20 余年来，董瑞经治数千例此类患者，摸索出肺纤维化"咳喘七字诀"：宣、温、润、清、肃、截、禅。以这七字诀为基础，董瑞研制出特色药方，经临床检验，患者的生活质量得到了明显改善，生存时间也有了明显延长。

二、融汇——采各家之长，以提高疗效为根本

鲁迅先生说："只看一个人的著作，结果是不大好的：你就得不到多方面的优点。必须如蜜蜂一样，采过许多花，这才能酿出蜜来。"作为一名中医专家，董瑞的视野非常开阔。他认为，只要有助于提高疗效、对患者好的方法，就要充分吸收。

在临床中，董瑞非常重视吸收民族医药的成果，并不断吸取苗医、藏医、蒙医等民族医学中治疗呼吸病的成功经验，与既有的治疗方法相融合，研制出一批独有配方，在临床上取得了良好的治疗效果。

一次，董瑞遇到几例疑难病症，便安排患者住院观察治疗。试了几种方法，效果都不理想。恰逢他随民盟中央专家团到贵州义诊，在当地结识了一位老苗医，了解到他家有祖传治疗肺纤维化的药并通过自己的努力和诚心获得药方组成。回京后，董瑞马上将其与已有的药方相结合，配出新药，患者服用后效果显著。此后，董瑞根据大量病例实践，不断完善、丰富自己的中医理论和治疗方法，博采传统中医经方、民间中医方法和少数民族医药，形成了自己独特的医疗特色。他带领团队研发的肺纤维化专业制剂养阴益肺通络丸还被列入了北京市政府的"十病十药"项目。

董瑞非常重视中西医结合的研究和应用。他认为，中西医结合为临床治疗疾病提供了极大便利，对中医发展也起到了促进作用。比如面对一位肿瘤患者，中医理论认为，要扶正祛邪。但扶正与祛邪是两个独立的复杂用药过程，现在西医通过手术切除肿瘤，此为快速祛邪，中医就可以将重点放在扶正上，中西医各展所长，可以使患者恢复更快、治疗效果更好。

在董瑞看来，两种医学的结合，必须充分发挥各自的特点，而不是简单叠加。"中西医结合得是否成功，关键看疗效。"董瑞说，"要用中医的诊治思维来辨证施治，又要充分借助西医的先进治疗手段，绝不能出现中医只凭检查结果断证、中西药简单叠加的情况。"中医发展，重点要在西医治疗效果不太理想，而中医又有所专长的病症（如糖尿病、慢性肺病等）及一些急症上下功夫，充分体现自己的优势。

2001年春，董瑞创建了京郊第一家民营医院——北京康益德中西医结合肺科医院，并出任董事长兼院长，同时确立了以治疗呼吸病为主，重点针对肺纤维化的中医防治，制定创造世界级肺纤维化、尘肺病中医防治品牌的医院发展战略。经过近20年的发展，医院已发展成为占地91亩（1亩≈666.67平方米），建筑面积2.4万平方米的民营医院。董瑞大力对医院进行国际标准化建设，创建了国内第一家肺纤维化研究所——北京肺纤维化研究所。邀请国内外肺纤维化专家到研究所进行学术交流和研究，将国内外最新的防治肺纤维化的成果运用到医院的治疗中，为国内外肺纤维化防治提供了研究、交流、实践的平台，使医院不断了解和掌握世界肺纤维化防治的最新进展和信息，始终处在世界中西医结合防治肺纤维化的前沿。

为了使自己的研究成果更加完善、易于推广，诊疗之余，董瑞主持撰写了《中西医结合诊治肺纤维化》《政协委员董瑞院长谈间质性肺炎——肺纤维化》《膏方防治肺纤维化、尘肺病》等医学专著5部，并承担了拟报送国家"十四五"重点图书《国之大医临证方药与思路》的主编工作。

董瑞的学术和医疗水平得到了国家有关部门的认可，先后担任中国中西医结合学会呼吸病专业委员会副主任委员、国家中医药管理局"十二五"重点专科建设项目肺病科学科带头人、中国民间中医医药研究开发协会中国中医冬病夏治专业委员会主任委员。2013年，董瑞入选成为北京市复合型中医药学术带头人，当选为世界中医药学会联合会中医膏方专业委员会首任会长。之后，他又成为享受国务院政府特殊津贴专家。

三、创新——探索永无止境

董瑞认为，中医与其他学科一样，必须适应时代、不断创新，才能延续和发展下去。在他看来，创新不仅是技术和应用的进步，更重要的是提高疗效，关键是要让患者用最短的时间康复，减轻患者所承受的痛苦。

董瑞认为，对于服药困难、服药后效果不理想的患者，创新用药往往会带来意想不到的效果。董瑞曾接诊过一个患有严重哮喘病的患儿，医院组织多名专家进行会诊，开出了药方，但其服用后效果不明显。一次，患儿家长偶然用毛巾蘸药在患儿胸前反复擦拭，其症状竟然明显减轻了。这给了董瑞灵感，对于一些特殊病症，为什么不可以把药涂在皮肤上，从外向内渗透呢？于是他将装注射药物的小玻璃瓶磨去瓶底，给该患儿拔罐，并把中药从橡胶瓶盖打入罐中，促进药物吸收。这一方法很快见效，经过一个夏天的治疗，该患儿彻底痊愈。这一由董瑞发明的治疗方法至今已被很多医师沿用，成为一个成熟的操作方法。

对于一些患有慢性病，尤其是因寒气导致的疾病，如慢性咳嗽、哮病、喘病、慢性泄泻、关节冷痛、怕冷、体虚易感等，董瑞尝试将传统的冬病夏治理论结合现代人的生活规律，率先提出诊疗方案并开设冬病夏治门诊，通过穴位贴敷、针刺、药物内服等方法，来纠正人体阳气虚弱状态，进而使患者冬天少发病或不发病。经过几年的实践，冬病夏治的优点逐步显现，不仅疗效明显，而且还具有无不良反应、价格便宜、治疗简便、不易复发等优点。认可冬病夏治的患者越来越多，董瑞采用此法治疗的疾病种类也日渐广泛，从当初单一的呼吸系统疾病，扩展到肠胃病、痹证及免疫力低下等。这一治疗方法也越来越多地被各大医院采用，惠及越来越多的患者。

随着人们生活水平的提高，健康意识也在不断提高，大健康的理念被越来越多的人接受和重视。董瑞认为，中医在治未病方面有独特的优势，有许多经典的药方、食疗方，老百姓接受度较高。但现代人生活节奏快，特别是都市白领经常出差，没有条件坚持喝汤药，严重影响疾病的康复。

如何解决这一难题呢？董瑞将目光投到中医传统剂型——膏方上。膏方具有针对性强、易于服用等特点，对调节阴阳平衡、纠正亚健康状态，使人体恢复到最佳状态，作用较为显著。但是长期以来，膏方一直未能作为中医专门学科，没有被系统研究和推广。2012年国家中医药管理局提出"膏方北进"的发展战略，董瑞成为"膏方北进"的积极倡导与践行者。

其实，董瑞从1990年就开始将中医膏方用于临床。在他的中医理论和临床实践中，中医膏方占有重要位置。特别是在中医膏方防治肺纤维化、尘肺病方面，他指出膏方防治疾病时应掌握"十个指导思想""两个创新"和"十五个结合"。他的临床著作《膏方防治肺纤维化、尘肺病》得到广大医学界同仁及患者的认可。他在北京康益德中西医结合肺科医院开设中医膏方科，"康益膏方"因具有疗效显著、"一人一方"、防治皆宜、服用方便、口感极佳的特点，广受患者和亚健康人群的欢迎。2016年世界中医药联合会成立中医膏方专业委员会，董瑞以其在膏方研制和推广方面的突出贡献当选为首任会长。

四、仁爱——大医偏爱开小方

董瑞说，一名好医生，医术很重要，但有一颗仁心更加重要。时刻把患者放在首位，关注患者的需求，就是医者的"仁心"。

如何能够减轻患者的经济负担，让他们在有限的条件下，提高生活质量，成了董瑞心心念念的大事。

在怀柔，有一个以捡垃圾为生的老人家，长期被肾小球肾炎折磨。他找到董瑞，董瑞看了医师给他开的药方，都很好，为什么不管用呢？一问之下，原来老人经济非常困难，无法支付坚持吃中药的费用，药吃得不够数，病当然也好不了。董瑞了解到情况后，把中医经方进行了简化，给老人开了只有四味药的药方，1剂药1元多钱，7剂药7元多钱，老人吃了，疗效明显！老人家成了董瑞的"活广告"，到处宣传："有病找董院长看去，我的病7元多钱就看好啦！"

用药简练是表象，用好是关键。董瑞认为，中医经方大多都是小方，经方经过历史检验，只要运用得当，便能有很好的疗效。开小方特别倚仗医师对病情的准确诊断。对待不同的病证，要把握患者在不同阶段病因病机变化的本质。"比如，遇到反复咳嗽、咳痰的老病号，不能简单以诊断病证用药，而是要根据急性期和慢性期的不同症状施治，还可以结合冬病夏治，在夏季温补纳气，进行调理，"董瑞举例说。

开小方不仅为了省钱，更体现董瑞的医学思想。他认为，医生门诊的任务不仅是断证，更是一个治疗的过程。尤其对于慢性病患者，很容易在长期的病痛中失去信心，医生要通过对患者的关心、对治疗的信心来影响患者，让患者产生痊愈的希望。通过经济上减轻负担而非直接免费治疗，为患者保留尊严，进而提高配合治疗的积极性。

这一点，董瑞不仅自己做到了，也严格要求他的学生和医院的全体员工必须做到。他要求，对每一位患者，都要观察其情绪、了解其病程，并在开出药方后，详细讲授用药须知，使患者的治疗效果最大化。

董瑞不仅关心来医院就医的患者，更心系偏远地区就医不便的患者。作为民盟中央委员、民盟中央社会服务工作委员会副主任，他参与创建了民盟中央"民盟名医大课堂"品牌；参与了民盟北京市委"民盟林"建设项目；代表民盟中央、民盟北京市委承担了医疗帮扶贵州毕节朱昌镇卫生院、黔西南下五屯卫生院、北京市潭柘寺卫生院等多项公益活动。多年来，董瑞参加民盟中央、民盟北京市委、民盟怀柔总支组织的各类义诊、巡讲82次，足迹遍及20余省市，诊治患者5000多人。

公益行动充满着他加入民盟的这16年时光，而其中，令董瑞最为难忘的就是由他亲自倡导的"健康呼吸万里行"活动。这个活动起始于2012年的一次义诊，主要是救助贫困地区的呼吸系统疾病患者，特别是尘肺病患者。7年来，他率领"健康呼吸万里行"的专家组走遍了河北石家庄、内蒙古乌海、山西晋城、陕西富平、河南三门峡、吉林白山、云南迪庆等10个站点，累计行程2万多千米，救助尘肺病、肺纤维化患者1000余人，发放制氧机200多台，捐款捐药累计400多万元。

在义诊过程中，也有各种意外：有的患者因为病情过重，没有办法在当地救治，董瑞就把他们安置在自己的医院，免费住院治疗；有的患者感染上传染性肺病，别人都劝董瑞不要看，但他仍然热心地为患者把脉看诊；有的患者因路途遥远错过了义诊，半夜敲响董瑞的房门，希望他能给看一看，董瑞马上披衣起床给患者诊治……一桩桩一件件，感动了患者，感染了专家组成员，也一步步树立起了"健康呼吸万里行"的声誉。"健康呼吸万里行"成为民盟中央社会服务的重要品牌活动之一，三次被写进民盟中央常委会工作报告。

董瑞心里装着患者，患者也把他当作亲人。有的患者经他多年治疗痊愈后，成为他的学生，有的患者与他成了朋友，有的成为康益德医院的员工。在他们心目中，董院长是最值得信任的人。

著名中医学家章次公先生曾经说过：好中医要有"菩萨心肠，将军肝胆，神仙手眼，儿女情怀"，这是董瑞的追求目标，也是他对自己的要求。董瑞说，能够成为一名医生，是他最大的幸运。今后，他将致力于中医药的发展和推广，造福更多患者。

（《中国政协》杂志社记者史慧玲）

第一章　好疗效——好中医、好药材、好中药

疗效是中医药生命线，疗效是中医通过望、闻、问、切"四诊"辨病、辨证、辨体质，确立诊断。"理法方药"："理"——确定证候的病因与病变机制，"法"——针对病因病机确立治疗之法则，"方"——依据法则确定方剂或术，"药"——按君、臣、佐、使规律进行组方；"四气五味""升、降、沉、浮"，是由标识药性与药量总合取得的。法随证立，方随法出，药标识于方。中医辨证施治是在"阴阳平衡"的整体观念下进行的，是完整的链，"药"是最关键的元素，用药如用兵。医者应为"统帅"，排兵布阵，统领全方；君药应为"将军"之职，直达主症病所；臣药应为"副将"之职，助力君药攻克主症兼攻次症；佐使药为"精兵"，各司其职协力君臣；君、臣、佐、使合力才能克敌制胜，药到病除。一个好的方剂，是靠多味药发挥单行、相须、相使之作用，避开相畏、相杀、相恶、相反之弊病，才能全面发挥疗效。因而，中医传承是医的传承与药的传承，二者缺一不可，中医仅明药之四气五味、升、降、沉、浮、功效用量用法，不懂中药的道地药材、采收时间、炮制、储藏及特殊之用很难取得卓越之疗效。

笔者临床 30 余年，走访了国内近百处道地药材产地与中药材交易市场，结识了很多药农、药师及单方、验方和苗药、藏药等民族药的民间传人。曾目睹：江油附子炮制，松贝母怀中抱月之形，新会陈皮之储藏，盐泼车前子之妙，金蝉花、蝉蜕入药之法，全蝎入药之道，生麻黄与炙麻黄之差异，蛤蚧尾之功，仙鹤草止汗，仙遗粮解诸毒，五味子入五脏，益智仁止遗，十大功劳叶治虚劳，百部黄精增力，灶心土止呕吐，苗药珠子参生肌止血奇效，单方一味田螺外敷关元可代替导尿，生姜葱白外敷神阙退热，艾灸气海痛经即止，棉花根等几味中药外敷可免去颈腰椎手术之苦，马齿苋治疗痛风等，一幕幕中药之神奇，领悟了药性与药量标识药力之理，领悟了道地药材、采集、炮制之关键，因而谈几点体会供参考。

一、好中药出自好药材历史探讨

纵观中医药的形成史，药要早于医，人类的生存繁衍与进化是在同大自然斗争中取得的。五千年前，新石器时代，神农氏亲尝百草，发展用草药治病，奠定了中医药学的雏形。由神农氏起源，经代代口耳相传，到东汉时成书《神农本草经》，相隔已近三千年。《神农

本草经》是神农氏经验的延续与总结，是劳动人民与这一漫长时期医药专家集体的智慧结晶。《神农本草经》全书分三卷，载药 365 种，分上、中、下三品，是中药理论的精髓，是世界现存最早的中药学著作，是中医四大经典著作之一。《神农本草经》首先提出了"药有阴阳"理论，与《黄帝内经》阴阳核心理论共同形成了我国中医药学核心学说；首次提出君、臣、佐、使组方原则；首次提出"单行、相须、相使、相畏、相恶、相反、相杀"的"七情和合"之原则；首次规定丸、散、膏、丹等药物的剂型；首次提出酸、苦、甜、辛、咸五味与寒、热、温、凉四气及升、降、沉、浮；首次提出药物的服法及其发挥疗效的重要性；阐述了药物的炮制与毒性等。公元 659 年，唐朝官方主编的《唐本草》记载：动植物秉性，因地区不同而质地相宜；春夏秋冬四季节气变更，感受气候不同、功效有别；离开它的产地移植，形质虽同而作用不一。违反采摘季节，其物虽是而时非，名称和实质既有差失，寒湿药性多有错乱。作为中国古代第一部国家药典，《唐本草》首次提出中药"道地药材"与"采集时间"概念。明代药圣李时珍所著《本草纲目》将 1892 种药物的阴阳属性、气味、升、降、沉、浮、归经、产地、形态、时间、炮制、功效、主治、毒性、用法用量逐项归类完善补充，形成了一部世界本草巨著。历代中医药专家、学者为我们选择好药材、好中药奠定了理论与临床的基础。

二、有好药材才能有好中药

2015 年颁布的第十版《中华人民共和国药典》（简称《中国药典》）一部，收载了 2598 种药材和饮片，规定了每个品种的性状、鉴别、检查、含量测定、浸出物及炮制、性味与归经、功能与主治、用法与用量、储藏等国家标准，是药品研制、生产、经营、使用的法定依据，是我国保证药品质量之法典。《中国药典》一部是在继承中医药几千年的经验基础上，借鉴现代科学技术而制定的质量标准；好药材是好中药之基础，只有好药材才能使中药达到国家标准。好药材当首推"道地药材"，道地药材是指一定的中药品种在特定生态条件下所形成的产地适宜、产量高、疗效突出、炮制独特的地域性产品，它在中医药理论指导下形成具有明显地域性、临床疗效性的特点。目前，我国基本形成了关药（指东北地区所产药材）、北药（指河北、山东、山西及北京地区药材）、怀药（指河南境内药材）、浙药（指浙江及沿海大陆生产的药材）、南药（包括湘、苏、闽、赣、皖等淮河以南的药材）、川药（四川、重庆药材）、云贵药（云南、贵州产区）、广药（广东、广西及海南、中国台湾地区药材）及秦药、藏药、苗药等道地药材产区。有的道地药材还成为地标性品牌，如江油附子、新会陈皮、辽细辛、山西潞党参、西陵知母、四大怀药、霍山石斛、闽西乌梅、蕲艾、绵阳麦冬、汉源花椒、文山三七等。好药材，产地是关键，到好中药还要经历药材有效生长周期（如三七生长最少 3 年才入药、珠子参生长周期为 6 年）、采摘时间（如 3 月是茵陈到 4 月就成蒿草，经霜的桑叶才入药等）、加工炮制（是用烘、炮、炒、洗、蒸煮等多种方法加工药材）等重要关键环节才能转化为中药。目前，我国药材与中药之间链条还是分离的，药材是农产品，中药是药品，两者分属于不同的部门管理，九龙治水，弊病多端，亟待统一规范管理；涉及中药材重要的"产地、采集时间、生长周期"等内容还没纳入国家药典标准，需要中医药人和全社会共同努力！中医药抗击新冠肺炎让世界刮目相看，体现好疗效，好中医与好药材、好中药缺一不可，自古医药就是一家，医药合一才能彰显中医药的疗效。

三、辨好证，用好药的十点心得体会

（一）辨"病""体质""证"与"病因病机"不离"阴阳"

中医认为，"病"就是"阴阳失衡"，治病就是调节"阴阳平衡"，病愈就是"阴阳平衡"状态，完全要遵循"望、闻、问、切、理法方药"之中医辨证思维，辨识阴阳是关键。

（二）辨明"治法"之阴阳

法随证立，"寒者热之，热者寒之"为基本调节阴阳平衡之法。"汗、吐、下、和、温、清、消、补"之八法，汗法是以阳性属性的辛温药使阴邪从汗排出体外，吐法让上焦里实证之邪排出体外，下法让下焦里实之邪排出体外，和法让半表半里之邪透邪外出，温法适应寒证，清法适应热证，消法适应实证，此七法都是以祛邪为特点，给风寒暑湿燥火六淫之邪、疫疠之邪、痰瘀毒之邪留有出路。"阴者阳之，阳者阴之"达到祛邪调节阴阳平衡之目的。补法是通过扶正达到祛邪使机体阴阳平衡。"治法"的阴阳对应"证候"的阴阳，两环相扣，确定方剂与药物的阴阳。

（三）辨方剂与中药之阴阳

方随证立，药应于方。方剂是指治病的药方，《黄帝内经》载方13个；《神农本草经》确定君、臣、佐、使组方原则；医圣张仲景《伤寒论》载方113首，《金匮要略》载方262首，后人称之为经方；晋代葛洪《肘后备急方》载录了大量单方、验方，屠呦呦等研究的青蒿素就源于此；唐代药王孙思邈《备急千金要方》载方5300多首；宋代方书《太平圣惠方》载方达16 834首。数以千计的方剂，规律都是以"阴阳"为核心，单方一味、验方、经方，无论何方，均可用"阴阳"定性。《神农本草经》载药365种，《本草纲目》载药1892种，《中国药典》载中药2598种，无论是中药，还是苗药、藏药等民族药，每味药都能用寒、热、温、凉、酸、苦、甜、辛、咸、升、降、沉、浮及地理生态环境确定"阴阳"属性。病证千变万化，"阴阳"是本，"治法"虽异，阴阳为之根，方剂与中药虽多，无外乎阴阳，阴阳贯穿于辨证、治法、方药乃为传统中医核心思想，辅之以临床实践就是中医药的生命线。

（四）用药如用兵

每位统帅作战都有自己得力的将军，每位将军亦有自己的副将和勇士，治病和作战同等道理。"君"药针对主症、主因而设，是将军之职，《神农本草经》确定君、臣、佐、使之原则，君一臣二，君二臣三佐五，君一臣三佐九，规定了组方之大法。因此，逻辑严谨的方剂，应为3味中药、10味中药与13味中药。《神农本草经》制方原则为历代医家所遵循，指导临床用药至今。笔者认为，组方必须遵守君、臣、佐、使原则，3味、10味、13味最佳，如多者，用药可将"君一臣三九佐使"倍数，将君、臣、佐、使同时翻倍，与"二君三臣五佐使"原则相应，合乎其法，即成"君二臣六佐使十八"，26味药，无论中医膏方还是其他方剂，应有上限味数；药性与药量标识药力，确定每个方子的"君药"一定是"寒热虚实"的药性明确占主导性质，如诸温热药中同用大热之"附子"一定是君药，诸寒凉药中同用大寒之"石膏"一定是君药，诸补气药同用大补之"人参"是君药，诸泻下药同用之"大黄"是君药，药性标识君药。君药为将军之职，量一定是最多的，倍臣药，全方发挥最大核心作用。同样，佐使药药量要小于臣药，只有把君、臣、佐、使各药标识药性、药量悟透，才能用好兵，克敌制胜。

（五）秘而不传的药"量"

中医民间有"传而不会是'脉'，秘而不传是'量'"之说。中医经历了《黄帝内经》成书以来两千多年的时代变迁，每个时期的医学著作都有自己的度量计算，剂量本身就有待去校正换算，民间中医药传承为父子、师徒口耳相授及秘籍相传，使得中医药传承被披上一层神秘面纱。笔者认为，用方遣药之道当遵循《伤寒论》《金匮要略》之经方，熟读原文，原汁原味去用，才能领会药性与药量的含义，共同标识药效。方剂君、臣、佐、使组合，首先是确定"君药"寒、热、温、凉之阴阳属性，即药性，同时按君、臣、佐、使功能确定每味药量，使药性与药量协同发挥作用。笔者从医近40年来，领悟了经方用量之奥妙，总结了膏方之道；目睹过民间老中医李可重用附子之效，门氏中医的四两拨千斤之妙；走访过近百位名老中医及民间中医和苗医、藏医等民族医，见证过他们大剂量使用君药，如用生黄芪治中风后遗症、金银花治热病、鸡血藤治肩周炎、生白术治水肿、仙鹤草止汗、白花蛇舌草抗肿瘤、土茯苓解梅毒、山药治消渴、珠子参治肺病、泽漆治肺癌、金蝉花治肾衰竭、羊红膻治克山病、炒酸枣仁治失眠、碧桃干治哮喘、紫菀通便、益智仁止遗、山茱萸纳气平喘、冬瓜子排胸腔积液、十大功劳叶补虚劳、金钱草排石、茵陈退黄、白屈菜治胃癌、马齿苋治痛风、天麻治高血压、蛤蚧定喘、五味子降转氨酶、生山楂治荨麻疹、牵牛子治癫痫、棉花根治冻伤、瓜蒌治胸痹、川芎治顽固头疼、血余炭止血、新会陈皮祛痰、黄精养生等近百个医案，遵循《神农本草经》《本草纲目》《中国药典》的原则，临床逐一去体验，形成了自己的用"量"经验。理论是基础，实践是真理，用"量"在老师指导下是前提，临床验证是必需，切莫道听途说或死搬书本，要靠实践打破"量"之神秘，从而让疗效彰显。

（六）中药的阴阳与体质阴阳、脏腑阴阳

阴阳是中医药学的核心学说。《黄帝内经》称阴阳为天地之道，万物之纲纪，变化之父

母，生杀之本始，神明之府。治病必求于本，故积阳为天，积阴为地。阴静阳燥，阳生阴长，阳杀阴藏。阳化气，阴成形；寒极生热，热极生寒。寒气生浊，热气生清。

笔者认为，"中药的阴阳"是顺应大自然变化而产生的。区域地理环境、生长环境、春夏秋冬变化、日光雷雨影响等诸多因素与本身的酸、苦、甜、辛、咸及升、降、沉、浮性质综合为寒凉与温热。寒凉为"阴"，温热为"阳"。"体质阴阳"是指人体本身的"体质"，人居南北、种族不同、居住环境不同、生活有异、遗传因素、六淫与七情变化等决定了人的九种体质，确定人体处于什么样的"阴阳状态"是"本"，通过望、闻、问、切确定脏腑的阴阳是"标"，将体质阴阳、脏腑阴阳与中药阴阳有机结合进行辨证施治，才能达到调节"阴阳平衡"之目的，才能更好地发挥中药的治疗效果。

（七）"形气"相投与疗效

笔者认为形与气相投，对于中医药防病、治病效果非常关键。

1. 广义"形"与"气"相投　国家中医药发展政策、社会认知的大环境，中医药人的自信、中医药平台为"形"，患者对中医药的信任、接受中医药就是"气"场，广义"形与气"是中医药发挥疗效的基础。抗击新冠肺炎，中西医结合政策，中医药人坚强的信心，患者的信任密切配合，使中医药疗效再次展示于世，是"形"与"气"相投之典范。

2. 狭义的"形"与"气"　指人体与中药酸、苦、甜、辛、咸之气味，临床经常遇到有些患者很信中医，可服用即吐，不服中药，有的服入就有反应；还有些患者总想长期服用，觉得口感很好。

笔者多年来反复总结这些现象，认为是"形""气"相容问题：有是证，有是药——辨证准确。药用酸、苦、甘、辛、咸，形证与气味相符，即使药味腥苦亦能适应；证药不符则"形""气"不投，即使给予甘甜亦不能入口；病、证、体质有阴阳，中药的酸、苦、甜、辛、咸有阴阳，用药遵循阴阳平衡的规律，就会有"形""气"相投之效。

20世纪90年代，笔者曾诊治过一位李姓女患者，顽固呃逆持续3个月，更换中医十余人，有时闻药味即吐，有时药服入即吐，医家患者皆烦恼，诊之证药符合伏龙肝之脉证，前医半数亦投之伏龙肝，但均不能入口，遂开具处方：伏龙肝200g，猪肝250g，放盐、肉桂适量，烹饪后随食服2周后，呃逆消平如常人。本方得于民间，民间选用优质伏龙肝入药，是将猪肝一副与泥土相混合，建于灶膛口，经过柴草长期烘烤而成，又称灶心土，入药为伏龙肝，辛、温，归肝、胃经。今之以伏龙肝入药的多不识此法，药性则异，故处以与猪肝同用，"形""气"相投，如美食而验。动态的人体与中药形气相投，深入临床研究则能取得事半功倍之效。

（八）中药加工炮制与药效

炮制是中药从药材变为中药的过程。药材是农产品，中药是药品。附子大辛大热有毒，药用炮制（"炮去皮，破八片"）是关键；生姜、干姜、炮姜同出一物，生姜治病走而不守、干姜守而走、炮姜守而不走，制在晒和炒；蒲黄生用破血消肿，炒制止血；生麻黄发汗，炙麻黄则平喘。酸制入肝，盐制入肾，蜜制入脾；酒炒引药上行，盐炒引药下行；生姜汁解半夏之毒；白芍须用竹刀刮皮；知母犯铁器；盐泼车前子；青蒿搅汁有效；茵陈怕高热；反复炮制熟地黄；何首乌黑豆蒸去其毒；木香行肝气须文火慢炒；附子乌头当以童便泡之；珠子参生用刺咽喉，熟用味甘补肺生肌；等等。前人几千年的用药经验告诉我们，中药的炮制能影响中药寒、热、温、凉四性，酸、苦、甘、辛、咸五味，升、降、沉、浮、归经及毒性。

中药炮制古称"炮炙"，为用火加工处理药材的方法，《五十二病方》记载商陆渍醋中；《黄帝内经》记载"角发""治燔"即血余炭；《神农本草经》记载丹砂能化汞；张仲景《伤寒论》、葛洪《肘后备急方》、雷敩《雷公炮炙论》、孙思邈《备急千金要方》、李时珍《本草纲目》至中华人民共和国成立后出版发行的《中国药典》，使中药炮制走向法律化、标准化。中药的传承与中医一样，必须在传承的基础上借鉴现代技术去创新，才能守正固本。现代中药饮片企业应在继承好传统的炮、炙、炒、煅、炼、煨等雷公炮炙十七法的基础上去发扬。中药的炮制应在中医药理论指导下进行，既保证临床用药的安全性，又要最大限度地发挥其疗效，才能更好地呈现其效果。

（九）中药汤、丸、散、膏、丹、酒、露、锭与疗效

汤、丸、散、膏、丹、酒、露、锭是中医药八种传统剂型。汤剂指处方中药加水煎煮的剂型，是临床应用最早、最多的，中药汤剂延续至今几千年，具有组方灵活、治法简便、起效迅速、以水为溶剂、便于发挥药物特性（先煎与后下）等特点。膏剂指内服膏滋与外用膏药，内服膏滋是由汤剂浓缩演变而来的，历史悠久，起于汉唐，《黄帝内经》就有马膏外用的记载，张仲景《金匮要略》记载的乌头膏、猪膏发煎剂是内服膏滋最早的应用。明、清时期膏方发展已完善和成熟。膏方可治疗慢性病，具有促进养生保健与康复的特点。丸、散、丹、酒、露、锭六种剂型各有防病治病的特点。笔者认为，汤、丸、散、膏、丹、酒、露、锭八种传统剂型都是在传统中医药理论指导下，按照君、臣、佐、使原则成方。汤剂适应外感、内伤七情致病及急证、重证、疑难杂症、瘟疫等；膏方适宜慢性病防治、体质调理及养生保健；汤剂与膏滋配合相得益彰。中药剂型是中医防病治病的重要手段，几千年的传承与发扬，汤剂与膏方成了中医的看家之宝；丸、散、丹、酒、露、锭剂型得到了现代技术的支持而发扬光大，大批国药准字号中药投向市场，正走出国门，服务于全人类。

（十）中药煎煮服法等因素与疗效

"汤剂"与"丸、散、膏、丹、酒、露、锭"共称为中医传统八种剂型。药圣李时珍《本草纲目》记载：凡服汤药，虽品物专精，修治有法，而煎煮药者，鲁莽造次，水火不良，火候失度，药亦无功。笔者认为中药的煎煮应掌握十点。

其一，煎煮器具应选择传热均匀、缓和的砂锅及不锈钢器具，现代科学技术发展推出的煎药设备是具有砂锅之功能的，也可以使用。

其二，中医对煎药用水有很多讲究，如上泉之水、长流水等，今之不现实，用合格自来水为佳，不主张用纯净水煎药。

其三，浸泡时间要适宜，一般花类、全草20分钟，根类、果实类30分钟，动物类应用黄酒浸泡，先煎后下药不用浸泡。

其四，煎药之火有很多要求，如柴桑之火、柏木之火等，现在多有难处，但无论电加热、煤气，还是柴火，应遵循先武火，待煮沸后改用文火慢慢煎煮的原则。

其五，煎药时间，一般每服药煎两次即可，头一遍20～30分钟，第二遍30～40分钟，两次汤剂合二为一，混合均匀后服用，具体应根据药物性状与发挥的作用而定。

其六，"先煎与后下"非常关键，应严格掌握，附子先煎可去毒性。民间中医李可一生几乎以附子为君药，且药量大。笔者曾目睹其煎煮4小时以上。石膏不先煎几乎无效，木香、砂仁等不后下则无功，大黄煎久则泻下力变弱，等等。

其七，有些药必须单包煎，如滑石、旋覆花、车前子、海金沙等。

其八，贵重精细药如冬虫夏草、松贝母等应打粉或单煎与汤剂冲服。

其九，有些药不宜入煎，应煎好后用汤烊化服用，如胶类、鸡蛋黄、腥膻味重的海狗肾、地龙等应焙干后再单煎。

其十，煎煮时一定是盖锅煎煮且留有透气孔。人工煎药，原则上当天吃当天煎药，现代煎药储藏时间不应超2周，于阴凉处储存。

中药"服法"对疗效的发挥非常关键。《神农本草经》记载：病在胸膈以上者，先食后服药；病在腹以下者，先服药后食；病在四肢血脉者，宜空腹而在旦服药；病在骨髓者，宜饱腹在黑夜服药。几千年来，中医药专家学者对中药服法积累了大量经验。笔者认为，晨服（7～8点）助阳气，调治阳虚、气虚、血瘀之类病晨服最佳；睡前服（8～9点）助阴，能安神、涩精止遗、养阴健脾，因而心脏病、失眠及阴虚者宜；空腹服（饭前20～30分钟）适宜肾系病、妇科及脾胃病；饭后服（20～30分钟）适宜肺系病或头颈面部之疾或刺激性中药；定时服适合发病规律明确的疾病，如月经不调、疟疾等。温服不冷不热为常规；热服适宜"汗法与温法"；冷服适宜于"清法"及出血证；顿服适宜急重症，一剂量一次服完；频服适宜久病不受药及食入即吐等症；服药次数一般每日两次，疑难重症每日三次为宜。服药禁忌：生冷酸辣是基础，服汤药时应对西药及中成药认真审定有无相反、相杀、相畏，中西医结合要取其"相使"；服用温阳之药应忌属"阴"之品，如海鲜等，养阴应忌辛燥之物，如牛羊肉、韭菜之类；患皮肤病应禁忌发物；服汤药病愈而止，巩固选中医膏滋、丸、散、药茶、药膳之属；服汤剂可服少量"生姜、大枣、橘皮"类健脾和胃之茶饮及小米粥、焦黄馒头干等芳香运脾和胃之食物，助三焦化气通调水道与输布元气之功。辨证用药十点心得体会，是笔者粗浅经验的总结，敬请批评指正。

（董　瑞）

第二章　好疗效——脏腑辨证用药体会

　　"辨证施治"包括辨证和施治两个部分。"辨证"就是根据望、闻、问、切"四诊"所收集的资料，医者通过分析、综合辨清疾病的原因、性质、部位及"邪正"的动态关系，确定"证"或"体质"；"施治"是根据"证"与"体质"的病因病理机制，确立治疗法则，方随法立，药应于方，施治是用"理法方药"之原则治疗疾病的临床过程。

　　笔者认为脏腑辨证用药应以"阴阳"为核心的"八纲辨证"为基础，通过望、闻、问、切"四诊"收集的资料、参考现代医学诊疗技术，用中西医结合的思维对五脏六腑病变的寒、热、虚、实及病变部位进行论证，然后用传统中医思维的"理法方药"施治。

　　脏腑辨证用药是中医临床的重要组成部分，是"战术"的实施，掌握好脏腑辨证用药应在以下几方面下功夫。

　　其一，熟读《黄帝内经》《神农本草经》《伤寒论》《金匮要略》四大经典及各家学说，熟练掌握理论与方药。

　　其二，牢记脏腑辨证用药不离"阴阳"之核心，辨清五脏六腑病性是"阴证"还是"阳证"。里证、寒证、虚证为"阴证"，表证、热证、实证为"阳证"。

　　其三，辨清五脏六腑本身的"阴阳"属性及其所病的"阴阳"属性，"阴"与"阳"相应是关键。

　　其四，掌握脏腑阴阳变化的规律及"阴平阳秘"的动态规律，调理切莫不及或太过。

　　其五，掌握脏腑阴阳与药物阴阳的关系，"寒者热之、热者寒之，虚则补之、实则泻之"为调整阴阳平衡之根本。

　　其六，确定君臣药之"阴阳"是节点，每味中药都有寒、热、温、凉、酸、苦、甜、辛、咸、升、降、沉、浮与五脏六腑之归经，用药如用兵，君臣药"阴阳"属性确定才能用准，相使而行，如病为"阴证"，以温热的"阳药"治之，病为"阳证"，当以寒凉药治之，阴阳互转期当以寒热药和之，辨证用药错之毫厘，效果差之千里。

　　其七，广拜师、多临床。每个中医都有自己的经验，30多年来，笔者拜访的百余位国医大师、国家级、省级名中医、民间中医、苗藏回蒙等民族医，几乎人人都有一两个秘方、秘药及绝招，他们是口耳相传，而且长年用于临床，是经验的积累，是书本上没有记载的。例如通肺络的珠子参，通肾络的金蝉花，通心络的羊红膻，健脾的焦黄馒头干，通胃络的白屈菜，甘草梢引经到阴茎，猪油入女子胞，夏枯草通厥阴肝经络脉，鹿角胶少许即入督脉，当归为君药才入带脉，炒白芍入阳维脉，生鳖甲入阴维脉，吴茱萸入冲脉，覆盆子独入任脉，等等。心诚则灵，取得师者之经验非易事，有的民间医生宁愿带进坟墓也不愿传授，是学者非诚之故。

其八，脏腑辨证用药一定是整体观念，综合分析大自然四季变化之阴阳、饮食起居之阴阳变化、人体十二时辰阴阳规律等。

其九，脏腑辨证一定要以"八纲辨证"为指导，结合卫气营血辨证、气血津液辨证、六经辨证、三焦辨证及经络辨证。

其十，脏腑辨证用药，一定要与药膳、药茶、食疗相结合。

脏腑辨证用药决定疗效，现分别以肝、心、脾、肺、肾五个题目浅谈一下脏腑辨证用药些许体会，供同道参考。

一、肺与大肠辨证用药体会

肺位于胸腔，覆盖于心上，左二叶、右三叶共五叶。中医认为肺的生理功能如下。

其一，主气司呼吸。肺主呼吸之气，是气体交换之场所，主一身之气，主"宗气"的生成和全身之气的运行。

其二，主宣发肃降，通调水道。宣发作用指将脾输送到肺的水液和水谷之精中的清气部分，向上向外散布，上至头面，外达全身皮毛肌腠以润之，输送到皮毛肌腠的水液在卫气推动下化成汗，再通过卫气的调节作用，有节制地将汗排出体外；肺的肃降作用指将脾传输的水液与水谷精微中的厚稠部分向下向内输送到其他脏腑以濡润，浊液下输于肾与膀胱化为尿液。

其三，肺朝百脉，主治节。肺朝百脉指全身血液通过百脉，流经于肺，肺的"宗气"贯心脉推动血液运行；肺主治节指肺气具有治理、调节肺之呼吸及全身气、血、水的作用。

其四，主皮毛，其华在发，开窍于鼻，在志为忧，在液为涕。

其五，肺为华盖之脏，六淫、疠疫之邪入侵首先犯肺，肺为娇脏。肺与大肠相为表里，大肠主传化糟粕。

笔者从事肺系病临床多年，将肺系病分为"阴证"与"阳证"，肺气虚、肺阳虚、风寒犯肺、痰浊阻肺、痰瘀毒损伤肺络及肺、脾、肾俱虚证为"阴证"；肺阴虚、风热犯肺、燥邪伤肺为"阳证"。各型辨证施治用药体会如下。

（一）肺气虚与肺阳虚

两证多现合证，特点为喘息气短、动则加剧、咳嗽无力、痰多、反复易感、自汗怕冷、舌淡苔白、脉细无力等证候。病机以肺气虚、阳虚、内寒为特点。治则为补肺气、温肺阳。方药为自拟"芪姜扶阳固本汤"，处方按"二君三臣五佐使"原则立方。方中黄芪味甘性温，归肺、胃经，取其补气升阳之力；干姜味辛性热，归肺、脾、胃经，温肺化饮、回阳。二药共为君药。臣药炒白术、关防风、紫苏叶，佐使药为党参、云茯苓、蛤蚧、陈皮、炙甘草。

（二）肺脾肾阳虚、痰浊内阻

肺系病（如喘病、哮病、肺痿、肺胀、肺痈、肺痨、肺积、咳嗽等病）反复缠绵，病虽在肺，日久及脾、肾。症见喘息气短、动则加剧、痰多清白、食欲不振、脘腹痞满、便溏无力、形寒肢冷、腰酸膝软、自汗、盗汗、反复易感等，舌淡苔白边有齿痕，脉沉细。病机特点为脾肾阳气不足，虚寒与痰浊内生，肺宗气不足、阳气虚，肺主气及宣发肃降的作用失司。治则为健脾温肾，补肺化痰平喘。方药依据"一君三臣九佐使"组方原则，自拟"蛤蚧参芪汤"。方中蛤蚧性平性味咸，归肺、肾经，补肺益肾、助阳、纳气平喘，为君药。红人参味甘性温，归肺、脾经，补脾益肺、大补元气；黄芪味甘性温，归肺、脾经，补脾肺之阳气；炒白术味甘性温，归脾、胃经，为健脾运脾之圣药。三药共为臣药。干姜、云茯苓、淫羊藿、山药、陈皮、桂枝、法半夏、桔梗、炙甘草九药为佐使药。

（三）肺阴虚

指肺脏阴津亏损，虚热内生所表现的证候为干咳少痰，或痰少而黏，口干咽燥，喉痒，声音嘶哑，手足心热，盗汗，舌红少津，脉细数。辨病，肺阴虚归属于肺痿、肺胀、肺痈、肺痨、哮喘、咳嗽范畴。辨证，肺阴虚属于八纲阴阳之"阳证"范畴。病因病机为燥热之邪犯肺，痨虫伤肺，久咳伤及肺阴，特点为肺阴不足、虚热内生。治则为养阴清肺，生津。用药特点为甘平微寒，慎用苦大寒之药，功在缓图之。方剂组成按"一君三臣九佐使"原则，自拟"黄精沙参汤"。方中黄精味甘性平，归肺、肾、脾经，补气养阴，润肺，益肾，为补肺阴之药，重用15g以上，为君药。沙参味甘、苦，性微寒，归肺、胃经，养阴清肺，益胃生津；仙鹤草味苦性平，归心、肝经，重用补五脏虚劳而止汗；百合味甘性寒，归肺、心经，养阴益肺，清心安神。三药共为臣药。山药、麦冬、川贝母、熟地黄、炒白芍、桑叶、百部、肉桂、甘草为佐使药。肉桂味辛、甘，性大热，归肾、心、脾、肝经，补火助阳而无附子之烈，有补肾"黄金"之称，用量3g以下，意在反佐，交通心肾，引火归原，有阳中求阴之效。肺阴虚缠绵难愈，日久可及肺、肾阴伤，有时阴阳互转，多数长期伴有阴虚之体质，临床较为棘手，汤剂不宜久服，病情稳定即可。笔者多采用中医膏滋与中成药养阴益肺通络丸调理阴虚体质，效果甚佳。

（四）风咳与风哮

"风"为阳邪，其性轻扬开泄，致病首先犯肺。风主动，风性善行数变，风为百病之长，六淫之首。《黄帝内经》记载五脏六腑皆令人咳，非独肺也；《诸病源候论》记载十咳之说，除五脏之咳外，有风咳、寒咳、支咳、胆咳、厥阴咳。笔者老师、第二届国医大师晁恩祥教授是"风咳与风哮"辨证论治体系创立者，晁老确立了"风邪犯肺，气道挛急"致咳、致哮的发病机制；首创"从风论治"理论，确立了"风咳"治以"疏风宣肺，解痉止咳"，"风哮"治以"疏风宣肺，解痉平喘"之大法；按君、臣、佐、使原则，以药性"平"为轴，独创了风咳之方苏黄止咳汤（炙麻黄、紫苏叶、蝉蜕、地龙、五味子、牛蒡子、炙枇杷叶、紫苏子、前胡等）与风哮之方黄龙平喘汤（麻黄、蝉蜕、地龙、白果、紫苏子、白芍、石菖蒲、五味子等）两个基础方，奠定风咳、风哮理法方药施治体系。

笔者2013年拜晁老为师，深受老师大医之精神感染，深入研究了老师的"风咳与风哮"理论，坚持跟师临证3年，广泛将晁师理论经验应用于临床，使自己防治咳喘病的技术得到了完善与升华。下面就应用晁老风咳与风哮的临床经验谈几点体会。

其一，国医大师为中医药人自信树立了榜样。晁师临证，望、闻、问、切"四诊"细致认真，借鉴现代医学诊断，辨"证"精准；以"理法方药"传统中医思维施治；面对缠绵难愈的风咳与风哮等肺系病及内科疑难杂症辨证施治炉火纯青，让医者、患者见证了中医药的疗效，坚定自己对中医药疗效的信念。

其二，国医大师指导醍醐灌顶。每逢节假日笔者都要到晁师家坐上几个小时，聆听老师教导，在晁师毫无保留的传承下，迅速掌握了风咳与风哮的治病关键：辨别"干咳"与"咽痒"的特性，用药"味辛、性平"疏风宣肺及降气解痉之要点，组方遵君、臣、佐、使之原则，药力与药量标识君药之节点及寒热证变化药物的加减；晁老的理论与经验使笔者面对变异性咳嗽、咽炎、哮喘、肺胀及肺纤维化、尘肺病等肺系病出现的各种咳、痰、喘症状都能迎刃而解。笔者自2013年跟诊晁师后，临床诊治肺系病、中医内科杂症患者近10万人次，中药使用率达99%以上，增加了中医诊病的信心，让患者看到了传统中医药的疗效，传承中医药的同时，也为学生做出了榜样。

其三，受晁老创立"风咳与风哮"辨证体系启发，笔者创立了"肺络病"辨证施治体系，确定了肺气不足，肺络不荣为"本"，痰瘀毒损伤肺络为"标"的病因病机学说，确定了补肺生肌通络之治则，研发了仙芪扶阳固本丸、养阴益肺通络丸及珠芨汤用于治疗肺纤维化、尘肺病的专方。晁师的"风咳与风哮"从风论治思想，为笔者的"肺络病"从入络论治的辨证思维奠定了基础。

（五）大肠辨证用药特点

大肠为六腑之一，分为盲肠、阑尾、结肠、直肠、肛管五部分，与肺相为表里。其生理功能为主转化糟粕，主津。

1.**大肠虚寒证**　症见滑泻，大便失禁，腹痛隐隐，或脱肛，喜温喜按，舌淡苔白脉弱，辨证为"阴证"。病因病机特点为大肠阳气虚多合脾、肾、肺阳不足，素有阳虚体质，由久泻、久痢迁延而致。治则为补肺益肾，温大肠止泻。方药组成依据"一君三臣九佐使"的制方原则，自拟"肉蔻桂苓汤"。方中肉豆蔻味辛性温，归大肠、脾、胃经，温中行气，涩肠止泻，为君药。肉桂味辛、甘性大热，归肾、脾诸经，为补肾阳之佳品。云茯苓甘淡性平，归肺、脾经，健脾，利水渗湿。北五味子味甘性温，归肺、肾经，收敛固涩，入五脏，止泻、止遗、止咳。三药共为臣药。党参、炙黄芪、补骨脂、吴茱萸、炒白术、陈皮、薏苡仁、淫羊藿、炙甘草九味为佐使药。

2. 大肠阴亏证　症见大便秘结干燥，排便困难，数日一行，口干咽燥，或口臭，舌红少津，脉细涩，辨证为"阳证"。病因病机特点为大肠津液不足，多合并肺阴不足，素有阴虚体质，或久病伤阴，或热病津液未复，或产后等因素。治则为养肺阴生津，润肠通便。方药组方依据"二君三臣五佐使"原则，自拟西洋参紫菀通便汤。方中西洋参味甘、微苦，性凉，归心、肺、胃经，补气养阴、清热生津；紫菀味辛、苦性温，归肺经，润肺下气，重用通便。二药共为君药。当归味甘性温，归肝、心、脾经，补血活血，润肠通便。火麻仁味甘性平，归大肠、脾、胃经，润肠通便。瓜蒌仁味甘性寒，归大肠、肺、胃经，滑肠通便，润肺化痰，三药共为臣药。肉苁蓉味甘性温，归大肠与肾经，润肠通便，补肾阳，"阳"中求阴。黄精味甘性平，归脾、肺、肾经，是补肺、脾、肾、心、肝五脏之阴要药，补而不腻。柏子仁味甘性平，归大肠、心、肾经，养心安神、润肠通便、止汗。黑芝麻味甘性平，归大肠、肝、肾经，补肝肾、益精血、润肠燥。四味药共为佐使药。

便秘一证，因素诸多，临床颇为棘手，笔者使用西洋参紫菀汤临证多年，体会用量是关键，血虚重用当归，肾阳虚重用肉苁蓉，肺气不降重用紫菀，脾虚加生白术，气虚加生黄芪，腑气不通加厚朴、枳实等；同时建议常服桑椹蜂蜜膏调之，以达固本之效。

（六）面部皮肤病"从肺论治"

面部皮肤病常见痤疮、雀斑、黄褐斑、酒渣鼻、扁平疣、脂溢性皮炎、日光疹等，这些证候中医辨证施治疗效很好。40年来，笔者一直研究肺系病的防治。记得在2008年北京奥运会过后，收治一名来自韩国的满面黄褐斑的金姓肺纤维化女患者，经2个月的中医药治疗，肺纤维化控制了，面部的黄褐斑亦消失了，肤色恢复常态。她感觉很神奇，曾在韩国用尽各种办法美容，总是时好时坏，并对中医非常信服，甚至希望合作开展皮肤美容。

此事后，笔者连续5年对230例肺系病伴有面部皮肤病患者，从"肺主皮毛"理论角度综合分析"从肺论治"的疗效机制，结论为中医讲究整体观念，肺纤维化、尘肺病、哮喘、肺气肿、肺癌等病的病位虽在肺，日久累及脾肾；在"体质"为阳虚、气虚、痰湿、血瘀合并质，在"证"为肺脾肾俱虚，虚则生化元气、宗气、卫气、营气不足；尤其是"卫气"功在濡润皮毛肌腠，"营气"功在荣泽皮肤络脉，卫阳与营血不足，因而发生面部雀斑、黄褐斑之症；肺开窍于鼻，酒渣鼻乃肺瘀热之候；肺气郁热、宣发肃降失常，毛孔闭阻，汗瘀互结而发痤疮；治疗肺系病面部皮肤病消失取得疗效符合肺主皮毛之理论。

2014年，笔者在总结230例肺系病合并面部皮肤病辨证施治的基础上，将雀斑、黄褐斑、酒渣鼻、痤疮等面部皮肤病归属于肺脾气不足证、卫营两虚证；确立健脾、运脾、生化卫气与营气，宣肺生发卫阳、疏风清肺热之法则；在"一君三臣九佐使"治方原则基础上，自拟芪麻祛斑汤，方中生黄芪健脾益肺，为君药；炒白术、关防风、麻黄三味为臣药；云茯苓、黄精、桔梗、白芷、白及、白茅根、桑叶、丹参、生甘草九药为佐使药。在单独治疗雀斑、黄褐斑、酒渣鼻、痤疮上寒热加减多有效验。

（七）运用麻杏石甘汤治疗外感咳嗽体会

麻杏石甘汤出自医圣张仲景《伤寒论》，原文第63条："发汗后，不可更行桂枝汤，汗出而喘，无大热者，可与麻黄杏仁甘草石膏汤。"第162条："下后，不可更行桂枝汤，若汗出而喘，无大热者，可与麻黄杏仁甘草石膏汤。"两条原文汤证基本一致。1800多年前的经方麻杏石甘汤，被历代医家所推崇，是风热袭肺、燥热伤肺及寒湿疫疠之邪犯肺，郁而化热，热壅于肺证之名方。2003年抗击"非典"时笔者曾用过麻杏石甘汤，时下抗击新冠肺炎，千年名方麻杏石甘汤再次走向辉煌。麻杏石甘汤是笔者心中第一经方，是治疗发热性咳喘最为得心应手之方，现就近40年应用麻杏石甘汤治疗外感发热咳嗽，小儿、成人各类肺炎及肺部感染等病谈几点体会。

其一，辨证准确。《伤寒论》原文症仅见"汗出而喘，无大热者"八字，深奥难解，众多医家对"汗出而喘"无异议，而对"无大热"争议颇多。其实不难，只要通篇熟读张仲景之《伤寒论》与《金匮要略》原文，就懂医圣方证之本意。笔者理解"大热"在《伤寒论》有"高热"与"阳明之热"两者之意，此证"无大热"指无阳明四大热证。麻杏石甘汤证是表证入里化热，尚未到阳明热阶段，这是使用麻杏石甘汤的关键与节点。"有发热"，抓住"外邪未解，肺热郁闭，肺气上逆"之病机，抓住"发热""喘而气急"两个要点，就悟透了麻杏石甘汤证。

其二，掌握麻杏石甘汤药量、煎法与服法。原文：麻黄四两（去节）、杏仁五十个（去皮尖）、甘草二两（炙）、石膏四两（碎、棉裹）。上四味，以水七升，先煮麻黄减二升，去上沫，内诸药，煮取两升，去渣，温服一升。方中汉代剂量与现代剂量换算有争议，但石膏倍麻黄量，是有共识的，要准确掌握麻杏石甘汤中麻黄与石膏用量，应综合看张仲景六经辨证顺序的四个方：太阳表证为发热、恶寒、无汗之麻黄汤证，无石膏；表邪未解，入里化热，而见不出汗而烦躁，表邪重、肺热轻之大青龙汤证，麻黄量倍石膏；麻杏石甘汤证发热重，病邪轻，石膏倍麻黄；阳明经证，表现为大热、大汗、大渴、脉洪大，白虎汤证方去麻黄。煎法：麻黄先煎，且去沫。麻黄能减轻心悸、失眠等不良反应，是医圣用麻黄独特之处，现今多有忽视，温服可助药效发挥。

其三，麻杏石甘汤治疗外感咳嗽、肺痈及发热性肺系病，麻黄与石膏是关键。麻黄辛温苦，宣肺解表平喘，石膏辛甘大寒，清肺热生津，两药合用，石膏倍于麻黄。制麻黄温热之性，麻黄得石膏宣肺平喘透邪外出，石膏得麻黄反佐大寒之性，两者相得益彰。因此，麻杏石甘汤为辛凉之剂。

（八）肺络病辨证用药

"肺络病"的名称，是笔者在2009年出版的《中西医结合诊治肺纤维化》中首次提出的，有原因明确的，如尘肺病、"非典"引起的肺纤维化；有原因不明确的，如特发性肺纤维化及哮喘、肺气肿、支气管扩张等呼吸病部分归属于肺络病。

肺络病症状特点为喘息气短、动则加剧、干咳少痰，或痰色白稀，咳呈阵发性，口干不欲饮，面色黑暗，舌淡紫，舌边或有瘀点，脉涩。辨证肺脾肾阳虚、痰瘀毒损伤肺络型为主。病因病机为风、寒、暑、湿、燥、热六淫及疫疠毒邪直接袭肺，咳喘日久，肺、脾、肾俱虚，化生痰瘀毒内伤肺络。病因病机特点为肺宗气不足，肺朝百脉功能失司、肺主治节功能失调而致肺络不荣，痰瘀毒之邪随气入肺，肺不能通过宣发肃降功能完全将其经痰液、汗液与尿液排出体外，日久积聚而成肺络病。治则以补肺气生肌通络为主，辅助健脾益肾、化痰祛痰、活血化瘀。方药为养阴益肺通络丸、仙芪扶阳固本丸与珠茋膏等，方中选用甘平入肺经、补肺生肌之苗药珠子参及生黄芪等药为君药；通肺络之鸡血藤、威灵仙、桃仁、蛤蚧、白及等药为臣药；选择桔梗、川贝母、百部、白芷、炒白术、关防风、金蝉花、杏仁、枸杞子、黄精、五味子、陈皮、云茯苓、山药、仙茅、淫羊藿、穿山龙、丹参、红景天、生甘草等为佐使药。

在肺络病辨证用药上：一是药要随"气"至，以补肺气为先。二是引经通络要准，如生甘草应用末梢才能效至，鸡血藤、桃仁能直达肺络，威灵仙能通四肢百骸直达孙络。三是要重用"生肌法"为核心治法，肺络脉网布了肺实质之肺泡、肺间质之毛细支气管、细淋巴管、毛细血管等组织，肺组织坏死、瘢痕、纤维化是西医病理特点。四是透痰瘀毒之邪外出，如桔梗能引邪从痰导出，麻黄宣发能引邪从汗排出，金蝉花能引邪从尿液排出。五是发挥"三焦"为"元气"之别使与通调水道功能，加强药膳食疗（如橘红枳实生姜饮、白银耳汤、怀山药粥等），使三焦输布功能增强，助力扶正祛邪。肺络病是一新概念，用药亦在探索，还需不断去完善。

二、脾与胃辨证用药体会

（一）脾与胃的生理功能及特性

心、肝、脾、肺、肾"五脏"藏精气而不泻，属里，故为"阴"；小肠、胆、胃、大肠、膀胱、三焦"六腑"传化物而不藏，属表，故为阳。脾属土，居于中焦，为"阴中之至阴"，胃与脾互为表里，居中焦，胃相对脾属阳。脾主运化，《黄帝内经》有云："饮入于胃，游溢精气，上输于脾，脾气散精，上归于肺。"脾司运化水谷与水液。脾主运化水谷，化生卫气、宗气、营气与元气，脾称之为"后天之本，气血生化之源"；脾主运化水湿，《黄帝内经》曰："诸湿肿满，皆属于脾"，脾为生湿、痰、饮、瘀、毒内病邪之源，李东垣《脾胃论》称"百病皆由脾胃衰而生也"。脾主升清，"升清"指脾将五谷与水液化生为水谷之精气，上输于肺，再通过肺散布全身，脾以"升清为健"。脾主生血与统血；主肌肉与四肢；开窍于口，其华在唇；在志为思，在液为涎。胃的主要功能是受纳与腐熟水谷，胃以和为降。脾与胃之特性：

脾主升，胃主降；脾属湿，喜燥而恶湿，胃属燥，喜润而恶燥，太阴湿土得阳而运，阳明燥土得阴而安，这一特性奠定脾以温阳、胃以滋阴之说。

（二）辨脾胃病之"阴阳"证

脾气虚证（脾失健运、脾不统血、中气下陷）、脾阳虚证、寒湿困脾证、胃寒证、脾胃虚寒证为"阴证"；脾胃湿热证、胃热证与阳明胃实证为"阳证"。

（三）脾气虚证辨证用药体会

脾气虚证临床多指脾失健运、脾不统血与中气下陷三证。证候特点为脾失健运，症见脘腹痞满，乏力便溏，面色萎黄，口唇无华，舌淡苔白，脉濡弱无力。脾不统血除有脾失健运证表现外，还可见月经过多，便血、鼻出血、咳血等出血病症，舌淡脉弱；中气下陷除具有脾失健运证表现外，还可见脱肛、子宫下垂、胃下垂、遗尿等病症，舌淡边有齿痕，脉沉细。

脾气虚三证的病因病机与治则方药特点：①脾失健运。病因病机为脾气虚，脾运化失司、生化气血不足。治则为补气、健脾、运脾。方药以"二君三臣五佐使"为制方原则，自拟参术三仙健脾汤。方中潞党参与炒白术为君药；焦神曲、焦麦芽、焦山楂为臣药；云茯苓、山药、陈皮、炙黄芪、炙甘草为佐使药。②脾不统血。病因病机是脾气虚，脾不能摄血，则血不循经。治则为益气摄血。方药拟归脾汤。③中气下陷。病因病机是脾气虚，脾气升举无力、气机下陷。治则为补气、健脾，升阳举陷。方药以补中益气汤化裁。

笔者认为，脾气虚证是"正气"不足产生之"本"，是百病之源，是疾病诸证之基础证。治病必求其本，存得一分脾胃之气，才能有一分生机。脾气充足，百病得消。因而中医"健脾运脾"之法应贯穿"未病先防，既病防变，愈后防复"养生康复防治之全过程。

（四）"脾阳虚证"辨证用药体会

脾阳虚证候为形寒肢冷，食欲不振，腹胀满，喜温喜按，便溏，舌淡胖或边有齿痕，脉沉细。病因为脾气虚，苦寒、生冷直伤脾阳，肾阳不足、命门火衰，火不生土；土生金，肺气不足，则子病及母。病机特点为脾阳不足，虚寒内生；脾阳大虚可致暴泻；脾阳大亏，气不化气，可致水肿；脾阳久亏可致臌胀；脾阳不足，运化失司，产生痰、瘀、毒、湿、饮之邪可致百病。治则为温中健脾。方药依据"一君三臣九佐使"制方原则，自拟补骨脂温阳汤。方中补骨脂补命门火而温运脾阳，为君药；党参、炮姜、炒白术三药为臣药；炙黄芪、肉桂、云茯苓、山药、炒白芍、陈皮、薏苡仁、大枣、炙甘草为佐使药。

笔者认为，脾阳虚与肾阳、肺阳是"子母相生"关系，脾阳虚证是诸阳虚基础证，亦是阳虚体质的主要病机，辨证施治应健脾运脾兼顾，需要长时间调理，因而君药不宜选附子、人参等大热、大补之药；用药为温补而不烈，甘甜入脾。服药时以小米汤、红枣汤、炒面糊等为药引更佳，配以艾灸中脘、神阙、关元、足三里等助之。

（五）脾、肺、肾阳虚辨证用药体会

脾、肺、肾阳虚证是笔者在35年防治肺纤维化、尘肺病、哮喘、肺气肿、肺癌等呼吸病过程中，总结归纳的一个证候。症状特点为脘腹痞满，食欲不振，乏力，喘息气短，动则加剧，痰色稀白或咳而遗尿，形寒肢冷，腰膝酸软，精神不振，反复易感，面色苍白，便溏，小便清长，舌淡胖或边有齿痕，脉沉弱。病因为肺系病咳喘日久，肺气虚、肺阳不足而及脾阳与肾阳，新咳在肺、日久及脾，喘而累肾。病机特点：①"土生金"，肺气虚、肺阳不足，子盗母气致脾气虚、脾阳虚。②"金生水"，肺气不足，肺阳不足，母病及子而致肾阳虚，病机最大特点就是，脾失健运，肺失宣发肃降，肾不纳气。治则为健脾运脾，补肺益气，温阳补肾。方药组成按"一君三臣九佐使"原则，自拟蛤蚧扶阳固本膏滋。方中蛤蚧性平，味咸，归肺、肾经，补肺益肾，纳气平喘，为君药；炙黄芪味甘性温，归脾、肺经，重在补脾气升阳，淫羊藿补真阳之气，红人参甘温补五脏之阳，三药共为臣药；炒白术、云茯苓、山茱萸、炮姜、百部、穿山龙、山药、陈皮、炙甘草九药为佐使药；蛤蚧去头足，瓦片焙干，细粉入膏。诸药浓缩加鹿角胶收膏。

脾、肺、肾阳虚是阳虚之顽固证候，在五脏当中，肺为阳中之阴，肾为阴中之阴，脾为阴中之至阴，三阴相合，治之缠绵。发作期宜用汤剂，非麻黄、附子、细辛之类莫属，麻黄附子细辛汤、真武汤、补中益气汤、右归饮、附子理中丸等方可辨证选用，把握脾、肺、肾阳虚之"阴"证，治以温阳，"阴平阳秘"效自验；缓解期以中医膏方调之。脾、肺、肾在体质为阳虚、气虚、血瘀、痰湿兼备，应综合采用冬病夏治、中医膏滋、艾灸、药膳食疗择期、择时缓图之，方能疗效巩固。

（六）脾胃阳虚证与脾胃阴虚证

1. *脾胃阳虚证*　症见胃脘冷痛，喜按喜温，缠绵不已，食欲不振，四肢不温，便溏，舌淡苔白，脉沉弱。辨证为脾胃虚寒。病因病机为脾气虚或饮食不节致脾阳不足，脾胃互为表里，脏病及腑致胃阳不足，虚寒内生。治则为补益脾胃，温中散寒。方药以香砂六君子汤、黄芪建中汤、小建中汤等化裁。

2. *脾胃阴虚证*　症见胃脘隐痛，口燥咽干，不思饮食，大便秘结，舌红少津，脉细数。病因病机为胃热、胃火炽盛或热病耗伤胃阴，脾胃互为表里，胃阴虚累及脾阴不足。病机特点为脾胃阴亏，虚热内生。治则为健脾益气，滋阴养胃。方药以益胃汤、一贯煎化裁。

笔者认为，在辨证施治脾胃阳虚与脾胃阴虚时一定要把握好几个"节点"。

其一，掌握脾胃阳虚是脾阳不足致胃阳虚，治以温脾为主；脾胃阴虚是胃阴不足而致脾阴亏，治以滋养胃阴为主。

其二，牢记"脾喜燥恶湿，胃喜润而恶燥"之特性，补脾阳时兼顾胃恶燥，滋养胃阴

时兼顾脾恶湿。

其三，识得整体，脾胃阳虚影响卫气、营气、宗气、元气的生化，且能产生痰、瘀、毒病理产物重新致病；脾胃阴虚能致肝、肾、心、肺诸阴之不足。

其四，高度重视脾胃阳虚与脾胃阴虚的调理，脾胃属中焦，三焦为元气之别使，主通调水道，元气的输布赖于三焦之功能，因而有"脾胃为后天之本"之称。

其五，"本"在脾气虚，脾胃阳虚与脾胃阴虚之根本是脾失健运，所以健脾运脾要伴随调理脾胃阳虚与阴虚的全过程。

三、肾与膀胱辨证用药体会

肾脏在五脏当中属于"阴中之阴脏"，有"先天之本"之称，肾与膀胱互为表里。肾主要生理功能：肾的主藏精，主生殖与发育；肾主骨生髓通于脑，脑为髓之海，齿为骨之余；肾主水，肾为水脏，主调节体内水液平衡，肾阳主开，肾阴主阖，肾阴不足则开多阖少而见尿多，肾阳不足则开少阖多出现少尿浮肿；肾主命门火，命门火指真阳；肾主纳气，指肾有协助肺主气司呼吸的功能；肾司二阴，开窍于耳，其华在发。膀胱为储尿、排尿器官，功能靠肾气完成。辨肾与膀胱病之阴阳证：肾阳虚（肾精不足、肾气不固、肾虚内寒、肾不纳气）为"阴证"，肾阴虚为"阳证"；膀胱病的表现有膀胱虚寒与膀胱虚热。

（一）肾阳虚辨证用药

肾阳虚证候为腰膝酸软，男子阳痿早泄，女子宫寒不孕，完谷不化，小便频数，浮肿，畏寒肢冷，精神萎靡，面色㿠白，舌淡苔白，脉沉弱迟。病因病机：肾为先天之本，肾阳又称"元阳、真阳、真火"，任何疾病发展到后期都会出现肾阳虚。病理特点为肾阳不足，不能温煦诸阳，致诸阳皆虚。治则为温补肾阳。方药组成按"二君三臣五佐使"原则，自拟二仙温肾膏。方中淫羊藿、仙茅为君药，肉桂、补骨脂、巴戟天为臣药，桑椹、鹿茸、菟丝子、枸杞子、炙甘草为佐使药。

（二）肾阴虚辨证用药

肾阴虚证候为腰膝酸软，头晕耳鸣，失眠多梦，五心烦热，潮热盗汗，咽干，舌红少苔，脉细数。病因病机为久病伤肾，或房劳过度、情志内伤，或过度服用温燥伤阴之品。病机特点为肾阴统全身之阴，又称元阴、真阴，肾阴衰，全身阴衰；肾阴亡，全身阴亡，阴阳离决而毙命。肾阴虚表现为阴虚内热及阳不制阴。治则为滋补肾阴。壮水之主，以制阳光；方药以六味地黄丸加减。

笔者认为，肾阳虚、肾阴虚是五脏六腑阳虚与阴虚证之首，是调整"阴阳平衡"之根本。应从以下几方面认识。

其一，"元阳、元阴"是生命的原动力，肾为先天之本，脾胃为后天之本，先天之精受禀于父母，藏于肾，称之为"元精"。元精通过后天脾胃化生的水谷之精气滋养化生成"元阳"与"元阴"。元阳主一身之阳，元阴主一身之阴，治疗的关键是调理后天之脾胃，让"精化气"。

其二，"阴阳平衡"的观点，肾阴虚与肾阳虚是相对的，用温阳药补肾阳，用滋阴药补肾阴，皆是"标"，关键是脾气健运，同时化生元阳与元阴，以达阴平阳秘。

其三，百病"阳"损为先，所有疾病几乎是先耗阳气，诸病日久，诸脏阳气不足，累及肾阳亏虚，而致病缠绵难愈或阴阳离决。

其四，调治肾阳虚与肾阴虚，识得"十二时辰"与五脏六腑主时的变化规律，可事半功倍。

其五，辨证选方用药要准确。六味地黄丸滋肾阴、金匮肾气丸补肾阳乃医患共识。但阴阳互转，阴生阳长道理难明；附子温阳回阳，通十二经脉之阳，但补命门火衰不如肉桂；冬虫夏草为补肾阳佳品，量小效不至，量大昂贵，很少人知金蝉花与冬虫夏草同效，且专入肾络；蛤蚧补肾壮阳有奇效，而药力在尾；熟地黄、山茱萸、龟甲、鳖甲滋肾阴虽好，但需少许肉桂反佐，取"阴中求阳与阳中求阴"之妙。

善于治肾者，一定懂健脾运脾之法，一定明"肝阳与肾阳"同济，肝肾之阴同存，等等。医者如能将肾阴虚、肾阳虚辨证用药收入自如，堪称明医。

（三）肾与膀胱用药体会杂谈

肾阳虚证与肾阴虚证是肾脏病变的两个主证，对其他各证型谈点临床体会。

1. 肾精不足　属肾阴虚范畴，以早衰、耳鸣、脱发、健忘、痴呆、婴幼儿发育不全为特点，治疗应补肾填精，经验膏滋方黑桑椹熟地阿胶膏宜长服。

2. 肾气不固　又称下元不固，由肾阳虚发展而来，证候特点为遗精、遗尿、滑胎、久泻等，治宜补肾固摄肾气，自拟黄芪五仁膏（炙黄芪、补骨脂、芡实、薏苡仁、益智仁、菟丝子、五味子、鹿角胶收膏）。

3. 肾虚水泛　指肾阳虚衰不能温化水湿而致全身水肿，下肢尤甚，用经方真武汤每每效验，用时一定关注三焦"通调水道"之职，配以陈皮大枣汤为药引。

4. 肾不纳气　久病咳喘，肺虚及脾至肾，脾、肺、肾阳俱虚，以喘息气短动则甚为特点，治以补肾纳气，健脾益肺，温肾纳气，用蛤蚧沉香散（蛤蚧尾、越南沉香等份）极佳。

5. 心肾不交　指肾阴虚、心阳亢，肾水不制心火；特点是心烦失眠不得卧，黄连阿胶汤加沉香交通心肾，无效者，更方乌梅丸亦加沉香，多能效验，用沉香方"交通心肾"源于广西民间壮族医。临证多年，有"一味沉香胜'交泰'"之感。

膀胱病有虚寒与湿热之分，膀胱虚寒为肾阳虚所致，治同肾阳虚；膀胱湿热多见尿频、尿急、尿痛等症状，治以清热利湿通淋。中医有"内不治喘，调肾需高手"之说，肾为先天之本，元气为人体生命原动力，百病源于脾胃、根于肾，肾脏病的辨证用药是脏腑辨证用药之基础。

四、肝与胆辨证用药体会

肝在五行中属木，在五脏之中为阴中之阳脏，称之为将军之官，与胆互为表里。肝的主要生理功能如下：①肝主疏泄：调畅气机，调节情志，促进消化吸收，维持气血运行，调节水液代谢，调节性与生殖（调理冲、任脉，主妇女经、带、胎、产特殊生理活动、调节精室）。②肝主藏血：指肝有储藏血、防止出血和调节血量之功能，故肝有"血海"之称。③肝主生血：肝以血为体，以气为用，具有参与血生成的作用。肝开窍于目，其华在爪；肝气主升，喜条达；肝为刚脏，其气急而动，易亢易逆，故有"肝气常有余而阴不足"之说；肝体阴用阳，体阴指肝在五脏属阴脏，藏阴血，用阳指肝生理体现肝主疏泄、主升阳，病机体现于动风，易于阳亢；肝气与春相应，酸味入肝。胆生理功能：胆为六腑之一，又称奇恒之腑，储藏胆汁，助消化。辨肝胆病阴阳证：肝阴虚证、肝阳虚证及肝气郁结、肝火上炎、肝阳上亢、肝风内动证，胆病辨证为胆虚证与胆热证；兼证常见肝胆湿热、肝脾不和、肝胃不和、肝火犯肺证。

（一）肝阴虚辨证用药

肝阴虚证表现为头晕耳鸣，两目干涩，视物模糊，或胁肋隐痛，或手足蠕动，口干咽燥，五心潮热，舌红少津，脉弦细数。病因病机为肝气郁结，日久气郁化火，灼伤阴液；温病后期，耗伤肝阴；肾阴不足，水不生木而致肝阴不足。治则为滋补肝肾，疏肝理气。方药组成依据"一君三臣九佐使"原则，自拟枸杞地黄膏。方中枸杞子味甘性平，归肝、肺经，滋补肝肾、益精明目，为君药；生地黄味甘性寒，归心、肝、肾经，清热凉血，养阴生津；炒白芍味酸性微寒，归肝、脾经，平肝止痛，养血调经，敛阴止汗，白芍被古人称之为养血柔肝第一要药；乌梅味酸性平，归肝、脾、肺、大肠经，生津，敛肺，乌梅特性直达厥阴肝经，透肝邪外出。上三药共味为臣药。沙参、当归、山茱萸、山药、黄精、杜仲、柴胡、牡丹皮、生甘草，以阿胶收膏缓调之。枸杞地黄膏中，佐使药杜仲味甘性温，归肝、肾经，具有肝肾阴阳同补之效，即有"阳中求阴，阴中求阳"之意，又有反佐诸寒凉药之功。肝阴虚用药临床最难，阴虚生内热，药以寒凉调之，不及效不至，过则伤肝。医圣张仲景制方：太阳经病用麻黄汤与桂枝汤，阳明经病用白虎汤与承气汤，少阳病经用小柴胡汤，太阴病经用附子理中汤，少阴经病用四逆汤，乌梅丸专为厥阴肝病而设。综医圣张仲景之经方，治肝病"引经透邪"之乌梅为圣品，乌梅为食果，无毒，老弱妇孺皆可用，以乌梅为君药的乌梅丸广泛用于临床。

（二）肝阳虚证

这是被中医药忽视的一个重要证候，历代医家记录亦很少，但阴阳是哲学观点，任何事物都有"阴阳"两个方面，世上万物无"独阴"与"独阳"。笔者多年来在"肝阳"与"肺阳"理论查阅大量古今医籍，结合临证实践认为，肝阳虚证候以长期慢性腹痛与腹胀、四肢挛缩为共性；男子见阳痿早泄，阴茎与睾丸挛缩疼痛；女子见胞宫虚寒，经带虚寒表现；舌暗少苔，脉沉紧。病因病机为脾肾阳虚，肝阴不生，累及肝阳不足，肝气乘脾犯胃，脾胃阳虚；病机特点为肝阳不足，"水木不生"而致肝肾阳虚，阴寒内生，阳气不足，运行不畅，肝脉寒凝，血瘀而致筋脉失养。治则为暖肝散寒，健脾温肾，疏肝理气。方药组方依据"一君三臣九佐使"原则，自拟吴茱萸三仙膏。方中吴茱萸味辛、苦，性热，归肝、脾、胃、肾经，入厥阴肝经，温肝，散寒止痛，助阳，为君药；仙茅与淫羊藿共为补肾阳、强筋骨之药，仙遗粮味甘、性淡平，归肝、胃经，补五脏之虚，解百毒，三药为臣药；生黄芪、炒白术、乌梅、炒白芍、柴胡、乌药、熟地黄、炙甘草为佐使药，鹿角胶收膏。

肝阳虚辨证用药体会如下。

其一，肝阳虚为阴证，病位在厥阴，见厥阴之病选温肝阳之药；笔者曾治上百例"缩阳证"，症见阴茎及睾丸内缩，伴小腹痛，四肢挛缩。患者遍访数医无效，痛苦不堪，笔者临床用以厥阴之乌梅丸方加减，从厥阴肝论治，几乎全效。

其二，从肝肾阳虚角度治疗男性阳痿早泄，补肾阳医患都明，然而即使鹿茸、冬虫夏草、人参亦有很多不效者；从肝论治，温暖肝阳，疏肝理气，柔肝健脾温肾，使阳气冲盛、气机畅达，筋脉得润养，阳痿早泄则愈。

其三，强调引经入络药，药物的"四气、五味、升、降、沉、浮"决定着药物的归经，酸涩乌梅直入厥阴肝经，甘草梢引药至阴茎，柴胡、吴茱萸、青皮通肝络，伏龙肝健脾温胃亦是暖肝之良药。肝阳虚证自古医家就认识不一，笔者长期研究肺系病，历代医家对"肺阳"与"肝阳"多有争议。通过大量临床实践，笔者认为肺阳虚与肝阳虚是客观的，是真实存在的，辨证施治是有效的。

（三）肝胆辨证用药杂谈

肝病证候除肝阴虚与肝阳虚外，还有多种证型。

1. 肝气郁结　症状特点为胸部闷满，叹息，嗳气或呃逆，女子月经不调，舌淡苔白，脉弦；病因多为情志郁结，或突然情绪变化；病机特点为肝失疏泄，气机失调；治则为疏肝理气；方药以柴胡疏肝散、四逆散加减主之。

2. 肝火上炎　症见头晕头痛，耳鸣耳聋，烦躁易怒，口苦口干，舌质红，苔黄，脉弦数；病因病机特点为肝气郁结，日久化火；治则为清肝泻火，疏肝理气；方药以龙胆泻肝汤，四逆散化裁。

3. 肝脾不和　症见两胁胀满，食欲不振，纳少，胀痛腹泻，舌淡苔白，脉弦；病因病机为肝气郁结，乘脾犯胃；治则为疏肝理气，健脾和胃；方药以四逆散、痛泻要方加减。

4. 肝火犯肺　症见咳嗽阵发，咳痰黄稠，心烦口苦，大便干，小便黄，舌边红，苔黄，脉弦数；病因病机为郁怒伤肝，火性上炎犯肺，致肺失宣发肃降；肝主升，肺主降，肝升发太过，肺降不足而致气机不调；治则为清肝宣肺止咳；方药以泻白散合四逆散化裁主之。

"胆气虚"治宜养肝清胆，温胆汤主之；"胆热"宜小柴胡主之。肝胆互为表里，病证复杂，辨证审因用药以"精小"为宜。

（四）运用"温胆汤"辨证施治肝胆病体会

"温胆汤"出自成书于 1174 年的《三因极一病证方论》，作者是南宋陈言，简称《三因方》。温胆汤以温养胆气、和胃除烦而得名。方剂组成符合"一君三臣九佐使"制方原则，方中半夏味辛性温，归脾、胃、肺经，燥湿化痰，降逆止呕，消痞散结，宜重用，为君药。竹茹味甘性微寒，归肺、胃经，清热化痰，除烦止呕，尤其宜治胆火夹痰。陈皮味辛苦性温，归肺、脾经，理气健脾，燥湿化痰。枳实味辛、苦性微寒，归脾、胃经，破气消积、化痰散结。上三药共为臣药。云茯苓味甘、性淡平，归心、脾、胃、肺经，利水渗湿，健脾宁神。生姜味辛性温，归肺、脾、胃经，解表散寒，温中止呕，化痰止咳。大枣味甘性温，归脾、胃、心经，补中益气，养血安神。上三药共为佐药。炙甘草味甘性平，归心、肺、脾、胃经，补脾和胃，益气复脉，调和诸药，为使药。

"温胆汤"自南宋以来备受历代医家推崇，广泛用于临床，医案、医话中记载甚多。笔者 35 年来广泛将温胆汤用于哮喘、肺胀、眩晕、失眠、心悸、梅核气等病，用之得心应手；将温胆汤与麻杏石甘汤、小柴胡汤、四逆散、四逆汤、瓜蒌薤白桂枝汤、血府逐瘀汤、温经汤、麻黄汤、桂枝汤、酸枣仁汤、苓桂术甘汤、阳和汤、四君子汤、四物汤、玉屏风散等 20 首方剂，列为经典传承方深入研究应用于临床。在已故国医大师、方剂大家段富津教授指导下，依据"药性、药量标识君药"学说，准确标明君药半夏用量，更定了原文"君、臣、佐、使"用量，使温胆汤研究突破瓶颈，大大提高了临床效果。

笔者认为，温胆汤虽然为胆气虚、痰火内扰而设，但方功在健脾化痰，杜绝生痰之源，安神定心胆之志，实为治疗虚、痰、瘀、结第一方，方证相应，药力及至，会得立竿见影之效。

五、心与小肠辨证用药体会

心为君主之官，在五脏之中属于阳中之阳脏，心与小肠互为表里。主要生理功能为：心主血脉；心主藏神；心在体合脉，其华在面，开窍于舌，在志为喜，在液为汗。生理特性为心主神明，心属火；心为阳脏而主阳气；心应夏，为阳中之太阳。心为五脏之统帅，以心为轴的心—小肠—脉—舌—面之心系，与肝—胆—目—爪之肝系、脾—胃—肉—口—唇之脾系、肾—膀胱—骨髓—耳—发之肾系、肺—大肠—皮—鼻—毛之肺系是通过经脉的络属沟通和气血的流贯相联系，是整体观，任何系统出现病理改变，日久都会受到牵连，终极出现阴阳离决，生命终止。心为君主之官，心、肺同为五脏之阳脏，心、肺相对五脏都是阳脏，肺为阴，心主血脉，肺朝百脉，阴阳相济，维持阴阳平衡；心与肾、心与肝、心与脾，都是通过阴阳相生、相克协调发挥生理功能。心与小肠各证候的阴证与阳证归属：心气虚、心血虚、心阳虚及心阳虚脱证属"阴证"。心阴虚、心血瘀阻、痰火扰心为"阳证"。治则综以寒者热之，热者寒之；虚则补之，实则泻之。小肠病变分为小肠虚寒与小肠实热证。

（一）心阳虚证辨证用药体会

证候特点为心胸憋闷，或隐隐作痛，畏寒肢冷，口唇发紫，舌淡胖，苔白滑，脉沉弱。病因特点为心阳不足，一般由心气不足演变而来；寒湿、痰瘀之邪闭阻心阳；素有阳虚、气虚、痰湿、血瘀、特禀体质。病机特点为心气不足而致心阳不振，累及心阳受损，阴寒内生，寒瘀侵犯心络。治则为补心气，通心阳，通络。方药组成依据"一君三臣九佐使"制方原则，自拟桂枝龙膻功阳汤。方中桂枝味辛、甘性温，归心、肺、膀胱经，温经通阳，助阳化气，为通心阳之要药，为君药。羊红膻味辛性温，健脾益气，养心安神。穿山龙味甘、苦性温，归肝、肾、肺经，舒筋通络、活血止痛、通心阳。薤白味辛、苦性温，归肺、胃、大肠经，通阳散结、行气导滞。上三药共为臣药。全瓜蒌、党参、炙黄芪、炒白术、云茯苓、丹参、炒酸枣仁、沉香、炙甘草九药为佐使药。

本方由笔者多年治疗阳虚胸痹经验总结而来，方中臣药羊红膻是民间草药，为2003年"非典"过后，笔者在陕北拜访民间中医而得治疗克山病之验方的组成之一，经10多年临床研究，证实其温心阳、散结效果明显，并有通心络之特点。穿山龙治疗冠状动脉粥样硬化性心脏病（冠心病）亦源于民间，笔者老家河北丰宁，有一个过继给民间谭氏草医的堂兄谭功，得其亲传穿山龙治疗心脏病、咳喘与风湿骨痛，他自己常采"穿山龙"与"黄精"、甘草服之，年近80岁，上山砍柴、采药，年轻人不及，且光脚行走，如履平地。他与笔者关系甚好，在20世纪80年代就将穿山龙治心脏病、咳喘，黄精强身健体及火针放血授予笔者。35年来笔者反复应用穿山龙治疗阳气虚之胸痹与哮喘，效果突显，故而将穿山龙与羊红膻同薤白一起作臣药，并将该方命名为桂枝龙膻功阳汤，方名由穿山龙、羊红膻两味药与谭功各取一字而成。本方曾得国医大师陆广莘教授、中国中医科学院中医理论大家孟庆云教授多次指导，理论基本完善并广泛用于临床。

（二）心阴虚证辨证用药体会

证候特点为心悸，心烦，失眠多梦，口燥咽干，手足心热，或午后潮热，舌红少津，脉细数。病因为久病体虚，七情所伤，耗伤心阴；温热病燥火之邪灼伤心阴；多种疾病累及元阴，元阴即肾阴，肾阴不能上济心阴；久咳伤肺，肺阴不足，心肺互为阴阳，致心阴不足。病机特点为心阴不足，内生虚热，虚火内扰，心神不宁。治则为滋阴养血，补心安神，健脾益气。方药组成依据"一君三臣九佐使"原则自拟"生地百合补心汤"。方中重用甘寒生地黄（30g以上），入心养血，入肾滋阴，壮水之主以制阳光，为君药；炒酸枣仁味甘性平，养心、宁心、安神，百合味甘性寒，归心、肺经，清心安神，养阴益肺，柏子仁味甘性平，归心、肾、大肠经，养血安神止汗，上三味药共为臣药；黄精味甘性平，归脾、肺、肾经，补气养阴，健脾益肾，枸杞子味甘性平，归肝、肾经，滋补肝肾，太子参味甘性平，益气健脾，生津润肺，五味子味甘性温，归心、肾、肺经，酸苦甜辛咸入五脏，益气宁心，补五脏之虚，丹参味甘性微寒，归心、肝经，清心除烦，活血化瘀通络，桂枝温阳通络，云茯苓健脾除湿，八味药共为佐药；炙甘草味甘性平，益气复脉，调和诸药，为使药。应用体会：君药生地黄甘寒，药量倍于臣药，选择甘平之炒酸枣仁、柏子仁共起安神养心除烦之效，与甘寒清心安神之百合共为臣药，臣药量均大于九味佐使药，佐使药加甘温通心阳之桂枝，取"阴中求阳，阳中求阴"之效。心阴虚证是诸阴不足累及元阴亏损，辨证施治上一定求得脾胃之气，滋阴顾护好脾，因脾喜燥恶湿润，滋阴药过多会致脾滞；后天之本脾健运，元气才能生化为元阴与元阳之气，才能从本质纠正心阴不足；全方体现滋阴而不腻，滋阴同时健脾；补心阴以"喜"为顺，汤剂不易久服，效至即止，应同方改用中医膏滋巩固疗效。

六、五脏六腑辨证用药选准"君药"

方证相应、方药相应、君、臣、佐、使到位是取得疗效的关键，"君药"是针对主病机与主证候的药，"君药"标示全方剂的药力与药效，君药准确是取得疗效的决定因素，"使药"是引经药，"君药"应具备"使药"特点最佳，引臣佐诸药直达病所。笔者提出从"君药定主方剂，对应主病机与主证"的方、证、药相应观点，在总结拜访的近百位中医药前贤经验的基础上，借鉴了张仲景、孙思邈、李时珍等30多位历代医家经典著作论述，结合35年临床经验，总结了五脏六腑辨证选用"君药"经验，从君药选主方作为"好疗效——五脏六腑辨证用药"的核心体会，供参考。

其一，肺阳虚。君药首选干姜，味辛性热，归肺、脾、肾、心经，回阳通脉，温肺化饮，温中散寒；次选黄芪，味甘性温，归肺、脾经，补气升阳。

其二，肺阴虚。君药首选北沙参，味甘性微寒，归肺、胃经，养阴清肺，益胃生津；次选西洋参，味甘性凉，归肺、心、肾经，补气养阴，清热生津。

其三，脾阳虚。君药首选炮姜，味辛性热，归脾、胃、肾经，温中焦，温经，药力守而不走；次选党参，味甘性平，归脾、肺经，补中益气，健脾益肺。

其四，脾阴虚。君药首选黄精，味甘性平，归脾、肺、肾经，补气养阴，健脾益肾，润肺，补脾阴而不腻，顺应喜燥恶湿之特性；次选怀山药味甘性平，归脾、肺、肾经，补脾养胃，生津益肺，补肾。

其五，肾阳虚首选对药。淫羊藿味辛、甘性温，归肾、肝经，补肾阳，强筋骨；仙茅味辛性热，归肾、肝、脾经，补肾阳，强筋骨；次选肉桂，味辛性大热，归肾、脾、心、肝经，补火助阳，引火归原，温通经脉，有"补肾之黄金"之誉。

其六，命门火衰。首选附子，味辛、甘性大热，归心、肾、脾经，回阳救逆，补火助阳，散寒止痛；次选肉桂。

其七，肾阴虚。首选熟地黄味甘性微温，归肾、肝经，滋阴补血，益精填髓；次选枸杞子，味甘性平，归肾、肝经，滋补肝肾，益精明目。

其八，肝阳虚。首选君药吴茱萸，味辛性热，归肝、脾、胃经，助阳，散寒，降逆止呕；次选山茱萸，味酸性温，归肝、肾经，补益肝肾。

其九，肝阴虚。首选君药阿胶，味甘性平，归肝、肾、肺经，补血滋阴，润燥；次选枸杞子。

其十，心阳虚。首选君药桂枝，味辛、甘性温，归心、肺、膀胱经，温经通脉，助阳化气；次选羊红膻。

其十一，心阴虚。君药首选生地黄，味甘性寒，归心、肝、肾经，养阴生津；次选酸枣仁，味甘、酸性平，归肝、胆、心经，养心补肝，宁心安神。

其十二，常见其他脏腑证。脾气不足首选君药为人参；肺气不足首选君药为炙黄芪；心气不足首选君药为龙眼肉，心血不足首选君药为当归，肾精亏虚首选君药为桑椹；肝气郁结首选君药为柴胡；寒湿困脾首选君药为炒苍术；肾不纳气首选君药为沉香；降肺气首选君药为紫苏子；温肺寒首选君药为紫苏；清肺热首选君药为石膏；养胃阴首选君药为石斛；养胃阳首选君药为砂仁等。此处不一一列举。

总之，辨证选君药，首先以药性之阴阳对应脏腑之阴阳，"寒者热之，热者寒之"是调整阴阳平衡之根本，如君药是寒凉药，用于施治阴证，君药是温热药，用于治疗阳证，是辨证施治方向错误，很难谈疗效。当然中医百家，亦有反治之法，亦有通因通用，但是个案；总的原则必须以"阴阳辨证用药"为核心，才是传统中医思维，才能取得好疗效。

（董 瑞）

第三章 好疗效——六经辨证选方用药体会

医圣张仲景《伤寒杂病论》奠定了辨证论治原则，确定了六经辨证，辨病—辨脉—辨证—论治一线贯通。

笔者第一次有幸接触《伤寒杂病论》，是13岁刚刚升入初一时。1976年唐山大地震过后，笔者突患腿部重疾，被迫休学，从河北丰宁几经辗转到了北京市的远郊一个叫东石门的深山村慕名治疗，村中60多岁的赤脚医生宋德瑞是姑父的堂弟，因其家有祖传中医秘方且善治疑难杂症，医名远扬。小山村里车水马龙，很多北京、天津、石家庄及全国各地患者来此就医，轰动一时。宋老先生为人和蔼，聪明异常，自尊心特强，就是文化低，借为笔者疗腿疾的机会，让笔者帮其读古医书——明代赵开美版《伤寒论》和《金匮要略》。笔者也因此背熟了《伤寒论》397条113首方剂，《金匮要略》25篇262首方剂，并深受宋老先生教诲。遗憾的是，10年后笔者去看望宋老先生时，其人已去世，两本古书亦下落不明，后多方寻求赵开美版《伤寒论》始终未果，只留下深深的记忆。

少年时的挫折经历，使笔者从了解中医药、学习中医药到痴迷于中医药、坚信中医药。明代赵开美的《伤寒论》是笔者步入杏林入门之书，太阳、阳明、少阳，太阴、厥阴、少阴深深印在脑海，从对经文不懂、好奇，到深刻领悟经历了40余年。近10年来，为传承中医药，笔者作为主编负责编著国家重点图书《国之大医临证方药与思路》丛书，与著名中医药文化学者卢祥之教授先后拜访了国医大师晁恩祥、邓铁涛、周仲瑛、李振华、张学文、李玉奇、张灿玾、张琪、陆广莘、颜德馨、王世民、吕景山、段富津、王琦、金世元、夏桂成、尚德俊、李士懋、石学敏、孙光荣、唐祖宣、薛伯寿及国家级名中医余瀛鳌等近百位中医药界泰斗，得到了大师们的指导，醍醐灌顶，茅塞顿开，使得对《伤寒杂病论》的领悟发生了由量变到质变的飞跃，大大促进了临床疗效的提升。今编著《疗效是中医药生命线》一书，特撰写六经辨证、方证相应的体会仅供参考。

笔者认为，六经辨证选方用药首先要熟读医圣张仲景《伤寒杂病论》原文，用整体观的思维去实践于临床。如麻杏石甘汤证之"无大热"证候，只有通读三阳经原文，才能理解"无大热"是无阳明经之大热（大热、大汗、大渴、脉洪大），麻杏石甘汤证中"无大热"指发热，不必拘泥于后世各医家注解，所以此条麻杏石甘汤是相应的，临证只要是"发热并喘咳"，麻杏石甘汤均有大效。把握三阳经与三阴经辨证施治规律：太阳主表，阳明主里，少阳半表半里；太阴为盛阴，少阴阴气较少，为阴中涵阳，厥阴在太阴与少阴之中，称之为"一阴"；三阴三阳靠"少阳与厥阴相为表里"而转化，因而少阳病可入阳明，亦可逆转厥阴；把握方证相应，君、臣、佐、使用药。此外，还应了解张仲景著书的东汉末年，群雄争霸、民不聊生，瘟疫频发的社会大背景；了解当时张仲景《伤寒杂病论》方书常用的214味药的产地、性能及原方用量与现代换算；掌握张仲景两书共269个方剂之用药原则。经方有其深奥之处，今人传承是根本，原方味数、原文用量、原方君、臣、佐、使、煎药与服法均应原汁原味，随意加减有失仲景之本意，疗效或得或失。

六经病指太阳病、阳明病、少阳病和太阴病、少阴病、厥阴病。阳从外入内：太阳—阳明—少阳，阴从内出：太阴—少阴—厥阴。三阳三阴传变规律：太阳病不愈致邪往里传，一是入阳明，阳明而愈，二是入少阳，少阳愈，不愈传入太阴；太阴未愈入少阴，少阴病未愈入厥阴。

一、太阳病证

1. 太阳中风证　证候为发热恶风，汗出，头疼，脉缓浮；治法为解肌祛风，调和营卫；方药用桂枝汤。

2. 太阳伤寒证　证候为发热恶寒，无汗而喘，周身疼痛，头颈强痛，脉浮紧；治法为发汗解表，宣肺平喘；方药用麻黄汤。

二、阳明病证

1. 阳明经证　证候为大热，大汗，大渴，脉洪大；治则为清热生津；方药用白虎汤。

2. 阳明腑证　证候为烦躁谵妄，腹满痛，拒按，舌苔黄燥，脉沉实；治则为泻下；方药用大承气汤。

三、少阳病证

证候为寒热往来，头晕目眩，口苦咽干，脉弦；治则为和解少阳；方药用小柴胡汤。

四、太阴病证

证候为腹痛，喜温喜按，口不渴，食欲不振，腹泻，舌淡苔白，脉迟或缓；治则为温中散寒；方药用理中汤。

五、少阴病证

1.寒化证 证候为恶寒蜷卧，精神萎靡，心烦欲呕，口不渴，或渴喜热饮，下利清谷，舌淡苔白滑，脉沉微；治则为回阳救逆；方药为四逆汤。

2.热化证 证候为口燥，咽干痛，舌红少津，心烦不寐，脉沉细数；治则为滋阴降火；方药用黄连阿胶汤。

六、厥阴病证

证候为四肢厥冷，心下疼痛，寒热错杂，口渴不止，饥不欲食，舌苔白腻，脉数弦；治则为调理寒热；方药用乌梅丸。

六经辨证兼证并证多变，是证有是方，在此不一一阐述。

笔者总结出六经辨证选方用药24字经验：阳从外入，阴从内出；方随证变，药与方同；君臣佐使，原方莫变。仅供同道参考。

（董 瑞）

第四章　中医辨证施治肺系疾病与内科杂症

一、中医辨证施治肺结节

（一）辨病名之阴阳

肺结节现代医学又称为孤立性肺结节，是指影像为类圆形阴影，单发，边界清楚，直径小于或等于 30mm 的实性结节或亚实性结节病灶。肺结节按大小分三类，微小结节直径小于 5mm，小结节直径为 5～10mm，肺结节在 30mm 以下。肺结节有良、恶性之分，恶性首先应考虑原发性肺癌及转移性恶性肿瘤，临床证明，90% 以上的肺结节为良性，如纤维瘤、脂肪瘤等良性肿瘤，类风湿结节等自身免疫疾病、细菌性脓肿、结核等感染及肺血管异常等。肺结节中医病名和时下暴发的新冠肺炎一样中医并未有记载，新冠肺炎归属于中医瘟疫、疫病范畴，肺结节则归属于肺积与瘀证范畴，积与瘀均为有形，阳化气，阴成形，肺结节属于阴病属性。

（二）辨病因与病机的阴阳属性

肺结节病位在肺，但涉及脾、肾、肝三脏，脾肾的阳气不足，致使人体代谢失调产生痰瘀毒致病之邪，肺结节人群长期压力大，长期恼怒，悲思伤及肝脾，肝气郁结、肝脾不和，痰气瘀互结加速肺结节的发病。肺结节病因：本为脾、肾、肺等诸阳气不足，标则为痰瘀毒病邪互结，两者均为阴邪属性；病机表现为正气的不足，痰瘀毒互结损伤肺络聚积而成形。

（三）辨"证"与"体质"之阴阳

肺结节在临床并没有明显的咳、痰、喘、痛之表现，但多数有"九种体质"的变化，常见有气虚质、阳虚质、痰湿质、血瘀质、气郁质等体质，也有两三种体质合并情况，症状多见疲乏倦怠、气短、自汗、平素怕冷、手足不温、食欲不振、大便溏泻、腰酸膝软及烦躁等症状，同时见有舌淡胖、边有齿痕、脉濡弱舌脉证，辨阴阳之属性则为阳虚内寒之阴证与阴性之体质。

（四）辨肺结节阴阳治疗法则

热者寒之、寒者热之，实则泻之、虚则补之，是基本调整阴阳平衡之法则。肺结节的病因病机：本为肺气不足、脾肾阳虚、肝气郁结，标为痰瘀毒之邪互结损伤肺络。法从证立，因而治则应为温阳、生阳、升阳、通阳，补肺宣肺、健脾化痰、温肾散寒、疏肝理气，兼施活血化瘀通络、软坚散结。

（五）辨方药之阴阳

方随法出，药依方定，"康益温阳化结膏"主之。"温阳化结膏"是笔者专为调整阳虚、气虚、血瘀、痰湿、气郁五种体质并存的肺结节病而设。方剂由鹿角胶、熟地黄、炮姜、生麻黄、白芥子、桂枝、云茯苓、珠子参、白及、生黄芪、炒白术、关防风、僵蚕、乌梅、浙贝母、炒苍术、桃仁、鸡血藤、连翘、白蒺藜、枳壳、炒白芍、柴胡、砂仁、夏枯草、桑椹、生甘草等20余味中药组成，是依君、臣、佐、使之原则而立方，全方是由温阳补血、散寒通络的"阳和汤"，补肺通络的"珠芨散"，疏肝理脾之"四逆散"及具有温阳化饮的"苓桂术甘汤"化裁而成的中医膏滋剂。肺结节防治的关键点是调整阴阳失衡的体质，使之达到"和平质"，阴平阳秘，肺结节自消、自化；因而配以传统的艾灸、火针、冬病夏治，这些能够温阳、通阳、升阳之方术助力"温阳化结膏"以调整阳虚质、气虚质、血瘀质、痰湿质。

（六）艾灸、冬病夏治、火针"通阳以升阳"调整阳虚质、气虚质、痰湿质、血瘀质

笔者对2001—2019年门诊治疗的1200例肺结节进行综合分析，90%左右肺结节病例为阳虚质合并气虚、痰湿、血瘀、气郁体质，50%左右肺结节病例有甲状腺结节、胃肠息肉病史，40%左右女性肺结节病例有乳腺结节、子宫肌瘤及卵巢囊肿病史。研究表明，结节的凝聚由人体整体阴阳失调所致，病因病机"本"在肺、脾、肾阳气亏损，"标"在痰瘀毒之邪互结损伤肺络脉及其脏腑之络脉；寒者热之，治法以"温阳化结膏"内服"温阳以生阳"，辅助外治艾灸、冬病夏治、火针"通阳以升阳"；综合调整阴性体质，使阳气生化，阴平阳秘，肺结节得以控制、缩小，乃至消失。此法对其他脏器结节同样有效。"温阳化结膏"功在内生阳气，健脾运脾，补肾益肾，疏肝理气，"温阳以生阳"，阳气得生化，诸阳内达肺脏乃至脉络，阳化气则肺结节阴形得消；艾灸、冬病夏治、火针外治通阳以升阳，阳气被遏制，阳气不通，肺主皮毛，外闭内则瘀结，阳气通畅，痰核流注自消。

（七）艾灸调整阳虚质、气虚质、痰湿质、血瘀质

艾灸是中医药的重要组成部分，灸法古远，人类掌握用火之后，就有灸法，现存我国古代较早灸法著作之一《黄帝虾蟆经》记载有松、竹、橘、桑、枣等八木不宜灸，记有"八术""阳燧"等灸法资料。艾灸是几千年来人们从灸疗中提炼出的精品，春秋时期《诗经·采

葛》载"彼采艾兮",《孟子·离娄》记载:"今之欲王音,犹七年之病,求三年之艾也。"艾灸主要原料为艾草叶。艾草,明代药圣李时珍《本草纲目》记载其性温,为纯阳之草,具有通十二经脉、回阳、散寒、止血、安胎之功效,被称之为医草。艾草在全国各地有广泛分布,古有湖北蕲春之蕲艾、河南汤阴之北艾、河北安国之祁艾、宁波之海艾、广东之红艾五大名艾草。历代医家对艾灸防病治病论述颇多,广泛用于治疗阴寒性质的疾病,如寒湿痹痛、血瘀证等。艾草用于养生保健自古就是以调理太阴、少阴、厥阴三阴之体质为基础,现代多以国医大师王琦院士之九种体质为标准。对于肺节结阳虚、气虚、痰湿、血瘀质的体质调理选穴多为气海、关元、三阴交、足三里、丰隆、大椎、肺俞等穴。根据二十四节气与十二时辰的变化选择调理时间,依据整体观与个体差异,制订"一人一术"的调理方案,达到艾灸"通阳以升阳"调整阴性体质的目的,使阳气畅通,脏腑经络通畅,结节得以助力而化消。

（八）冬病夏治调整阳虚、气虚、血瘀、痰湿之阴性体质,助力肺结节化消

冬病夏治是指在夏季的三伏天,选用中药穴位贴敷、拔罐、艾灸、火针、膏方、药膳食疗、药茶等多种方法防治寒湿、痰饮、血瘀等阴邪所致的疾病。目的是预防这些疾病在冬天加重或复发,是中医重要传统疗法之一,临床广泛用于肺纤维化、肺结节、哮喘、支气管炎、肺气肿、鼻炎等呼吸系统疾病及风湿骨病、颈肩腰痛及冻伤。笔者于2006年起将冬病夏治引入到调整阳虚、气虚、痰湿、血瘀等阴性体质领域,10多年来通过大量临床经验提出冬病夏治"通阳以升阳"的治法:以大辛大热之中药,在酷热的三伏天,辨证施治于人体阳脉之腧穴(督脉与足太阳膀胱经为主),使阴邪沉伏,阳气升发、十二经脉通畅、脏腑内外通达,阴平阳秘,阳虚、气虚、痰湿、血瘀等阴性体质得以调整,肺结节自然随体质改变而得到控制乃至化消。

二、从中西医结合角度谈谈肺小结节、微小结节的防治

应腾讯健康《名医大健康》栏目组之邀,笔者以中国中西医结合学会呼吸病专业委员会副主任委员的身份做"中医辨证施治肺结节"的公益科普,感到压力很大。接到任务后,进行了充分的准备,先后与10位国内著名的中西医结合、中医、西医大家沟通探讨,并形成科普文稿。中西医结合是中国特色社会主义制度下诞生的特色医学,远的不说,就说在抗击新冠肺炎的战"疫"中,中医、西医齐心协力并肩与病魔战斗,并取得了阶段性胜利。

中医药"未病先防""已病防变""愈后防复"这三大优势在预防新冠肺炎高危疑似人群、轻症患者治疗、阻止轻症向重症的转变,甚至救治危重患者及恢复期康复等都发挥了君、臣、佐、使中"君"之效;西医快速的诊断、严格的隔离防护措施、精准的对症治疗、精心的护理,乃至重要的生命支持都有"顶梁"之效,因此国家力挺"中西医结合"治疗疾病。中西医怎么样结合是个话长话深的问题。笔者长期从事中西医结合防治间质性肺炎、

肺纤维化、尘肺病、哮喘、肺小结节、肺癌等呼吸系统疾病的临床工作，现就中西医结合防治肺小结节及微小结节谈十点见解，供大家参考。

（一）中医与西医对肺小结节、微小结节的诊断

中医诊断是通过望、闻、问、切收集的资料，以阴阳为总纲和八纲辨证、脏腑辨证、三焦辨证、六经辨证、卫气营血辨证等理论为依据，对每个人做出病、证及体质诊断。肺小结节、微小结节是现代高科技设备高分辨率 CT 的诊断结果，中医是借鉴 CT 影像病灶的形态、性质将其归属于积证、瘀证范畴；西医对肺小结节、微小结节的诊断是明确的，称之为孤立性结节，形状为类圆形阴影，单发，边界清楚；直径在 5 ～ 10mm 为肺小结节，直径小于 5mm 为肺微小结节，直径小于 30mm 的为肺结节。

（二）中医与西医对肺小结节、微小结节病因的认识

中医认为病就是"阴阳失衡"，致病的因素有三，外因为风、寒、暑、湿、燥、火六淫及疫疠之气，内因为喜、怒、忧、思、悲、恐、惊七情，不内外因为痰、瘀、毒等代谢之邪及外伤、虫咬等。笔者认为，肺小结节、微小结节病因为肺气虚、肝气郁结、脾肾阳虚为本，痰瘀毒损伤肺络为标；西医把肺小结节、微小结节分为良性、恶性。病因多见于长期大量吸烟，有环境或高危职业暴露史，如石棉、雾霾、铀等，有慢性阻塞性肺疾病、肺纤维化及结核病史，自身恶性肿瘤及家族肺癌史。良性多见于自身免疫性疾病（如肉芽肿血管炎、类风湿结节、非结核性杆菌感染、结核、蛔虫病、肺曲菌病、细菌性脓肿、恶丝虫病等），良性肿瘤（如纤维瘤、脂肪瘤、错构瘤等），肺血管异常（如海绵血管瘤、血管瘤、肺毛细血管扩张等）。恶性多见于原发性肺癌（腺癌、小细胞肺癌），转移性恶性肿瘤（如乳腺癌、结肠癌、黑色素癌、头颈部恶性肿瘤）。

（三）中医与西医防治肺小结节、微小结节的观点

中医认为"病"就是阴阳失衡，治病就是调节阴阳平衡，关键是确立病、证、体质后，明确病因病机，按"理法方药"之原则调节"阴阳失衡"。肺小结节、微小结节临床症状一般不明显，笔者主张从体质调理入手，改变肺小结节、微小结节在人体内生存、生长的整体环境，就如韭菜生长在适宜的土壤等生态环境里一样，割掉一茬，自然还会生长，如种植在沙滩里则很难再生长。同样道理，肺小结节、微小结节处于阳虚质、气虚质、痰湿质、血瘀质、气郁质状态时，人体就会表现脾、肾、肺阳气的不足，痰瘀毒病邪内生，加之肝气郁结，痰瘀毒之邪就有了凝聚犯肺的机会，而成肺结节或肿瘤。经过健脾益肾、补肺温阳，"阳化气、阴成形"，阳气得以化生，使肺小结节阴形得消，佐以化瘀通络、软坚散结、解毒利湿之法，使人体恢复"阴阳平衡"的"和平质"状态，肺结节就自然处于消化缩小或控制状态。西医对肺小结节、微小结节是按精准治疗之原则，手术为首选，有标准的手术指征，不适宜手术的患者，定期观察肺小结节、微小结节的动态变化，依据症状对症治疗。

（四）中西医结合防治肺小结节、微小结节

中西医结合是我国特有的医学特色，笔者认为，首先要按传统中医思维看待中西医结合，中医药的生命力在于疗效，疗效的基石，是以"阴阳"为核心，通过"望闻问切，理法方药"完成中医辨证施治的全过程。中医药的传承是中西医结合之前提：第一点，准确将中医病名与西医病名衔接。第二点，中医应借鉴参考现代医学精准的诊断技术，应视其为望闻问切"四诊"之补充。第三点，中医应敢于用现代科技诊断设备验证中医药之疗效，吸纳循证医学之理念。第四点，对防治疾病的态度，中医是整体观念，面对的是人，西医是精准医学，面对的是病。中医是"未病先防、已病防变、愈后防复"的人类全生命周期的防治观，从初生婴儿纯阳之体，到衰老死亡之纯阴之体，贯穿阴阳之整体观念，面对理论观念的不同，中西医结合应是中西并重、互相借鉴。第五点，中医应借鉴现代医学去创新，去发扬光大，如屠呦呦的青蒿素等。第六点，探讨疑难、危重症中西医结合，如时下新冠肺炎的救治给中医、西医留下很多值得研究的课题。中西医结合防治肺小结节、微小结节应遵循以上几点，借助高分辨率 CT，按照传统中医思维去辨证施治。西医目前在临床对肺小结节、微小结节没有特效药物，中医同样亦是，如追求某一个方、某一味药、某一术去防治肺小结节、微小结节是不妥的，一定要在整体观念与天人合一的辨证思想指导下突破肺小结节的防治。

（五）中医辨证施治肺小结节、微小结节的效果与手术时机

笔者认为，中医对于肺小结节、微小结节治疗的有效性，要看两年内高分辨率 CT 四次动态变化，表现为两个方向。好的方向：实性结节病灶两年内一直稳定，阴影密度均匀或变淡，阴影病灶缩小或消失。恶化方向：直径增大，倍增时间符合肿瘤生长规律；周围出现分叶、毛刺；病灶稳定但出现实性成分，病灶缩小但出现其中实性成分增加。对于"好的方向"为有效，对于出现"恶化方向"的为无效，建议手术治疗。

总之，笔者认为阳虚质、气虚质、痰湿质、血瘀质、气郁质是肺小结节、微小结节赖以生存、生长的环境。在进行温阳化结、艾灸、冬病夏治、火针为主导的体质调整方术的同时，患者保持乐观向上的精神，喜则阳气生，辅以药膳食疗健脾运脾，使阳气得以化生；太极拳、八段锦等可使经脉通畅，阳气得升，肺结节发展向愈。综合调理改变阴阳失衡的体质，肺小结节、微小结节就会向控制、缩小、消失的方向转化。

三、苗药珠子参为君药，治疗重症间质性肺炎、肺纤维化的体会

中西医结合救治新冠肺炎危重症在抗疫临床实践中被验证为关键与焦点，降低了病发率、病死率，增强了全民族抗击疫情的信心，彰显了中西医结合特色，为全人类抗击新冠肺炎做出典范。新冠肺炎危重症的救治是世界面临的难题，中西医结合卓有成效。疫情发生后，笔者一直在想，人类的繁衍，各种族、各民族都有同大自然、同瘟疫、同各类疾病

长期斗争的经验，形成了多民族医学，如果携手苗医药、藏医药等国内各民族医药乃至世界各民族医药共同抗击疫情，应该会使疗效大增，亦可能有所突破。因此，把十几年来运用苗药"珠子参"为君药治疗危重症间质性肺炎、肺纤维化的经验、体会总结几点，抛砖引玉，希望能助力新冠肺炎危重症的救治。

（一）与民间苗医结缘识得"珠子参"

2005 年 5 月，第一次跟随民盟中央、民盟北京市领导前往贵州省毕节市参加中央统战部、八大民主党派对口帮扶会议，并接受了对口帮扶朱昌镇卫生院工作。至 2012 年的 7 年间，30 多次带教、义诊、查房，结识了很多民间医生。2006 年秋天，跟随当地领导到朱昌镇一户 80 多岁兰姓贫困户家帮扶，偶遇一位农村大妈手部割伤，伤口很深，需要缝合，兰老竟从瓷罐中取出黄白药粉涂上，很快血止。笔者极为好奇，3 天后专程前往观察，刀口愈合。当时笔者正处于治疗间质性肺炎、肺纤维化困惑时期，医院在名誉院长、著名呼吸病专家于润江教授指导下建成了国际肺纤维化病区，重症危重症多数从三甲医院转来，笔者与于润江教授共同制定了中西医结合救治间质性肺炎、肺纤维化危重症方案：西医维持生命，中医药辨证施治，采用大补元气、回阳固脱、活血化瘀、清热解毒，甚至内病外治、蛇疗等各种办法，遗憾的是仍然不能阻止恶化。于润江教授急了，对笔者讲：治疗疾病要创新，间质性肺炎、肺纤维化病理是肺泡损伤、肺组织坏死，西医没办法，中医药要想办法阻止好的肺泡坏死、要激活啊！于润江教授的话说到重点，"补肺生肌"可能是最好办法。接下来辨证施治思路调整为补肺生肌通络，重用白及、桔梗、白芷等药，果然看到效果，但并不理想，重症间质性肺炎、肺纤维化危重的救治一直进展缓慢，看到民间苗药"止血生肌"，坚定了把苗药引入治疗间质性肺炎、肺纤维化的想法。

幸运的是，兰老将祖传治疗肺病咳血及吐血、外伤出血的秘方赠予笔者，秘方组成之一即为生长于海拔 2000 米以上的菌药——珠子参。同时把家传 600 多年的《滇南本草》相赠。笔者从 2009 年起，开始研究《滇南本草》，将珠子参作为君药用于间质性肺炎、肺纤维化的防治，十多年过去了，以珠子参为君药的"珠芨协定方"，经历了上万例临床，在"补肺生肌通络"方面取得突破性进展，并同中国中医科学院中国医史文献研究所联合科研立项。

（二）云南迪庆"健康呼吸万里行"进一步认识珠子参

"健康呼吸万里行"是由民盟中央发起、北京康益德中西医结合肺科医院承办的全国救助尘肺病与间质性肺炎、肺纤维化的大型义诊救助活动，笔者是"健康呼吸万里行"的首席专家。2016 年民盟中央与民盟云南省委决定 12 月在云南迪庆藏族自治州首府香格里拉联合举行全国第 10 次救助活动。4 月份笔者与民盟中央社会服务部的同志一起来到香格里拉考察，面对 3450 多米的海拔，有些胸闷、头重感觉，当地统战部领导送了红景天等药，服后并没感觉改善，自行走访了几个药材市场。藏民讲：他们的珠子参对改善缺氧很管用，又是本地特产药，海拔越高效果越好，本地人经常用来治疗肺病，改善缺氧的功能可与红景天媲美。此时笔者已经临床研究珠子参近 7 年，体会到珠子参有很强的"补肺、生肌、止血"作用，能明显提高间质性肺炎、肺纤维化患者血氧饱和度，缓解缺氧引起的喘息、气短、动则加剧等症状，于是购买了 3 天的珠子参粉剂，服后第二天就没有缺氧不适感觉了；在参加当年 12 月 14 日举行的正式活动时，笔者提前一周服用了以珠子参为君药的珠芨膏，没有任何不适反应出现。两次迪庆之行多方与当地医务人员及藏民交流沟通珠子参生长环境、深入挖掘民间珠子参疗效，收获很大。其后，民盟云南省委领导给予大力支持，几次邮寄了珠子参新鲜样品，使笔者得以亲自品尝了各阶段珠子参，佐证了《滇南本草》对珠子参"四气、五味、归经"论述的正确性，更加坚信珠子参"补肺、生肌、止血"之功效，最终确定了"珠芨协定方"中珠子参"君"药的地位，以药性与药量共同标识药效，突破了珠子参救治危重症间质性肺炎、肺纤维化的用量。

（三）珠子参药效考证

珠子参最早记载见于《滇南本草》，该书成于明代正统元年（1436 年），作者为滇南名士兰茂，有"神农后裔，滇南乡贤"之美誉。《滇南本草》全书共三卷，流传于世，载药458 种，是我国第一部地方本草专著，《滇南本草》早于明代药圣李时珍《本草纲目》140 多年，《滇南本草》所记载的药物在《本草纲目》大多数没有记载。近 600 年来研究珠子参的医家很少，多局限于苗医等民族医者，均以《滇南本草》为基础。

《滇南本草》第二卷记载：珠子参味甘微苦，性温、平。止血生肌，服之无其功效……古土方：用珠子参为末，捻刀伤疮，收口甚速。据云南省昆明市卫生局 1970 年出版的《昆明民间常用草药》记载：珠子参性平，味淡甜；补肺虚，治肺虚咳嗽。2015 版《中国药典》记载，珠子参苦、甘，微寒，归肝、肺、胃经。补肺养阴，祛瘀止痛，止血。珠子参主产于云、贵、川三省，生长在海拔 1200～3300 米山上灌木丛中，生长周期为 6 年以上，生长环境在高原，生长周期长，使珠子参体现极强"生"的植物特性，奠定了药用"补肺、生肌、止血"之独特性，这是其他同类药无法比拟的。现代药理对珠子参的研究起步较晚而且进展缓慢，笔者从临床探索认为：珠子参性平，介于微寒与微热之间，肺气虚、肺阴亏、肺阳不足都可应用；味甘平，还具辛味，嚼之刺咽喉，为肺引经药最佳之品；功效为补肺气、通肺络、生肌止血。珠子参拥有"扶正祛邪"双重疗效，在大量间质性肺炎、肺纤维化防治中得以证实。

重症间质性肺炎、肺纤维化的病理和新冠肺炎基本是一致的，都是以深部气道肺泡损伤为特征的炎症反应，出现肺泡损伤、肺纤维化与黏液形成"痰堵"；临床表现为喘息气短，动则加剧，并咳、痰、喘诸症；如不及时救治，会很快进入呼吸衰竭而死亡。这一时期中西医结合是非常关键的，笔者认为，吸氧等精准对症治疗，生命体征维持是基础；中医辨证施治关键在"补肺气、生肌、通络、化痰逐瘀"；苗药珠子参味辛，嚼而刺激咽喉直达肺脏，补肺生肌阻止肺泡损伤，是目前治疗间质性肺炎、肺纤维化的最佳之品，故重用为君药；白及、桔梗、白芷生肌、化痰，为臣药，蛤蚧、生黄芪、北五味子、山茱萸、红景天、麦冬、仙鹤草、仙遗粮、生甘草九味为佐使，按君、臣、佐、使原则研制而成"珠芨协定方"，救治重症间质性肺炎、肺纤维化，大大提高了患者的生存率和生存质量。以珠子参为君药救治间质性肺炎、肺纤维化、尘肺病来源于笔者团队近10年、上万例患者的治疗经验总结，启蒙于民间苗医药，经历了传统中医药辨证组方，借鉴了现代医学理论与诊断，因而形成了中西医与民族医药结合治疗间质性肺炎、肺纤维化、尘肺病的经验，愿这些经验体会能为抗击新冠肺炎的同仁们提供帮助。

四、让中医药进入急诊

这场全民抗击新冠肺炎的"战疫"让世人重新认识了中医。中医药能战胜重大瘟疫等急性病。西汉以来，中医药经历了300多次抗击瘟疫的历史。从名医扁鹊到神医华佗、医圣张仲景，到药王孙思邈、药圣李时珍和近代京城四大名医，再到当代国医大师及奋战在抗击新冠肺炎一线的中医人，一幅幅"抗击瘟疫"的画面见证了中医药不仅能未病先防、既病防变、愈后防复发，在治疗包括传染病在内的各类急性病上，同样发挥着主导作用。辨证施治"急性病"历经2000年的传承与发扬，已形成了完整"中医急诊学"体系，成为中医药学的重要组成部分。

在几十年拜访民间中医、民族医的过程中，笔者目睹了单方一味、验方一剂"气死名医"的大量医案，祖传正骨手法的神奇；几剂膏药外治免去腰椎手术；一针刺之哮喘得平；顽固性带状疱疹缠绵疼痛，"火针"下去立刻征服；几炷艾灸让女孩顽固性痛经消失；穴位外敷中药治疗使反复发作的肠梗阻、肠粘连不再复发；服用"生肌、止血"功效的苗药珠子参使间质性肺炎、肺纤维化、尘肺病患者损伤的肺组织得到改善等，散于民间的传统绝技、方术，用之于一些急症、疑难杂症，乃至重症有立竿见影之效，彰显了中医药之独特效果。

中医药传承与发扬是当代中医药人的历史使命，记得2015年笔者拜访在病榻中的首届国医大师李振华教授，分别时他紧紧握住手含泪说道，笔者在北京是政协委员，一定要把他的话转告国家相关部门，"中医一定要进入急诊！重大瘟疫离不开中医！急诊需要中医药！"国医大师的嘱托时刻回响在耳边。几年来，笔者先后向全国政协、北京市政协递交6份发展中医药提案；新冠肺炎疫情发生后，第一时间向全国政协递交了"发挥中医药防治新冠肺炎作用"的提案，撰写了近20篇力挺中医药抗击新冠肺炎的文章。希望疫情过后，人们不要忘记中医药，希望中医药能进入急诊，希望中西医结合造福于人类！

五、四仙痛风膏防治痛风

（一）中西医对痛风的认识

痛风是指血尿酸水平过高导致尿酸结晶沉积在关节内引发的一种关节病。主要临床表现为血尿酸升高，反复发作性关节炎、痛风石，可并发肾脏病变，常伴高血压、高血脂、糖尿病等。古代中医文献没有痛风病名的记载，现代中医将本病归属于"痹证""历节"等范畴。

（二）"四仙痛风膏"防治痛风经验

笔者认为，痛风病因、病机"本"在脾、肾、肝，饮食伤脾，脾失健运，日久累及肾阳不足，化生痰瘀毒而致病；肝失疏泄、肝木侮脾土。"标"在风、寒、暑、湿、燥、火六淫之气外侵。"四仙痛风膏"是笔者在已故国医大师颜德馨指导下自拟协定膏滋方，临床20余年，每每效验，成为董氏膏方的重要组成方剂；专为脾肾阳虚、肝失疏泄、痰瘀毒内结之痛风而设；由仙遗粮、仙鹤草、仙茅、淫羊藿、云茯苓、炒白术、党参、马齿苋、车前草、车前子、金钱草、海金沙、葛根、炒白芍、柴胡、枳壳、陈皮、吴茱萸、青黛、薏苡仁、生甘草等22味中药组成。

（三）"四仙痛风膏"应用体会

笔者自20世纪90年代末，从近代中医大家秦伯未《膏方大全》《谦斋膏方案》两部书入手研究中医膏滋方防病、治病与养生，多次得到已故国医大师颜德馨指导，20多年临床提炼了防治间质性肺炎、肺纤维化的"珠芨膏"；防治肺结节的"温阳化结膏"；防治肺癌的"阳和散积膏"；防治哮喘的"仙芪扶阳固本膏"；调理阳虚质、气虚质、特禀质的"二仙玉屏膏"；调理痰湿、血瘀体质的"苓术景天膏"；养生保健的"黄精枸杞膏"；防治痛风的"四仙痛风膏"；调理不孕不育的"温经暖宫膏"；防治糖尿病的"黄芪四桑膏"；防治失眠脏躁的"百合枣仁膏"；防治肾衰竭的"金蝉蝉蜕膏"；防治冠心病的"桂枝瓜蒌通脉膏"等近20首协定膏方，形成了董氏膏方核心协定处方。

"四仙痛风膏"应用于防治痛风有以下特点：拥有膏滋方防病治病养生优势；注重中西医结合观点，将病、证、体质有机结合辨证施治；注重扶正，健脾运脾化生卫气、营气、宗气、元气，温肾阳、疏肝理气使得诸阳充足、气机畅达通百脉；注重祛邪，给邪留有出路，辅以利湿通窍之药，使瘀毒之邪从小便排出；注重复发的防治，从整体观念出发，配合药膳、食疗等方法，达到阴平阳秘，精神乃治。痛风病缠绵难愈，中医膏方药力持久、扶正祛邪相兼，为痛风的防治提供了可靠手段。

（董　瑞）

第五章 董瑞临床医案精华摘要

一、膏方防治肺痿（特发性肺纤维化）医案

李某，男，70岁，黑龙江省哈尔滨市人，2014年11月10日初诊。患者入院10天，胸闷气短，活动后尤重，咳嗽明显，以干咳为主，偶咳少许白色泡沫痰，无发热，入院时临床诊断为"弥漫性肺间质纤维化、特发性肺纤维化"，经抗感染、止咳化痰治疗数日，收效甚微，遂邀会诊。

症见：喘息气促，动则加重，咳嗽，咳白色泡沫痰，伴口干、乏力，舌红苔少，脉沉细无力。

中医辨病辨证：肺痿；气阴两伤，痰瘀毒损伤肺络。

拟方：当归150g，生黄芪300g，炒白术300g，防风100g，麦冬240g，百合200g，天冬100g，桃仁100g，红花100g，川芎100g，佛手200g，枳壳100g，蛤蚧10对（去头足黄酒浸泡），川贝母200g，砂仁60g，杜仲150g，穿山甲60g（代，黄酒浸泡），三棱60g，莪术60g，龟甲200g（黄酒浸泡），鳖甲200g（黄酒浸泡），云茯苓300g，山药300g，白扁豆300g，红景天300g，瓜蒌150g，罗汉果20枚，大枣50枚，黄精150g，仙茅100g，淫羊藿150g，葫芦巴150g。上药煎汤浓缩，加西洋参200g，冬虫夏草20g，阿胶100g，鹿角胶200g，木糖醇200g，收膏。服法：每次15g，前1周每日1次，之后每日2次，连服40日。10日后喘息气促、咳嗽咳痰、口干、乏力均有缓解，续服10日，上述症状明显改善，病情稳定出院。

体会：《素问》谓"所以圣人春夏养阳，秋冬养阴，以从其根，故与万物浮沉于生长之门，逆其根则伐本，坏其真矣""冬三月，此为闭藏。水冰地坼，勿扰乎阳，早卧晚起，必待日光，使志若伏若匿，若有私意，若已有得，去寒就温，无泄皮肤，使气亟夺。此冬气之应，养藏之道也"。笔者在临床上体会到，本病多因肺脾肾亏虚致络中气血不足，肾精亏耗，而致不能纳气归元，肺中血行迟滞，络脉失养，脾虚蕴痰，痰瘀互结而成肺络痹阻。病机为本虚标实，卫气、营气、宗气亏虚及肺阴虚，并血瘀、痰浊、瘀毒、气滞阻遏肺络。咳嗽，呼吸困难，喘促，动则加重，四肢百脉不得濡养而消瘦为主要临床表现。

治宜益气养阴，活血化瘀通络，止咳化痰。注重调护肺、脾、肾三脏。使用生黄芪补

中气以健脾胃，中气足则肺气自盛，又可"逐五脏间恶血"；西洋参补气养阴；麦冬、天冬、百合滋阴润肺；龟甲、鳖甲滋阴益肾；炒白术、山药、白扁豆、淫羊藿、蛤蚧健脾祛湿，以杜生痰之源，补肺益肾，纳气平喘；桃仁、红花、川芎、红景天活血化瘀通络，三棱、莪术破血化瘀，能治一切凝结停滞有形之坚。膏剂黏稠，在体内吸收慢，停留时间长，比其他剂型能更好地发挥滋养作用。

二、膏方防治肺痿（继发性肺纤维化）医案

王某，女，66岁，陕西省延安市人，2015年12月15日初诊。患者入院7天，喘息气促，活动后加重，咳嗽明显，咳白色黏痰，无发热，入院时临床诊断为"弥漫性肺间质纤维化、类风湿关节炎"，经抗炎、止咳化痰、平喘治疗数日，收效甚微，遂邀会诊。

症见：喘息气促，动则加重，咳嗽，咳白色黏痰，伴畏寒、乏力，舌淡，苔白腻，边有齿痕，脉沉迟无力。

中医辨病辨证：肺痿；脾肾阳虚，痰瘀毒损伤肺络。

拟方：当归150g，生黄芪400g，炒白术300g，防风100g，麦冬100g，百合100g，桃仁100g，红花100g，川芎100g，佛手100g，枳壳100g，蛤蚧10对（去头足黄酒浸泡），川贝母200g，砂仁60g，杜仲150g，三棱60g，莪术60g，龟甲200g（黄酒浸泡），鳖甲200g（黄酒浸泡），熟地黄150g，云茯苓300g，山药300g，白扁豆300g，红景天300g，瓜蒌150g，罗汉果20枚，大枣50枚，黄精150g，仙茅100g，淫羊藿150g，葫芦巴150g。上药煎汤浓缩，加太子参200g，冬虫夏草20g，阿胶100g，鹿角胶200g，木糖醇200g，收膏。服法：每次15g，前1周每日1次，之后每日2次，连服40日。2周后喘息气促、咳嗽咳痰、畏寒、乏力均有缓解，续服2周，病情稳定出院。

体会：张景岳曰"阴以阳为主""生化之权，皆由阳气""难得而易失者惟此阳气，既失而难复者亦惟此阳气""善补阳者，必于阴中求阳，则阳得阴助而生化无穷；善补阴者，必于阳中求阴，则阴得阳升而泉源不竭"。

笔者在临床上体会到，本病多因肺、脾、肾三焦阳气亏虚，致络中气血不足，肾精亏耗，而致不能纳气归元，肺中血行迟滞，络脉失养，脾虚蕴痰，痰瘀互结而成肺络痹阻，病机为本虚标实，脾肾阳虚，并痰浊、血瘀、瘀毒阻遏肺络。咳嗽，喘促，动则加重，畏寒，乏力为主要临床表现。

治宜健脾温肾，活血化瘀通络，止咳化痰，注重调护肺、脾、肾三脏。使用生黄芪补中气以健脾胃，中气足则肺气自盛，又可"逐五脏间恶血"；太子参补肺健脾；熟地黄、炒白术、山药、白扁豆、淫羊藿、蛤蚧健脾祛湿，以杜生痰之源，补肺益肾，纳气平喘；麦冬、百合滋阴润肺；龟甲、鳖甲滋阴益肾；桃仁、红花、川芎、红景天活血化瘀通络，三棱、莪术破血化瘀，收效甚好。

三、麻黄附子细辛汤案

王某，女，14 岁，北京市怀柔区人，2013 年 1 月 5 日初诊。患儿入院 1 周，持续高热，体温 39～40℃，入院时临床诊断为"病毒性肺炎"，经抗病毒、激素治疗数日，收效甚微，遂邀会诊。

症见：颜面苍白，手足厥冷，高热恶寒，刻下体温 39.7℃，喘息气促，舌红苔腻，脉沉细。

中医辨病辨证：少阴阳虚，外感闭肺。《伤寒论》谓："少阴病反发热、脉沉者，麻黄附子细辛汤主之。"

拟方：生麻黄 6g，黑附片 6g，细辛 3g。两剂，水煎服。患儿晚 6 时服药，10 时左右汗出，次日凌晨 1 时体温已降至 38℃。次日复诊体温 36.5℃，喘息症状消失，又予玉屏风散加砂仁，继服 3 剂药后病情稳定出院。

体会：昔年读张锡纯先生《医学衷中参西录》，记得书中说过："外感之寒凉，由太阳直透少阴，乃太阳与少阴合病也。为少阴与太阳合病，是以少阴已为寒凉所伤，而外表纵有发热之时，然此非外表之壮热，乃恶寒中之发热耳。是以其脉不浮而沉。盖少阴之脉微细，微细原近于沉也。"笔者在临床上体会到，脉微细、但欲寐、恶寒、发热、脉沉，是本方方证识别的关键。使用附子以解里寒，用麻黄以解外寒，佐以辛温香窜的细辛，既能帮助附子以解里寒，也能帮助麻黄以解外寒，从太阳透里的寒邪，能由太阳作汗而宣解，此即麻黄附子细辛汤的妙用之所在。

方用麻黄散寒宣肺，附子温肾助阳，细辛协二药辛通上下，全方具有宣上温下、开窍启闭的功效。补散兼施，是表散外感风寒之邪，温补在里之阳气的良方。分析患儿，用西药抗生素类，冰伏其邪，内已阳虚、复感风寒。表证脉当浮，脉象反沉微，兼见神疲欲寐，是阳气已虚。阳气外感，表里俱寒。用麻黄辛温，发汗解表为君药。附子辛热，温肾助阳，为臣药。二药配合，相辅相成，为助阳解表的常用组合。细辛归肺、肾二经，方香气浓，性善走窜，通彻表里，既能祛风散寒，助麻黄解表，又可鼓动肾中真阳之气，协助附子温里，为佐药。郑钦安先生曾提及麻黄附子细辛阴证，依据是少神或无神；喜卧懒言，四肢困乏无力，或蜷卧恶寒，两足常冷；不耐劳烦，小劳则汗出；咯痰清稀或呕吐清冷痰涎、清水或清涕自流；语声低弱；唇色青淡或青黑；痛喜揉按；满口津液，不思茶水，间有渴者，即饮也只喜热饮；女子白带清淡而冷，不臭不黏；饮食减少，喜食辛辣煎炒极热之品，冷物全然不受；小便清长，大便通利；面白舌淡，即苔色黄也定多润滑，脉微或浮大而空。重点在"神"，凡是"起居、动静、言语、脉息、面色，一切无神"，都是阳气虚衰的阴证。从三样药来分析，用麻黄辛温发热，表散风寒，能开宣肺气；用附子能壮元阳，补命火，驱逐深陷的寒邪；用细辛走经窜络，入髓透骨，能够启闭开窍，它既可以助麻黄用于表散风寒，能够开通上焦的清窍，还有助于附子去温暖命门，去拨动肾中机窍。所以麻黄附子细辛汤具有极其强大的宣肺散寒、温通肺阳、开窍启闭的功效。

人体的生命活动需要靠阳气鼓动。阳气对于人体的生长、发育和生殖，各腑脏、经络、组织、器官的生理功能，以及饮食物的消化吸收，糟粕的排泄，血液的生成和运行，津液的生成、输布和排泄，都有推动作用。阳气又为机体阳热之源，人体的正常体温全靠其温煦。所以常说"阳气为一身之主宰，强调得之则生，失之则亡，有一分阳气，便有一分生机"。上焦阳气失布，胃中阳气不布，水饮阴邪就容易凝聚，水饮久结，伤其上焦，就会出现心下坚大如盘，胸闷胸憋，如用附子之属，能振胸中阳气，"大气一转，其气乃散"，阳气充沛布达周身，体内之邪气就可离去，这就是《内经》中说的"离照当空，阴霾自化"。附子禀雄壮之质，有退阴回阳之力，起死回生之功，专振阳气，驱逐阴寒，是回阳救逆第一要药。对肺心病、冠心病、病态窦房结综合征及心力衰竭、呼吸衰竭等危急病证，都常以附子为主的方剂治疗。

临床如取麻黄附子细辛汤治疗慢性肺源性心脏病，此方原治少阴感寒证，以麻黄发汗解寒，附子温里补阳，细辛散寒温经，三药合用，补散兼施，虽微发汗，但无损阳气。慢性肺源性心脏病多属本虚标实之证，由于咳喘日久，肺病及肾，正气不固，屡遭寒袭，形成肺蕴寒饮、肾虚不纳的病理状态，治疗亟当宣肺散寒、补肾温阳，麻黄附子细辛汤颇为合拍。方中麻黄虽治咳喘，但作用在肺，其效甚赞，必与附子相配，肺肾同治，内外协调，风寒散而阳有归，精得藏而阴不扰，身体自然康愈。

四、四逆汤治缩阳验案

刘某，男，64岁，北京市通州区人，半年前因外感病又与家人发生争执而发阴茎萎缩。

症见：形寒肢冷，时已近六月仍棉衣裹身，面白，四肢拘谨，阴茎已萎缩药丸大小，并用绳系于肩而拽之，其痛苦可言。舌淡胖，脉沉迟细。

拟方：黑附片30g，干姜30g，炙甘草20g。7剂，水煎服。二诊时患者服药已3剂，诸症消失，阴茎已有3cm长，继而服7剂而获愈。

体会：缩阳症中医临床少而见之，古人医案论述甚少，本案初诊时已求诊中医20余人，用方也多以附子、鹿茸、干姜为药，但未收到效果。《伤寒论》"四逆汤"则为三阴经辨证之基础方，"大汗出，热不去，内拘急，四肢疼，又下利厥逆而恶寒者，四逆汤主之"。方用附子扶而走，温肾壮阳以祛寒救逆，振奋一身之阳气，干姜守而能通十二经，炙甘草和缓，全方温养回阳，最宜脉微欲绝之证，施治于缩阳。观其证，内拘急，四肢痛，当属厥阴之病，用四逆汤以水煎。缩阳多为肾阳亏损，命门火弱，阴寒内生，寒阻肝经，治宜温经散寒，理气消散。因此，患者应用四逆汤14剂而痊愈。

五、真武汤验案

李某，女，76岁，北京市怀柔区人，2011年4月2日初诊。

患者患风湿性心脏病，二尖瓣狭窄，于北京某医院实施手术后，发生严重心力衰竭，抢救后长期服用地高辛治疗，病情反复而入院。

症见喘息，气短，动则加重，心悸，咳嗽，痰少色白，畏寒，下肢浮肿，舌淡胖，边有齿痕，脉沉迟。

中医辨病辨证：胸痹；肾阳虚，饮凌心肺证。

治法：温肾助阳、化气行水。

前医处方：党参9g，茯苓9g，白术6g，白芍9g，生姜6g，杏仁6g，黑附片9g，水煎服。此方服用1剂，心悸、气短加剧，咳喘不足一息，浮肿反甚，邀笔者会诊。

诊后完全赞同应用真武汤，只调整药量：黑附片1g，白术2g，白芍2g，党参2g，杏仁1g，生姜2g。患者服用1剂后心悸、咳喘气短减轻，并排尿一次，浮肿亦减轻，3剂后大好转，继服原方半个月而出院。

体会：此患者是阴阳皆衰，又兼水肿，乃元阳虚至极，虚不受补，补阴则阳不支，补阳则阴乃败，救治之量亦少，《内经》上说"少火生气，壮火食气"，大多数药气味辛甘，发散之气为阳，酸苦涌泻为阴。阴味重浊而走下窍，阳味轻清而走上窍。味厚者为阴，薄者为阴中之阳，气厚者为阳，薄者为阳中之阴，味厚则走泄，薄则流通，气薄则发泄，发泄皮毛。厚则发热，热盛则为壮火，壮火之气衰，少火之气壮，以壮火食气，火盛则气耗，气食少火，火微则气生。壮火散气，所以气败于壮火，少火生气，故气益于少火。临床上中药对于疾病的治疗效果如何，除取决于诊断是否正确、选方是否对证、用药是否合理外，与剂量不无关系。所以说"中医不传之秘在于量"。一般而言，凡急重病症或体质壮实者，药味较少而用量要足；慢病轻症或年老体弱者，药味稍多而用量宜轻。若以药质地而言，凡药物滋腻、质重者用量要重；而轻扬、质薄者用量宜轻。即便同一种药物，也因病情、病势不同而用量各异。若以药之"动""静"而言，"静药"用量宜大，"动药"用量宜小。前者如熟地黄、枸杞子、党参、白术之属，后者如柴胡、广香、薄荷、全蝎之类。因补养之"静药"必重用方能濡之守之，而疏调之"动药"虽轻用即奏效。中医方剂里，用同样的药物，仅用量不同而主治有异，对于不同剂型，用量也应有所不同。

六、蛤蚧尾治虚喘案

孙某，男，64岁，北京市怀柔区人，2009年3月6日初诊。患者自幼患咳喘病，未曾规律诊疗，于2001年加重，稍事活动即感气短、胸闷，伴有心悸，就诊于北京某医院，诊断为支气管哮喘，予以解痉平喘类药物诊疗（具体不详），症状时轻时重，反复发作。近5年病情加重，每年平均住院6～7次，求中医治疗，求数名医无效。观其方，多用小青龙汤、八味地黄汤、三子养亲汤以温肺化饮、滋阴补肾，人参、蛤蚧皆用之，效差。

症见：喘息气短，喉中痰鸣，面色苍白，声低气微，舌暗，脉沉迟。

中医辨病辨证：哮证；肺脾肾三焦阳气不足、痰瘀阻肺。

治法：补肺益肾，降气化痰。

方药：黑附片40g，细辛5g，炙麻黄10g，干姜10g，桂枝10g，白芍20g，五味子10g，地龙10g，厚朴10g。5剂，水煎服。

二诊：服药后，患者诉咳喘未减轻，服药3剂喘证不解而入本院内二病区，细观其证：喘息气短，张口抬肩，痰鸣喘咳，气急，口唇、指端微绀，舌暗红，脉沉迟。均为寒证之象，观其病证，为宗气不足、肾不纳气所致，已更医数次，且用药之广，遂调处方：黑附片40g，干姜10，细辛5g，桂枝10g，生麻黄10g，地龙10g，炙附子10g，厚朴10g，白果10g，甘草10g，蛤蚧尾（研末冲服）4对。7剂，日1剂，水煎分早、中、晚餐后半小时温服。

三诊：喘息大减，喉中痰鸣亦减轻，患者精力恢复，要求出院。续以原方再服7剂，后服本院仙芪扶阳固本丸加蛤蚧尾粉（研末冲服）4对。上述连服半年，症状平稳，未曾发作，后用蛤蚧尾治疗虚证咳喘，反复用之，均取得满意疗效。

体会：蛤蚧，性咸平，归肺、肾经，具有补肺益肾、定喘止咳、纳气平喘之功，主要用于肺、肾两虚之咳喘。蛤蚧的药用是去头足，蛤蚧尾治咳喘，历代医家均没有记载，笔者从医多年，虚喘皆重用蛤蚧，用蛤蚧尾实属得益于施今墨医案。据施老回忆：他当年在重庆坐滑竿初诊时，抬滑竿的轿夫在重庆这座山城时上时下，爬起山来如履平地，气息均匀，毫无喘息之象。施老遂问轿夫，口中所含之物为何，答曰：蛤蚧尾。由此，施老用蛤蚧尾治虚喘而获奇效，可见，蛤蚧尾实为治虚喘之圣药。

七、甘遂赭石汤治癫狂验案

谭某，男，18岁，河北丰宁县人，1991年3月16日就诊。患者年少而从师学画皮画，其父因家庭因素拒儿拜师求学，患者怒急之下而发癫狂。

症见：大吵大骂，语无伦次，所寄之言，皆为怪语。发狂时需四个年轻力壮小伙按之，几米高墙一跃而上。面红，舌质暗，苔黄腻，脉沉滑。查前数十名医所用之方皆为癫狂梦醒汤、导痰汤及镇肝熄风汤等均无效，又以电针治疗，效不同工，其父百感交集，遂来诊。

随诊处方：甘遂3g，代赭石30g，甘草3g。

二诊（1991年3月18日）：其父述服第一次药后，连泻13次，所泻之物皆为痰水。第二日神清，问及何时去学画，父母家人大喜。处以温胆汤：茯苓30g，清半夏10g，陈皮10g，竹茹10g，枳实10g，甘草6g。服7日而愈。患者现在已年过半百，在怀柔务工多年，虽偶有发作，未曾出现原症状加重，可维持生计。

体会：甘遂赭石汤乃笔者自拟验方。中西汇通学派代表人物张锡纯《医学衷中参西录》有这样一则记载"犹汇曾嚼服甘遂一两，连泻10余次，所下之物皆为痰水，由此开悟顽痰之主药，因服后呕吐，遂与赭石并用，以开心下热痰，而癫狂可愈"。所以笔者大胆将此方应用于临床，一剂而验，临床 35 年，共用此方治疗癫狂者近百人，每每效之。

八、自拟"三生汤"治疗脱证案

王某，男，57 岁，吉林省四平人。2013 年 2 月 20 日来诊。以特发性肺纤维化、肺动脉高压、肺源性心脏病（肺心病）为主诉而入院。患者已在多家三甲医院经综合治疗无效而来我院寻求中医治疗。

症见：喘息气短，大汗出，咳痰中带血，舌红、苔腻，脉浮数。

中医辨病辨证：肺痿；脱证。予自拟三生汤。

处方：生山萸肉 60g，生山药 100g，生黄芪 60g，川贝粉（冲服）10g，生甘草 10g，仙鹤草 80g。7 剂，水煎服。

二诊：服上药 5 剂，喘息大减，汗已少，咳血量减，脉象平稳，原方续服 7 剂，喘平而出院。嘱继续服用仙芪扶阳固本丸、养阴益肺通络丸。

体会：脱证是临床上急证中最危重者，先兆出现的时间既短暂，轻则突然出汗、心悸、眼发黑晕、恶心，甚则瘫软昏仆不知人事。多由气血暴虚或亡阴、亡阳所致。严重者元气衰微已极，阴阳离决。相当于现代医学的疼痛性休克、虚脱、低血糖昏迷、脑缺血等。

本案为肺脱，肺主气、司呼吸，肺脱主要由耗气伤津所致。宗气根源于心肺，积于胸中，宗气的作用为"贯心脉而行呼吸"，肺脱必然累及于心，引起宗气外泄。临床观察，久咳虚喘常为肺脱的病源。肺脱先兆信号为神疲乏力，呼吸气短，继而烦躁不安，面色青灰，脉浮大无根，甚则唇甲青紫，神识不清，呼吸呈叹息样（抽泣式），近似于现代医学的呼吸衰竭。

笔者多年研究《医学衷中参西录》，以为张锡纯对中医临床贡献有六：其一，发扬石膏治热厥之功效，人称张石膏；其二，创升陷汤治大气下陷证；其三，防治霍乱、鼠疫；其四，创中医治疗肠梗阻法；其五，治疗慢性顽固症；其六，抢救急重症。

张氏论治脱证，独责之于肝。认为"夫暴脱之证，其所脱者元气也""凡人元气之脱，皆脱在肝。故人虚极者，其肝风必先动，肝风动，即元气欲脱之兆也"。对于元气之说，张氏再细分为上、下、外脱三类，认为"今但即脉以论，如此证脉若水上浮麻，此上脱之证也。若系下脱其脉即沉细欲无矣。且元气上脱下脱之外，又有所谓外脱者，周身汗出不止者是也"。对于脱证的治疗，张氏主张从肝论治，善用山萸萸，认为"萸肉既能敛汗，又善补肝，是以肝虚极而元气将脱者服之最效"。且其救脱之功"较参、术、芪不更胜哉"。"盖萸肉之性，不独补肝也，凡人身之阴阳气血将散者，皆能敛之。故救脱之药，当以萸肉为第一"，而"参、术、芪诸药皆补助后天气化之品，故救元气之将脱，但服补气药不足恃"。张氏多重用山茱萸以挽脱势，甚至仅用山茱萸一味，浓煎顿服以敛肝固脱。

本案所用的自拟三生汤，专为中医辨证为虚喘、脱证而立。以山茱萸其性酸、涩，能收敛元气，只敛正气，不敛邪气，尤以见大汗出证而有效，为方中君药；生山药乃健脾益气之圣药，补肺、脾、肾之圣药，为臣药；川贝母，清热化痰为佐，仙鹤草敛汗止咳为使；甘草调和诸药。笔者临床治疗虚证喘咳时善用生山茱萸、生山药、生黄芪三味，用量均在60g，重者经调可使用100g、200g，因生山茱萸、生黄芪易滋腻碍胃，配鸡内金、陈皮、知母佐之以缓解，痰热咳嗽者，经加川贝母粉冲服疗效显著。

九、重症呃逆验案

陈某，男，57岁，北京市密云区人，2003年7月25日来诊。患者为农村人，单身，家境贫困，夏季乘凉之后而重感，继而呃逆不止，昼夜不停，已有一周。

症见：手面部水肿，呃逆不止，呃声响亮，口干，烦躁，舌红暗，脉滑大。

中医辨病辨证：呃逆；肺胃热盛、营血热证。

处方：犀角地黄汤。用药：水牛角丝30g，生地黄60g，生白芍40g，丹皮10g，甘草10g。5剂，水煎服。

二诊：服用第2剂药后，呃逆减轻，口干减轻，现已无水肿，守方，生地黄用量30g，继服7剂告愈。

体会：患者呃逆所因夏季受凉而发，津液枯干，引起膈肌痉挛，前医用丁香柿蒂散旋覆代赭汤，效果不佳，症状加重。中医诊病当辨证论治。此病，始得外感，乃太阳病，仲景《伤寒论》对三阳病、三阴病述之很详，太阳病不解，而转少阳，少阳病不解而转阳明。虚寒阳气在先，太阳经复转少阴经。太阳病未解，复感湿热，为肺胃阳盛、营血热证，是犀角地黄汤证。关于本方，《医宗金鉴》治吐血说："吐血之因有三：曰劳伤，曰努伤，曰热伤。劳伤以理损为主；努伤以去瘀为主；热伤以清热为主。热伤阳络则吐衄；热伤阴络则下血，是汤治热伤也。故用犀角清心去火之本，生地凉血以生新血，白芍敛血止血妄行，丹皮破血以逐其瘀。此方虽曰清火，而实滋阴；虽曰止血，而实去瘀。瘀去新生，阴滋火熄，可为探本穷源之法也。"《小品方》谈及："伤寒及温病应发汗而不汗之，内蓄血者，及鼻衄，吐血不尽，内余瘀血，面黄，大便黑，消瘀血方。"热毒炽盛于血分，治疗应予以清热解毒，凉血散瘀。盖心主血，又主神明，热入血分，热扰心神，身热谵语；破血妄行，血不循经，血溢脉外，故吐血、衄血、便血、尿血。用苦咸寒之犀角（水牛角代），凉血清心解毒，为君药。甘苦寒之生地黄，凉血滋阴生津，一助犀角清热凉血止血，一恢复已失之阴血。赤芍、牡丹皮清热凉血、活血散瘀。临床呃逆不止，多是寒气相感，气逆而寒入。王孟英说："然气之所以不顺，乃气之不足。盖丹田之气足，则气守于下焦而气顺，丹田之气不足，则气奔于上焦而气逆矣。呃逆虽是小症，然治之不得法，往往有变成危症。"呃逆由肺胃热盛，治以清凉，方药对证，所以效果理想。

十、升陷汤治喘案

张某，女，44 岁，内蒙古呼和浩特人，2013 年 11 月 26 日来诊。患者诊断为特发性肺纤维化，曾在外院治疗 3 年，效欠佳，进行性加重。

症见：喘息气促，动则加剧，咳嗽、咳痰，反复易感，自汗出，舌淡暗，脉浮数。

中医辨病辨证：肺痿；正气亏虚、喘证。

拟方用张锡纯升陷汤：生黄芪 60g，知母 20g，柴胡 10g，桔梗 10g，升麻 9g，炙甘草 6g。7 剂，水煎服。

二诊：服上方 7 剂，自觉喘息气促症状减轻，测血氧饱和度有所改善，继服原方 7 剂，经调 1 个月，喘息症状缓解而出院，又服补中益气丸月余而得很好疗效。

体会：肺纤维化属中医的肺痿、喘证，临证常见喘息气促，动则加剧，咳嗽、咳痰，反复易感。病机实为正气不足为本，痰瘀毒损伤肺络为标。正气不足即是卫气、宗气、营气、真气四气均受损，标证为痰瘀毒损伤肺络贯穿整个病程。治疗难点是持续性扶助正气，在正气当中，卫气是卫阳之气，有温煦、保卫、护卫之功效，卫气亏虚则反复易感；而宗气的亏虚与真气不足，是导致喘息气促、动则加剧的根本原因。宗气是胸中之气，由脾胃运化水谷生成的精气与自然界吸入的清气结合而成。肺居于胸中，司呼吸、朝百脉，宣发肃降。喘息气短是宗气虚，动则加剧则是肾不纳气，因而有胸中大气下陷证病名。

《医学衷中参西录》云"人之一宗，自飞门至魄门一气主之……""大气者，原以元气为根本，以水谷为养料，以胸中之地为宅窟也"。分析升陷汤之方：生黄芪为君药，补大气之不足，以知母制之防变生内热，为臣药；气以升为顺，故以柴胡、升麻升药提升大气，为佐药，桔梗轻清以引诸药上行中焦，为使药。

笔者应用此方治疗呼吸病喘息气促，动则加剧，宗气亏虚若干例，均取得良好效果。临证所悟，升陷汤配合补中益气汤治疗宗气不足，或满闷怔忡，或气息急促、喘咳、二便失禁之症，收效良好。

十一、西瓜子治胸腔积液案

患者于某，男，90 岁，辽宁省沈阳市人。患者有不明原因胸腔积液，每月需抽液 2 次，每次约 200mL，甚是痛苦。

症见：形瘦，乏力，四肢不温，胸闷，肋间胀满，气急，舌暗，脉沉迟。

中医辨病辨证：悬饮；饮停胸胁证。

治法：泻肺祛饮。

处方：生黄芪 300g，白术 100g，防风 100g，葶苈子 100g，车前子 100g，大枣 100g，桃仁 100g，红花 100g，西瓜子 1000g，阿胶 500g。上述方药，收膏。

于某是笔者恩师，笔者用 3 年时间学完于老博士课程，为于老关门弟子。老师在 2015 年初服药半个月，乏力减轻，抽胸腔积液减为每月1次，服药2个月，未抽胸腔积液，服药至今。

体会：2015年9月，笔者去沈阳看望老师，老师说，他年轻时不信中医，到中年时尝试研究中医，这些年与中医打交道，已经认可中医，是一大转变，说此病可尝试用中医治疗。西医抽液，只是对症，老师是业内大家，观老师之痛苦，坚定为老师治疗。

上方西瓜子治胸腔积液得益于施今墨前辈，施老于64岁时患胸膜炎，西医每天抽胸腔积液几百毫升，仍无起色，病情危重，家人已为其准备后事，弥留之际，他突然想起清代《顾松园医镜》上曾有记载用西瓜子治胸腔积液之痰饮说，立刻嘱家人照此办理，家人将西瓜子捣碎煎汤，口渴即饮，几天后竟起死回生。

西瓜子味甘性平，无毒，甘寒能解暑热，凉利而退烦蒸，犹利于脏气干燥，清心，利尿，具有利肺、润肠、健胃、止血等功效，可供参考。

（董　瑞）

第六章　传承岐黄　问道国医

尊师训、广拜师、访国医（按拜访时间排序）

笔者 13 岁因病而步入杏林，在叔父董万英、族叔董建华的指导下从《医学三字经》《药性赋》《汤头歌诀》《濒湖脉学》四小经典学起，到熟读《黄帝内经》《难经》《神农本草经》《伤寒杂病论》四大经典，18 岁时已能独立临证。从军医助理做起，历中西医结合主治医师、副主任医师，2012 年晋升为主任中医师，2013 年入选北京复合型中医药学术带头人研修班。在国家中医药管理局、北京市中医管理局安排下，2014 年 7 月正式拜国医大师晁恩祥先生为师。入师门后谨遵晁老"坚持临床，多写医案，会科研；广拜师，取众长；细观察，善辨证"之师训，拜访了国医大师（按姓氏笔画排序）王琦、石学敏、吕景山、孙光荣、李振华、张琪、张灿玾、尚德俊、周仲瑛、段富津、夏桂成、晁恩祥、唐祖宣等诸多时贤。

笔者在拜访近 20 位国医大师的历程中，深深地被他们高尚的医德、精湛的医术、坚定不移的中医精神所感染。国医大师张灿玾"三剂小中药治不好感冒，我就不是张灿玾"的誓言；李振华"让中医药到急诊中发挥作用"的呐喊；张琪"让膏方、经方、验方攻克肺病"的嘱托；唐祖宣"行欲方而智欲圆，心欲小而胆欲大"的教诲；孙光荣"中医人当明知、明德、明理、明法、明术、明业"六明的指训；吕景山"大医精诚，敬命求胜"的赠言；段富津"遣方用药，多联博惯，沉疴杂病，正气为先"的教导；等等。诸位国医大师的教诲时常回响在耳边。拜访国医大师的工作虽已告一段落，但对自己来说学习才刚刚起步，从国医大师身上学习并收获了太多太多。现在笔者也为人师，首批收了 5 名学生。笔者一定遵各位国医大师之训，带好徒弟，做好中医发扬传承工作，让中医人树立应有的自信，为我国的中医药事业发展矢志不渝，努力奋斗，拼搏终生！

笔者在防治肺纤维化、尘肺、哮喘、肺气肿等肺系病及内科杂症方面，屡经积累，总结出了"专方辨证、经方辨证、膏方辨证、验方辨证、制剂选证、内病外治、冬病夏治、针药并治、身心同治、药食同治"十条辨证施治体系，在中医学术上小有心得。

中医传承是中医发展的核心问题，特将走访问道近 20 位国医大师的亲身经历予以记录，寄望厚学并与中医同道共勉。

一、国医晁恩祥

（一）国医大师晁恩祥教授收笔者为徒

2014年7月6日，由国家中医药管理局、北京市中医管理局及中日友好医院为国医大师晁恩祥教授在北京昆仑饭店举行收徒仪式，笔者与其他四人同时被国医大师晁恩祥教授收为高徒。这是晁恩祥教授被评为第二届国医大师后，首次在国内收徒。

（二）晁恩祥教授携六大弟子天津讲学

2016年4月9日，由中华中医药学会肺系病分会、《中国中医药报》社主办，天津中医药大学第一附属医院承办的国医大师临床经验传承与研习第八期肺系病培训班在天津隆重举行。

国医大师晁恩祥教授携张洪春、周兆山、林琳、张忠德、孙增涛及笔者六大弟子进行中医肺系病讲学。来自全国中医肺病、慢性病、老年病等相关疾病的教学科研专家、学者300余人参加了本次培训。

（三）问道与传承

笔者：如何做一个真正的中医人？

晁恩祥：中医的优势在临床，中医发展的根本在于提高临床疗效，搞临床就要读经典。临床是中医发展的原动力，从临床中发现患者需求和科研方向，最终还要回归到经得起检验的临床疗效。

做真正的中医人，应当做到读经典、做临床、取众长、细观察、善思悟、写文章。还应重视医德医风，既要有高超的医术，做到医术精湛、医业精勤，更要有高尚的品德，对中医有诚心、对学术有诚信、对患者有诚意。

笔者：老师说得非常对。我就认为，一位真正的中医人，他的生活起居与衣食住行全围绕着中医，中医已经完全变成了他生活与生命的一部分。他的内心应该是平静的，没有怨恨、烦躁、恼怒、忧愁、悲恐，世界在他的面前永远是美好的，充满希望。工作时全身心投入，微笑、自信、乐观、积极、宽容、善良，并且非常努力，非常坚定，是个"铁杆中医"。

（四）笔者拜师感言

拜师贴："今已入师门，自当恭敬勤学；执弟子之礼，长存感念之心，建父子之情，不忘恩师，谨遵师教；临证科研，为人做事，不辱师命。对同门师兄弟、师姐妹团结友爱，共承老师之医术，共承老师之德理。为扬中医之文化，为发展中医肺系事业而努力拼搏。"

二、国医吕景山

（一）拜访吕景山教授

2015 年 11 月 18 日，《国医大师临证方药及思路》丛书编委会成员一行，拜访了在北京参加《养生堂》节目录制的第二届国医大师吕景山教授及其学术继承人吕玉娥（其女）。

（二）问道与传承

笔者就"临床证治中进行无痛进针、同步行针、针药并用"的问题向吕景山先生求教。

吕景山：无痛进针法是历代许多医家研究的课题，针刺时产生的疼痛已经成为影响针刺接受度和针刺疗法国际化发展的主要障碍，无痛进针法，即临床针刺过程中，根据患者不同个体、同一个体的不同部位及不同病证，选择性地应用不同的无痛进针法，不拘泥于单一方法。其遵循的原则是"三因制宜"——因人制宜，因位制宜，因病制宜。

笔者：我读《灵枢》知有"右主推之，左持而御之"，其实窦汉卿的"左手重多按令气散，右手轻入不痛之因"就是无痛进针。

吕景山：对，你中医基本功不浅。我用的中指直按，单手进针、抖刺、点穴、指切等都可以视情而定。针药并用是针药互补。针灸和中药功效不同，可以解决不同的问题，达到不同治疗目的。

（三）寄语

吕景山：我很赞同你在临床上使用"无痛进针、同步行针、针药并用"治法。你让我将国医大师的分站设立在你们医院，我很高兴。

最后，吕景山先生留言："大医精诚，敬命求慎。"

三、国医唐祖宣

（一）拜访唐祖宣教授

2015 年 12 月 5 日，《国医大师临证方药及思路》丛书编委会成员一行，拜访了在郑州参会的第二届国医大师唐祖宣教授及其学术继承人郑芳忠、杨钦河、胡世平。

（二）问道与传承

笔者就"慢性疾病中使用温阳法、附子用量"的问题向唐祖宣先生求教。

唐祖宣：何为温阳法，补阳之大法也。《素问·生气通天论》云："阳气者，若天与日，失其所则折寿而不彰，故天运当以日光明。""阴阳之要，阳密乃固。"人之伤者，莫过寒邪。慢性病的形成与气血瘀滞、痰凝、蓄毒、饮食、体虚等甚有关系，张仲景深刻领悟扶助阳气在杂病治疗中的作用，善于用辛温辛热之药。

笔者：是。仲景的温中补虚小建中汤，饴糖合桂枝，甘温相得；生姜合大枣，辛甘相合；芍药甘草缓中补虚。诸药配合温阳建中。温通心阳的桂枝甘草汤，以桂枝配炙甘草，治心阳虚衰；真武汤以辛热的附子、生姜，配合茯苓、白术等治肾阳衰微，水气内停；四逆汤以生附子配干姜、甘草，回阳救逆。我临床体会也深，但怎样细致掌握张介宾的"扶阳不忘补阴"，还望指教。

唐祖宣：真阳为主，真阴为基，"阴阳之气，本同一体""善补阳者，必于阴中求阳，则阳得阴助而生化无穷"。所以，明清医家如王九峰、叶天士、傅青主在治疗诸如泄泻、喘促时也在温阳方药中结合补阴，均有确凿疗效。

笔者：对。我这些年来研制的养阴益肺通络丸，就是秉承阳中求阴之法，以补阳补气药为主，加适当之养阴药，"阳得阴助而生化无穷"，临床疗效可靠。看来，阴阳在一定条件下可各自向其对立的属性转化。阴阳的主次不是一成不变的，消长之变化，总是在动态之中。

（三）寄语

唐祖宣：肺纤维化、尘肺病这种疑难病，在临床中可以大胆使用"温阳法"，提升患者的阳气，达到"正气内存，邪不可干"的目的。你作为北京市政协委员，我希望你能为中医药事业建言献策。最后，唐祖宣先生留言："行欲方而智欲圆，心欲小而胆欲大。"

四、国医李振华

（一）拜访李振华教授

2015 年 12 月 5 日，《国医大师临证方药及思路》丛书编委会成员一行，在郑州拜访了病榻上的首届国医大师李振华教授及其学术继承人李郑生、郭淑云、华荣。

国医大师临床经验传承和研习内科培训班在河南省郑州市举办，李振华教授当时已有 91 岁，坐着轮椅前往培训班会场，全场 500 余人，看到老人为中医传承执着地辛劳，人们都起立欢迎，掌声经久不息。原本 45 分钟培训，李老演讲近 90 分钟。

（二）问道与传承

笔者就"临床中脾胃论治"的问题向李振华先生求教。

李振华：脾胃学说是中医的重要组成部分。历代医家通过临床，逐步整理提高，上升到理论高度，从而形成了今天的脾胃学说，运用这个学说，我临床六七十年，不仅治疗许多消化系统疾病，还治疗其他许多疑难病。五脏以守为补，六腑以通为补，胃主纳，脾主运，胃喜润，脾喜燥，人每多混治，唯叶氏医案最清楚。

笔者：诚如师言。脾宜升则健，胃宜降则和。脾胃属土，脾己土，胃戊土，脏腑分焉。

脾为脏，胃为腑，凡脏主守，腑主通，脏阴而腑阳。所以胃为水谷之海，饮入于胃，游溢精气，上输于脾，脾气散精，上归于肺，通调水道，下输膀胱。我临床以升阳气，治在脾，治肺系杂病，也甚为有效。

（三）寄语

李振华：希望你在临床防治急性肺系病方面发挥中医"简、便、廉、验"的特点，重拾中医防治急症的信心。

最后，李振华先生留言："振兴中医，造福人民。"

五、国医尚德俊

（一）拜访尚德俊教授

2016年1月5日，《国医大师临证方药及思路》丛书编委会成员一行，拜访了在山东的第二届国医大师尚德俊教授及其学术继承人秦红松、陈柏楠。

（二）问道与传承

笔者就"用虫药、活血诸法，用治肺纤维化、尘肺病"的问题向尚德俊先生求教。

尚德俊：我创制的四虫丸、活血通络片治疗血管外周病，获国家奖，能治血管外周病，我看治肺纤维化、尘肺内循环病也行。

笔者：我多年前曾七拜上海名医姜春华先生。姜先生有活血化瘀十八法，印象很深，尤其是活血化痰、通络、益气、养阴诸法，甚有效果，回去后一定好好研究先生的四虫丸和活血通络片，有机地应用于临床。

（三）寄语

尚德俊：在肺纤维化、尘肺病慢性疑难杂症防治中，应重视辨病与辨证相结合，宏观辨证与微观辨证相结合，内治疗法与外治疗法相结合，提高患者的生存率与生存质量。

最后，尚德俊先生留言："临床实践是发展我国中医药学的源泉。"

六、国医张灿玾

（一）拜访张灿玾教授

2016年1月6日，《国医大师临证方药及思路》丛书编委会成员一行，拜访了在山东的首届国医大师张灿玾教授及其学术继承人张鹤鸣。

（二）问道与传承

笔者就"中医辨证施治、脉证相应、舌证相应、方证相应"的问题向张灿玾先生求教。

张灿玾：辨证施治的精神实质是"因人而异"。天下同此一病，治此则效，治彼则不效，且不唯无效而反有大害者，什么缘故？人的七情六淫不同，体有强弱，质有阴阳，长有南北，情有刚柔，筋有坚脆，年有老少，所以我们要细审人之不同。寒、热、温、凉的四性不同，是脉证合参重要原则的选药基础。前几天我女儿病了，在她们医院无论怎么治，中药西药都不行，回家来找我给她治。我用两剂药，其病已，三剂药，其病愈。三剂药治不好感冒，就不是张灿玾。

笔者：孔伯华先生说过，"凡学医者都应视辨证施治为座右铭"。我临床习惯以首分阴阳，六经辨证为主。六经辨证论治方法，仲景的三阳三阴，实际上就是以阴阳为纲。六经辨证是从邪正斗争关系、病变部位、病势进退方面阐述病变特点的辨证方法，我作为指导治疗基础的辨证方法，不知老师认为如何？

张灿玾：说起来，辨分气血、八纲、营卫、三焦和脏腑等，实际上互通。你能把伤寒方法用熟用精，现在许多大家都不行，达不到。你就坚持走你的路，经方道路，会越走越宽。

（三）寄语

张灿玾：你作为国家"十二五"学术带头人，应在临床实践中坚持中医理论、治法，坚定中医信念。中医传承发展符合历史规律，任何科学永远走在路上，中医西医都如此，希望你能在中医防治肺纤维化、尘肺病上有新的突破。

最后，张灿玾先生留言："厚德怀仁乐群敬业，医文并茂理用兼优。"

七、国医夏桂成

（一）拜访夏桂成教授

2016年1月7日，《国医大师临证方药及思路》丛书编委会成员，拜访了在南京的第二届国医大师夏桂成教授及其学术继承人谈勇。

（二）问道与传承

董瑞就"五运六气学说、服用中药、霾尘咳临床证治分型"问题向夏桂成先生求教。

夏桂成：我主要从事妇科，临床上结合太极、八卦、子午流注，形成生殖、生理中的圆运动生物钟节律及3、5、7奇数律的推导，尤其是运用"调理月经周期法"治疗不孕症有些经验，你是呼吸肺科大家，治霾尘咳、肺纤维化，不如你。

董瑞：先生是大家，是我多年追崇、仰慕的大师、老师，您用太极、八卦、子午流注，我也该好好学习，运用到临床中去。您治月经顽证，按月经周期演变，所形成节律者，认为都与阴阳消长转化运动变化有关。人体其他病，亦如是。人与天地的生物钟肯定有关，您说的生理生殖轴和数律，尤其是奇数、偶数律形式，能未病调治，可愈顽证，值得我们认真学习。

（三）寄语

夏桂成：我很赞同你将"阳时服阳药，阴时服阴药"的辨证施治思想与"五运六气学说"引入肺纤维化、尘肺病等呼吸疑难病防治，相信你会取得一定的成果。最后，夏桂成先生留言："大医精诚。"

八、国医张琪

（一）拜访张琪教授

2016 年 3 月 17 日，《国医大师临证方药及思路》丛书编委会成员，拜访了在黑龙江的首届国医大师张琪先生及其学术继承人张佩清。

（二）问道与传承

笔者就"慢性杂病使用大方、复方、膏方"的问题向张琪先生求教。

张琪：首先，欢迎来自北京的丛书编委会到家中做客；其次，非常支持丛书的组稿、编辑、出版；最后，就几个问题做简单回答："大方"就是药味多，有人是"韩信用兵，多多益善"，不过我还是主张药宜对证，味适为止。"复方"是"医之为学，方焉尔"。"膏方"是最稳定的剂型，但要立足于人的整体。

笔者：我想，"复方"主要是药证对应、方证对应。"大方"还是少开、慎开，我提倡"精方药简"。"膏方"，最主要是坚持阴阳气血平衡，一人一方，万人不重方。

张琪：你说得非常对，研究得也很深。辨证而施，什么时候都不要忘记这个前提，事情就好办了，病就好治了。

（三）寄语

张琪：你对中医膏方体会很深，你作为推广北方膏方领头人很合适。你让我当世界中医药学会联合会中医膏方专业委员会名誉会长，我很愿意。

最后，张琪先生题字留言："攻克肺病闯新路，膏方经方验方融。"

九、国医段富津

（一）拜访段富津教授

2016年3月18日，《国医大师临证方药及思路》丛书编委会成员，拜访了在黑龙江省中医院的第二届国医大师段富津教授。

（二）问道与传承

笔者就"正气运药、药量标识药力、经方、膏方、验方"的问题向段富津先生求教。

段富津：正气是人体生命的原动力，所以我们临床第一要务是恢复人体正气，祛邪而不能伤及正气。我认为药量是标识药力的，哪味药的药量最大，它就是君药，所以说药量、药力、药性、配伍，是方剂发挥效力最关键的，但有一点，君药在每个方剂中不应超三味。

笔者：您是第一位明确提出"药量是标识药力"论断的人，您的药力判定公式"药力＝药性＋用量＋配伍＋用法"让我深为折服。实际上，您这是一种"唯药力论"思想，它本身就强化了处方的严谨和讲求用药宜精不在乱。

段富津：你说得非常对。所谓君药，指方剂中治疗主病的药物，对其他药物有支配作用，因此君药的作用药力一定要大，而臣药则是辅助治疗主病的药物，剂量是取得临床良好疗效的关键。《伤寒论》药味少而精纯，组方法度严谨，临床疗效确切，但因为年代久远，度量衡屡经变易，代有所改，悬殊极大，历代医家谓之"不传之秘"，限制了经方疗效的发挥。后世医家有的以神农秤为依据，将其1两折合为1～2g，亦无出土文物可证，日本汉方学家常用此剂量，在我国则应用较少。

笔者：总结现在剂量现状，可用"误、乱、惑"三个字概括。误，是指经方剂量传承认识不一；乱，是指临床剂量应用混乱；惑，是有关中医剂量论述，散落于大量的古今文献之中，临床上缺乏剂量理论的指导。经方本源剂量及剂量的演变和沿革规律的不明确，导致经方在目前普遍理解的剂量下单纯使用，疗效却不理想。有人就说经方不灵。有的处方越来越大，药味越来越多。药味越多，品种越杂，势必互相牵制，往往影响疗效的发挥。有人用大方，也有人"分两减而味渐多"。要想寻求突破，提高疗效的关键也得从深入研究剂量着手。

段富津：当年仲景面对来势凶猛伤寒大疫，立方贵精贵狠，所谓"乱世用重典，重剂起沉疴"，方能挽狂澜于倾倒、扶临危于即倒，也只有量大、药简，方能力专效宏，才最能阻断病势传变，挽救危亡。我几十年来没离开过仲景之方，经方是临床的基础。你临床多年，见识很深，以后仔细体会总结吧。

（三）寄语

段富津：你治疑难杂病，泛用膏方，我很赞成，但北方人还没认识，不过你一定要按君、臣、佐、使的方法来辨证施治。

最后，段富津先生留言："遣方用药，多联博贯，沉疴杂病，正气为先。"

十、国医周仲瑛

（一）拜访周仲瑛教授

2016 年 3 月 25 日，《国医大师临证方药及思路》丛书编委会成员，拜访了在南京的首届国医大师周仲瑛教授及其学术继承人叶放。

（二）问道与传承

笔者就"杂病顽疾中复合病机、传染病防治方面"的问题向周仲瑛先生求教。

周仲瑛：杂病以伤寒、温病以外的多种疾病，以内科病证为主，涉及范围广、病种多。我这些年来，研究病机转化和复合病机，探讨复合病机转化理论，深刻体会到这里面的渊源是多因复合、多病位复合和多病势复合的，病位病机转化、因果夹杂是形成复合病机的主要原因。

笔者：您的病机转化和相关影响因素理论影响极大。我感觉您这理论真能更好地体现辨证的执简驭繁。病机本来就有单一、兼夹、复合属性，复合病机复法合方，兼夹病机治抓主要矛盾，标本缓急，肯定有重大的临床指导意义。

周仲瑛：说得好，我完全同意你的话。复合病机是由于不同病因或者脏腑功能失调所产生的病理因素，主要有风、寒、湿、热、火、痰等之间相互兼夹、相互转化，这是必然的，这一点，你将来可以在呼吸系统疾病临床上深入研究。

（三）寄语

周仲瑛：你将膏方用于肺纤维化、尘肺病，防治思路是对的。"复方大法"最适用于膏方，其采用大方，但要注意辨证论治、望闻问切、理法方药，不要考虑别人谈论什么，中医的疗效才是硬道理。

十一、国医石学敏

（一）拜访石学敏教授

2016 年 3 月 25 日，《国医大师临证方药及思路》丛书编委会成员，拜访了在南京的第二届国医大师石学敏教授。

（二）问道与传承

笔者就"中医针刺疗法、针药并用"的问题向石学敏先生求教。

石学敏：传统针灸疗法，是以针、灸、拔火罐为主要治疗手段，兼用汤药丸散、膏滋药酒、药熨熏洗、外敷搽擦，重点是针药并用、刺罐结合、内外同治。

笔者：我多年前就在天津听过您讲课。您倡行针药并用。我体会针灸与药，主要有同效相须、异效互补和反效制约三种关系，临证要照顾好三者，才能更好地发挥各自的优势。我也针药并用，分同时应用、交替应用及先后应用。最主要是从作用靶点上分出相同及不同环节的。

石学敏：针药是同效相须关系。临床上二者作用性质和作用一致时是同效相须的。谁主谁辅，要看需要。

笔者：是。针药是异效互补。对于许多疾病，两种方法都有各自作用和不同方面、不同环节，有些人叫不同"靶点"。我们在肺系专科医疗上，也要深入探讨。

（三）寄语

石学敏：你的理论基础深厚，希望能将针药并用于治疗肺系疾病，开创一条防治肺纤维化、尘肺病的新途径。

最后，石学敏先生留言："传承岐黄，问道国医。"

十二、国医王琦

（一）拜访王琦教授

2016年3月25日，《国医大师临证方药及思路》丛书编委会成员，拜访了在南京的第二届国医大师王琦教授。

（二）问道与传承

笔者就"九种体质、膏方"的问题向王琦先生求教。

王琦：地球上的所有生命，都是大自然所孕育的，理所当然要顺从大自然安排。中医学最高明的理念是"天人合一""治未病"，因时因地因人而异。我研究"个体化诊疗"，发现"亿万苍生，人有九种，一种平和，八种偏颇"，分别是平和质、气虚质、阳虚质、阴虚质、痰湿质、湿热质、血瘀质、气郁质、特禀质。

笔者：您这九种体质的划分法给我们临床治疗慢性病和使用膏方提供了极大帮助。人和人的体质不同，差异很大。我多年采用膏方养生、饮食养生、免疫养生、经络养生和身心养生五个方面，在个性化调理、综合而施方面取得些成绩，这和学习您的体质学说是分不开的。

（三）寄语

王琦：你的基础很深，将冬病夏治与膏方调理九种体质相结合，引入肺纤维化、尘肺病慢性疑难病的防治，你的思路很对，这在临床上是一种新的创举。

十三、国医孙光荣

（一）拜访孙光荣教授

2016 年 3 月 25 日，《国医大师临证方药及思路》丛书编委会成员，拜访了在南京的第二届国医大师孙光荣教授。

（二）问道与传承

笔者就"中医药特色、中医药文化、中医传承"的问题向孙光荣先生求教。

孙光荣：我们中医，最大特色就是从始至终的整体观念。整体观念就是中医文化中关于事物和现象完整、统一、关联的认识。

笔者：是的。中医看人，西医看病，中医是看有病的人，西医是看有人的病。中医问病知证，一人一证，决定方剂的不同。西医看病，不管多少人，患了什么病，病一样，治一样，药一样。

孙光荣：不仅如此，中医还重视恒动观念。运动是物质的存在形式及其固有属性。运动是绝对、永恒的，静止则是相对、暂时和局部的。

笔者：真是这样。人是变化的，病也是变化的。比如感冒在四季，或是产后、小儿都是不一样的。中医还有个开放的特色，张仲景还"博采众方"呢，以后我们要好好重视中医文化学习。

（三）寄语

孙光荣：你对于中医药文化传承、文化建设的重视我非常高兴，你作为国家级学科带头人、北京市政协委员，应带好徒弟，做好中医发扬传承工作，让中医人树立应有的自信，为中医药事业发展做一份贡献！

最后，孙光荣先生留言："中医人当六明——明志、明德、明理、明法、明术、明业。"

（董　瑞）

第七章　医话杂谈——对话民间中医

一、重返发现赵开美版《伤寒论》的地方

2020年4月4日上午，清明时节，笔者带着儿子——本书副主编董杰来到了44年前笔者发现明代赵开美版《伤寒论》的地方——北京市怀柔区长哨营镇东石门村。人物皆非，这个自然村，早已整建制搬迁，残留下的山村发人深思。1976年，笔者13岁，因腿部患重病，几经周折，投奔到当时轰动一时的该村民间中医宋德瑞老先生家就医。宋老先生是笔者姑父的堂弟，外人传说家有两部中医秘籍，宋老60多岁，以治疗疑难杂症轰动一时，远近闻名，老先生慈祥和蔼，聪明异常，就是文化低，因笔者是亲戚又是外乡小孩，就开始了与他的秘密医患关系：他帮笔者医病，笔者帮他翻译书。一部字典，两部中医古籍，宋老先生边学边为笔者治病。北京、天津大医院束手无策的腿疾，经宋老先生治疗，在小山村发生了奇迹：笔者丢掉了双拐，没影响后来的军旅生涯。无心插柳柳成荫，宋老先生把笔者带入杏林，笔者将《黄帝内经》与明朝赵开美版《伤寒论》皆已背熟；6个多月深山村求医史，留下了深深的童年记忆，《黄帝内经》和《伤寒论》原文牢固刻在脑海。今重返故地，思绪万千，正遇上宋老先生儿子宋树元先生，故地往事，进之一求，更加怀念宋德瑞老先生。感怀先贤，最好是传承先贤之德术，以救苍生！

二、蛇王白陆升

白陆升，湖北荆州公安县人。初识白陆升是在2001年的春季，应好朋友、白陆升关门弟子、民间中医黄德轩之邀前往神农架采药，当时白老年过七十，貌似壮年，精神抖擞，双目炯炯有神，白白胡须足尺，给人一种仙风道骨之感。白老见面第一句话很幽默，"传说神农架有野人，我得给来自北京的董院长当保镖。"爬山越水、穿越丛林，白老行走如飞，笔者与黄德轩等青壮年人不及。7天的时间初步了解白老："长江大侠"吕紫剑之弟子，一身武功，几代民间传承中医，在公安县建有最全最大蟒蛇园，人称蛇王，以养蛇、制造蛇酒、用毒蛇与神农架草药治病为业，嗜酒如命，专喝自酿蛇酒。可惜1998年一场长江大洪灾，60万条蛇一夜间被洪水吞没，所幸的是地窖保存的几十吨各类毒蛇酒完好无损。

笔者与白老甚投缘，他将采的很多灵芝、何首乌、鬼臼（江边一碗水）、白及、黄精等名贵药材一并相送。神农架一行，笔者与白老成为忘年交，此后在北京帮助白老建立了蛇疗门诊，多次去白老蛇园考察，更加深入了解白老用毒蛇与中草药相配治病，以蛇毒攻肿瘤之毒、以蟒蛇"精"壮人之肾阳、以蛇酒开胸痹、以毒蛇胆治顽固性咳嗽、以蛇肉调理阳虚体质及血瘀体质。白老有很多绝招蛇术，在他眼里几乎无难病。白老还是身怀"易经"之术的高人，预测之术往往神奇，他曾讲百年后会与蟒蛇长眠，仙逝时果验；十几年间，视白老为长辈，几次陪同其在人民大会堂进行民间蛇疗技术交流，多次伴随其会诊疑难重症，每每效验；白老亦倾心相授，学到很多毒蛇治病经验，至今保留白老赠予毒蛇酒几百斤。中医药、民族医药之精华散在民间，疗效是中医药生命线，只要对人体健康有益的方药、方术都应去挖掘整理，不然就会消失在民间。

三、怪手膏药孙中元

2008年3月，笔者突发腰椎间盘突出，卧床不起，痛苦不堪，经得火疗、针灸、推拿、牵引及中、西医各种方法治疗，皆不能缓解。笔者于5月12日住进北京一家三甲医院，因与院长同是医药卫生界北京市政协委员，安排周到，准备手术治疗。上午10时，二姐家外甥小陈将行医于民间的孙中元带到病房，声称外敷家传秘方中药，24小时会免去手术之苦。观之孙中元年40岁左右，其貌平平，弯腰驼背，但讲医术有理有据。其药来源于东北长白山，是几代家传，其父为当地名医，看其先天不足独传之，20世纪80年代后来京，散于民间专以膏药外贴治疗颈腰椎病。观其目光诚实，很想证明自己，笔者坚信中医药，亦相信民间绝技，内心对手术亦颇为恐惧，故决定推迟两天手术，当即孙中元将黑黄色膏药涂满腰部，并留下观察。当晚11时出现剧烈呕吐，孙说是正常反应，第二天早6点，呕吐止，忽觉腿部痛缓，随即奇迹出现，搀扶能下地，两个月之痛缓解。若不是发生在自己身上，肯定难以置信，后回本院，调理一个月而愈。

此后，为孙中元投资在医院开设颈腰椎专科门诊，设置30张病床，配备医师护士，同时与膏药厂家合作建立膏药研究所，研发上市膏药，当时门庭若市，高峰时达上百人。孙中元把膏药用得出神入化，说几天好，肯定就验证。当时有位区主要领导，治疗7天效果不显，问之，他说有些怕领导，要求喝点酒再用药，笔者同意，果然领导敷药后，大吐，第二天正常工作。类似医案比比皆是，疗效很好，全国各地患者慕名求治。然而因管理民间中医缺乏经验，致使功成名就后孙中元被一家南方医院聘请，后又"水土不服"，至今又重回民间。民间中医绝技如何挖掘整理，如何推广应用是笔者多年思考的问题，民间绝技往往都是父子相授，秘之而密，当时怀疑他用的是川乌、附子之属，但密切跟踪验证，确是另类，始终不知为何物。孙中元曾讲：老婆是唯一炼膏助手，收膏加药关键时，要躲过她；方子是他的命根子，喝酒醉死都知道保密，和他相处多年，从来没问过其膏药成分。

四、汤军医治百毒与疮疡

1983年冬，结识了部队驻地附近的河北隆化汤头沟深山村一位年近80岁老人汤军医，初以为老人姓汤名军医，后知汤军医是东北军著名将领汤玉麟之堂弟，原名汤玉峰，辽宁义县人。1928年汤玉麟任热河主席时，汤军医来承德投堂兄汤玉麟任随军军医。1933年汤玉麟弃守热河省会承德，年不到三十的汤军医气愤异常，辞去随行军医，隐居在这个深山村，从此人们叫他汤军医。其早年丧妻，无儿女，凭着一手接骨疗伤本领，善治各种疮疡肿毒，在当地很有名气。20世纪80年代初，农村分产到户，汤军医不会种地，行医又无执照，实是当地贫困户，吃了上顿无下顿。相处时间长了，他说：家有祖传炼丹药之绝技，能治疗包括梅毒在内的疮疡肿毒病，有解百毒与治疗牛皮癣湿疹疮疡之秘方，只要能保证他的日常生活，为他妥善处理后事，便将这些全部相授。此后3年间，笔者经常和汤军医一起驻地巡诊、炼丹，成为忘年交；几位管伙食的战友在得知详情后帮他解决了吃的问题，为此，笔者亦为汤军医负债500多元。那个年代的500元，也曾让笔者筋疲力尽，为此卖掉过军被、军鞋还债。20世纪90年代回到地方，一位战友还到家门"讨债"，留下深刻的记忆。

汤军医亦未食言，将炼丹秘方及纯绿豆碗等器具、方法等一并传授。汤军医传授的治癣、治疡、治疮之法在笔者从医几十年中受益甚大，其中的"骨碎补、肿节风、土茯苓、莪术、白鲜皮、煅石膏"之秘方，对治疗职业病汞中毒、牛皮癣、湿疹及痛风等病取得理想效果贡献很大。现在回想起汤军医临终时讲的几句话："小董你很有毅力，是大医之材，知道你家很穷，这几年花费这么多，我亦没办法，但你不亏，我家传绝技你都会了，你值！"回想此事时常懊悔，恨自己当时无能力为汤军医付出更多。笔者2001年开办医院后，条件逐渐好了，拜访诸多民间中医与名老中医时，有困难的都能尽力帮助他们，这里很大一部分原因源自汤军医。笔者从20世纪80年代就接触民间中医，深懂他们，这些年一直在各级政协呼吁国家制定关于民间中医的政策。民间中医是中医药传承的重要组成部分，需要全社会去关注。

五、李可老中医

1990年3月，笔者与山西老中医李可相识于河北安国药市的光明药材行。安国是全国最大中药材和中药的集散地之一，当时的药市庞大而杂乱，南来北往，简直就是个大市场，采购药者众多。光明药材行在当时市场很大、信誉很好。老板吃饭时讲："李院长和董医生，你们熟悉一下，我这儿用附子的人很多，就你们两个专选江油附子，是行家。"就这样我认识了年已六旬的山西省灵石县中医院院长李可老中医，由于都是军人出身的缘故，加之对道地药材的认知，我们从医圣张仲景的《伤寒论》到道地中药材谈得非常投缘，尤其李老谈到附子辨证施治的经验，简直令我着迷，觉得相识恨晚；临分别时我干脆改了行程，与李老前往灵石，而且住了一周。就是这一周，目睹了几百人的临床，李老把附子用的出神入化，大量几百克，小量几克，风湿骨痛、哮喘、心脏病、男科、妇科病几乎人人不离附子，效果神奇，这位自学成才，从民间走出的山西名中医给我留下了深刻印象。

李老解放战争时期参加解放军，写得一手好文章，曾任军报记者，1978 年山西统考录为中医师，1983 年创办灵石中医院，1992 年退休后在广州等地授业解惑，桃李满天下。从 1990 年 3 月初识，至 2013 年 2 月李老仙逝，20 多年时间亦师亦友。笔者辨证施治用附子方面深得李老的指点。2003 年"非典"过后，第二次与李老巧遇于安国光明药材行，晚上我对李老讲：13 年后安国再遇，您得给我留下点笔墨，李老愉快写道："自幼熟读经典功夫，创建康益规模有，中西医结合路子有，好医生有、好中药有、好疗效会自然有，坚信中医，疗效是硬道理！"几句话道出了中医药的核心发展理念，李老的笔墨，康益德一直作为传承珍宝，鼓舞着康益中医药人。

（董　瑞）

第八章　董氏膏方十问

2017年9月24日，由笔者主持召开的世界中医药学会联合会"中匈中医膏方高峰论坛"成功在北京雁栖湖举行后，中医膏方再次引起社会广泛关注，很多朋友希望深入了解中医膏方，因而特编写了"董氏膏方十问"。

一、什么是中医膏方

中医膏方是中医药丸、散、膏、丹等八种剂型之一，一般分为两类。具有滋补调养功效的膏方称为滋补膏方，具有防病治病功效的膏方称为调理膏方。

二、中医膏方有哪些特点

其一，中医膏方厚味而黏稠，在人体保留时间长、药效发挥持久。

其二，膏方口感好，老少皆宜服用。

其三，膏方药效安全无不良反应，一般入膏的饮片多为药食两用之品。

其四，服用方便，通过传统与现代设备加工的小包装膏方便于携带。

三、中医膏方都适宜哪些慢性病

中医膏方防病治病的最大特点是善于调节人体阴阳之平衡，扶正祛邪兼顾，对呼吸、循环、消化等系统的慢性病均适宜，如对肺纤维化、哮喘、肺气肿、冠心病、高血压、糖尿病、风骨病有着独特之效果。

四、中医膏方为什么能延年益寿、养生保健

《黄帝内经》言：人的健康长寿在于先天之本与后天之本的结合，先天之精禀受于父母，藏于肾，称之为元精、元阳；后天之本为脾胃，脾胃化生水谷之精气，助推元精生化元真之

气，生化人体生命之正气——卫气、营气、宗气及经脉之气。

中医膏方依据天人合一整体观念，借大自然之气，以健脾和胃为基本法则，化生精气神，因而膏方成为延年益寿、健康养生最佳之法。

五、中医膏方为什么能养颜美容

中医认为，颜容美在于正气足、卫阳之气充盛，营阴之固守，五脏六腑气机升降有序，反之则面失光泽，失去美丽。中医膏方最善调气、理气、生气而化瘀。

六、中医膏方历史有多长时间

中医膏方记载最早见于两千多年前成书的《黄帝内经》，到了明清时膏方发展到鼎盛时期，中华人民共和国成立后膏方在苏浙沪地区迅速普及，成为百姓防病治病养生保健最受欢迎的方法之一。北方膏方起步比较晚，是在2011年国家中医药管理局"膏方南方北进"政策推动下发展起来的。现在北京开展膏方防病治病医院已经很多，但养生保健还处于初始阶段，笔者所在的北京康益德中西医结合肺科医院从2007年开始成立中医膏方专科，是北京最早开展中医膏方防病治病、养生保健的医院之一。

七、中医膏方是怎样加工的

膏方加工是一门传统工艺，经历：配方—浸泡—煎煮—浓缩—收膏—存放六个步骤，膏方制作的"挂旗""滴水成珠"成为制膏的绝技。

八、中医膏方饮片有什么要求

中医膏方对入膏的饮片辅料、胶类都有特殊要求，讲究道地中药材，对产地、采集、加工炮制要高于普通饮片，对胶类、辅料均有高标准要求。

九、中医膏方什么时候服用最好

防病治病膏方一年四季均可服用，但需通过医者望、闻、问、切对不同的疾病进行辨证施治；养生膏方一般是依据"春夏养阳、秋冬养阴"的中医理论，根据人体阴阳失衡状态选择"夏季膏方"养阳，"冬季膏方"藏精，分别在夏季、冬季服用。

十、服用中医膏方需注意什么

其一，中医膏方应选择有中医膏方资质的医院和经过中医膏方行业培训的中医师进行处方；其二，服膏方前，需服用"开路方"；其三，"一人一方"是原则，中医膏方是按照中医传统理论，防病治病突出脉象、舌象、病、证、症的合参，养生保健突出的阴阳、虚实九种体质辨证，因而中医膏方必须因人而异，"一人一方"；其四，选用中医膏方应遵循饮片汤剂之服用方法、配伍禁忌、注意事项等用药规律。

（董　瑞）

第九章　董瑞浅谈中医药发展与中医养生保健

一、中医药发展

2021 年 3 月 6 日，习近平总书记在全国政协医药卫生界、教育界联组会上指出：要促进中医药传承创新发展，坚持中西并重和优势互补，建立符合中医药特点的服务体系，服务模式，人才培养模式，发挥中医药独特优势。

当时在现场聆听了习近平总书记讲话，虽然已过去 8 个多月，但记忆犹新，习近平总书记的讲话是对新时代中医药发展作出的科学指示。使每一位中医药人备受鼓舞，备感振奋，让我们看到了中医药发展的光明未来，作为一名长期从事中医药一线工作的临床医生，笔者对总书记的讲话谈几点学习体会。

（一）中医药传承创新发展

五千年来，中医药为中华民族繁衍、健康做出了巨大贡献。时下，面对新冠肺炎疫情，中医药更彰显了独特优势。中医药文献史记载，自汉代以来，历史上发生了如多次瘟疫，中医药都发挥了巨大作用，中医药同中华文明一样，几千年来从没有间断，世代传承，繁衍不息。本人认为核心是"疗效"。疗效体现了中医药的生命力；中医药传承是基础、是中医药创新的基石。中医人一定要做好中医药文献的整理传承，做好中医药临床经验传承，做好"大医精诚"精神传承，把师徒传承与高等教育紧密结合，让中医药疗效是生命线的宗旨传承下去。让中医人坚信中医，让患者信任中医，让中医药更加彰显疗效。

创新发展是新时代中医药发展的历史使命，要站在人类命运共同体的起点上，让中西医深度融合，实现中医药现代化，为全人类的健康保驾护航。

（二）坚持中西医并重和优势互补

中医和西医是两个截然不同的医疗体系，中西医之间应当优势互补，当做好以下几点。

（1）现代中医在疾病诊断上应当吸纳高科技医疗设备的诊断结果，作为中医望、闻、问、切四诊的补充，形成现代中医诊断模式。

（2）中医应当接受现代医学疗效的评价，建立符合中医药特点的疗效评价体系。

（3）中医药应保持自己独立的"望闻问切、理法方药"的辨证施治体系思维，让传承中医发挥好疗效。

（4）对传染性疾病、疑难性疾病，坚持走中西医结合科研攻关与治疗的道路。

（5）应突出中医药在治未病方面的优势，将中医治未病广泛应用于慢性疾病的预防与亚健康的调理。

（三）中医药服务体系与服务模式

中医药源于民间，根植于农村与社区，一把草药、一根银针、一个火罐、一炷艾灸，就能解决很多常见病、多发病，甚至疑难病。应大力支持基层中医药卫生事业，让中医药名科、名医下沉到农村与社区，积极鼓励个体中医诊所的开办，建立起广泛覆盖的基层中医药服务体系，织牢基层中医药服务网，同时建设好三级、二级中医院，使中医药服务体系与服务模式更加完善。

（四）人才培养模式

中医人才培养模式自古以来是父子、母女、师徒口口相传，中医的脉学，中医的君臣佐使，制方、中药的用量都是中医发挥疗效的关键点，是世代中医传承的秘密点，也是疗效是中医药生命线的节点。新时代中医应在院校培养的基础上加大师承传承力度，同时深入挖掘民间中医药、民族中医药，把传承工作搞好。

二、中医养生保健

中医学是以中医药理论与实践经验为主体，研究人类生命活动健康与疾病转化规律及其预防、诊断、治疗、康复和保健的综合性学科。核心思想是阴阳平衡学说，天人合一的整体概念，辨证论治的理论体系。

中医养生是中医学的重要组成部分，是指通过中药、膏滋、药膳食疗、药茶、艾灸、刮痧、导引、按摩、足浴、足疗等各种方式，颐养生命，增强体质，预防疾病，从而达到延年益寿之目的。

中医养生理论源于《黄帝内经》阴阳平衡理论，《黄帝内经》讲：阴阳者，天地之道也，万物之纲纪，变化之父母，生杀之本始，治病必求其本。因而中医养生的核心是调整阴阳平衡，使人体达到阴平阳秘的状态。

（一）了解人体生命周期的阴阳变化规律

中医认为刚刚出生的婴儿为纯阳之体，到离世的一刹那为纯阴之体，人的一生经历了阴阳变化的全周期。笔者认为人的正常寿命期应为两个甲子年或更长一些，60年为一甲子，从刚刚出生的纯阳之体至 30 岁时阳气发展到鼎盛时期，30 岁起，阳消阴长，60 岁甲子时出现了阴盛阳衰；第二甲子起再次出现阳升阴消，临近七八十岁时会出现阳气升长的第二个高峰，第二甲子年末，再次出现阴盛阳衰的状态。我们了解这一规律，就能有针对性地在不同年龄时期，采用相应办法调整人体的阴阳平衡，达到养生的目的。

（二）了解人体与二十四节气的阴阳变化规律

二十四节气是中国历法中二十四个特定节令，展现了"春、夏、秋、冬"四季的阴阳变化，每个节气均有独特的含义，中医认为节气变化准确反映了大自然阴阳变化规律。中医致病的两个重要因素，外因"风、寒、暑、湿、燥、火"六淫之邪与内因七情"喜、怒、忧、思、悲、恐、惊"在各节气中致病因素变化分明，尤其是：春分，为昼夜平分点，是阴阳交汇点；秋分，是一年阴阳平分点，这两个季节是调整阴阳平衡的最佳时期；夏至，是一年阳气最盛时期，是阳与阴的互转点；冬至，是一年阴气最盛时期，是阴与阳的互转点；立夏，是阳气的生发点，因此"冬病夏治"从立夏开始；立冬，是阴气的生发点，是冬季进补膏方的开始时期。这些节气在中医防病治病当中，都是关键的节点。笔者认为"五脏六腑"之所喜，即养生保健之所需，"五脏六腑"之所恶，即养生保健之所忌，要学会借助二十四节气的阴阳变化规律调理人体的阴阳平衡。

1. **立春**　是二十四节气中第一个节气，属春季，致病因素多为风寒邪气，此时人体肝阳之气亢盛，情绪最易发"怒"而致病，气候是由阴出阳，天渐温，寒渐退，昼见长，夜渐短，气候逐渐由寒转温，大地由闭藏逐渐开始生发，人体逐渐由冬藏转入春生，养生也由"秋冬养阴"转为"春夏养阳"。

2. **雨水**　是二十四节气中第二个节气，属春季，是节气中的阳中之阴，致病因素多是寒湿邪气，此节气也是易"怒"伤肝之时，养生应从防寒避湿、保持心情舒畅着手。

3. **惊蛰**　是二十四节气中第三个节气，属春季，惊蛰"风邪"致病最为甚，风为百病之长，可引起诸风病候。此时人体的肝阳之气渐升，阴血相对不足，易发生肝火偏盛的现象，所以惊蛰节气，养生主要是预防风寒，滋阴养肝。

4. **春分**　是二十四节气中第四个节气，属春季，昼夜几乎相等，是阴阳平分时节，最适合调整阴阳平衡的时节。

5. **清明**　是二十四节气中第五个节气，属春季，致病往往风寒湿之邪共犯人体，养生保健重在顺应自然。

6. **谷雨**　是二十四节气中第六个节气，也是春季的最后一个节气，谷雨处于春夏过渡阶段，湿邪为致病重要因素，养生应以调补脾胃、疏肝理气为最佳。

7. **立夏**　是二十四节气中第七个节气，属夏季，立夏表示告别春天是夏天的开始，致病因素为暑邪伤气，暑易入心。值此时节人们要重视精神的调养，心情的调养，应该使志无怒，戒骄戒怒。立夏应当注意保养心脏，平和度过夏季第一个节气。

8. **小满**　是二十四节气中第八个节气，属夏季，暑湿是致病的重要因素，养生应在防暑防湿保护人体阳气。

9. 芒种　是二十四节气中第九个节气，属夏季，是一年中阳气浮盛、阴气内藏阶段，湿热之邪是致病的重要因素，因脾喜燥恶湿最易被侵犯，养生应重在保护脾胃。

10. 夏至　是二十四节气中第十个节气，属夏季，阳气达到一年四季的鼎盛时期，是一年中阴阳转换的重要时期，夏至是阴阳至、死之分的时节。俗语说：夏至宜养阴。尽管天气炎热，可大自然阴气已经开始生长，此时阳气覆盖与其外，而阴气始于其内，喜阳的生物开始死去或者凋零，是冬病夏治的最佳时节。

11. 小暑　是二十四节气中第十一个节气，属夏季，致病多为暑湿之邪，小暑意指天气开始炎热但还没有到最热，空气中的湿邪最为致病，养生应忌恶贪冷饮。

12. 大暑　是二十四节气中第十二个节气，属夏季，大暑是一年中最热的时候，暑热之邪致病最易发生中暑，易多食山药、百合等滋阴之品。

13. 立秋　是二十四节气中第十三个节气，属秋季，立秋夏天即将过去，此阴阳互不交合，立秋应重在养肺。

14. 处暑　是二十四节气中第十四个节气，属秋季，暑气至此而止，湿燥之邪最易致病，应防燥邪伤肺，人们容易产生伤悲情绪，最易致病，所以在情绪方面切忌大起大落。

15. 白露　是二十四节气中第十五个节气，属秋季，白露节气反映了自然界气温的变化，白天热、夜间变冷，致病多为寒燥之邪，养生应注意昼夜温差的变化。

16. 秋分　是二十四节气中第十六个节气，属秋季，又称日夜分，是阴阳相半，昼夜均，而寒暑平的节气，养生应注意秋动不宜太过，适当增加衣物。

17. 寒露　是二十四节气中第十七个节气，属秋季，季节是阳气衰退、阴气增长的季节，致病多为风寒之邪，养生应重在防寒保暖。

18. 霜降　是二十四节气中第十八个节气，霜降是秋季的最后一个节气，燥邪是治病的重要因素，霜降杀百草，养生应以生发为本，古有冬吃萝卜夏吃姜说法。

19. 立冬　是二十四节气中第十九个节气，致病之邪以寒邪为主，养生应当保证充足的睡眠，利于阳气的收藏，此时膏方调补最为适宜，中医界有"冬季进补，来年打虎"之说。

20. 小雪　是二十四节气中第二十个节气，小雪为寒冬转为严冬，为冬三月养生的重要时期，养生应以去寒就温为原则。

21. 大雪　是二十四节气中第二十一个节气，大雪致病因素多以寒邪为主，最易引发呼吸道等疾病。

22. 冬至　是二十四节气中第二十二个节气，冬至为阴气最鼎盛时期，是阴阳转化的关键节气，也是人体阳气最弱的时节，要保护好体内微弱的阳气，冬天阳气藏得好，春阳才能焕发出勃勃生机。

23. 小寒　是二十四节气中第二十三个节气，小寒与冬季"数九"中的三九相交，因此，进入小寒也意味着进入一年最冷的时候，是"秋冬养阴"之开始。

24. 大寒　是二十四节气中第二十四个节气，大寒为冬去春出时，意味着新年的到来，养生应注意防寒保暖。

（三）了解人体与"十二时辰"的阴阳变化规律

十二时辰是指子丑寅卯，辰巳午未，申酉戌亥。每个时辰与现代的两个小时相应，《黄帝内经》明确提出养生与十二时辰的密切关系，由于每个时辰都会有不同的经脉"值班"，人体内的气血也按照一定的节奏在各经脉间起伏流注。为此，养生要顺应身体节律和它自身的循环运转，即养生要注重"因天之序"，注重日出而作，日落而息。循序而动，才能获得良好的养生效果。掌握十二时辰的变化规律对养生保健有很大的好处。

子时：为晚间 23 点至次日 1 点，"胆经"当令，子时是阳气开始生发时，是阴阳交汇之点，这个时候最好是睡觉，保护好阳气，百病不生。

丑时：为 1 点至 3 点，"肝经"当令，这时候是养肝血最好的时机，关键是睡实觉。

寅时：为 3 点至 5 点，"肺经"当令，是深度睡眠时候，是人体气血由静转动之时，所以这个时候不宜起床锻炼。此时也是补肺气最佳时机，治疗肺系疾病能有事半功倍之效。

卯时：为 5 点至 7 点，"大肠经"当令，这个时期是排除胃部毒素垃圾最佳时期，喝一杯温水大有好处。

辰时：为 7 点至 9 点，"胃经"当令，这个时候阳气开始生发，吃好早餐非常重要，是脾的运化功能最强的时候，此时调理脾胃病最为适宜。

巳时：为 9 点至 11 点，"脾经"当令，是工作学习的第一最佳时间。

午时：为 11 点至 13 点，"心经"当令，是阴阳的转换点，为阳入阴的最佳时期，睡半个小时的午觉有利于阴阳的平衡。

未时：为 13 点至 15 点，"小肠经"当令，这个时期出现心慌气短一定要引起注意，应保护好血管多喝水。

申时：为 15 点至 17 点，"膀胱经"当令，是工作学习的第二个最佳时间段，这时候阳气减弱，应注意防止瞌睡犯困。

酉时：为 17 点至 19 点，"肾经"当令，这个时期是预防肾病最佳时期，艾灸、按摩等均可选择在这个时间。

戌时：19 点至 21 点，"心包经"当令，是工作的第三个最佳时间段，心包"以乐"为顺，也可适当选择文化娱乐活动。

亥时：21 点至 23 点，"三焦经"当令，这个时候应该全面放松进入休息状态。

（四）中医膏方养生保健

中医膏滋方又称膏滋、膏滋方，是中药"丸、散、膏、丹、酒、露、汤、锭"八种剂型之一。按功能分为两类：具有滋补调养功效的称为滋补膏方，具有防病治病功效的称为调理膏方；按成分分为三类：荤膏、素膏与清膏。20 世纪早期，中医膏滋保健就在江、浙、沪地区广为流行，民间形成了"冬季进补，来年打虎"之说。中华人民共和国成立后，随着中医药事业的蓬勃发展，尤其是党的十八大以来，我国大健康政策的出台，中医膏方调理慢性疾病与膏方养生保健在中医药界得到了广泛推广，也得到了百姓的认可。2016年10月，世界中医药学联合会膏方专业委员会在北京雁栖湖APEC国际会议中心成立，吸纳了美国、韩国、日本、加拿大、匈牙利等国近50位中医膏方分会理事，拉开了中医膏滋方走向世界，服务全人类的序幕。

结合30多年应用膏方防治肺纤维化与尘肺病、肺结节与肺癌、哮喘与慢阻肺等呼吸疑难病和膏方调理九种体质的临床经验，笔者就中医膏方养生保健谈几点体会。

1. 中医膏方的起源与沿革

（1）《黄帝内经》：黄帝统一华夏后，播百谷草木，大力发展生产，始制衣冠、建舟车、制音律、创医学等，为后世的生活发展做出了巨大贡献，尤其在医药方面为传统中医奠定了坚实的基础。

《黄帝内经》是从华夏时起到春秋战国年间的历代医家共同积累的中医学知识，借以黄帝与岐伯对话的方式而成书，一般认为成书于战国时期，是中医传统医学四大经典之首，被称为中医鼻祖之书。

《黄帝内经》是最早记载膏剂的中医药专著，如《灵枢·痈疽》的豕膏和《灵枢·经筋》的马膏，是以动物脂肪为基质，原文记载："足阳明之筋，起于中三指，结于跗上……治之以马膏，膏其急者；以白酒和桂，以涂其缓者。"主要外用于治疗外伤科疾病。

由此表明，2000多年前我们中医人就开始采用中医膏剂防病治病。

（2）《神农本草经》：又称《本经》，与黄帝时期同名的炎帝神农氏是中国药学的始祖，他是我国古代文献所记载的第一个遍尝百草研究药学的人，他对药学的研究成果历经2000余年，被后世中医药学家写成我国第一部药学著作《神农本草经》，一般认为其成书于西汉末年与东汉初年。

《神农本草经》全书分三卷，明确标识了365味药，记载了四气（寒热温凉）五味（酸苦甘辛咸）的药性理论，制定了君臣佐使的处方原则（一君二臣三佐五使或一君三臣九佐使），阐明了中药的毒理及药物的七情关系（单行、相须、相杀、相使、相畏、相恶、相反），规定了中药的剂型及服药时间。

对膏方有明确的论述，如"药性有宜丸者，宜散者，宜水煮者，宜酒渍者，宜膏煎者"。明确有消石"炼之如膏"，雷丸"作膏摩，除小儿百病"。

（3）《伤寒杂病论》：是医圣张仲景（公元154—219年）所著，成书在公元200—210年，分为《伤寒论》和《金匮要略》两部分，张仲景去世后，该书曾一度流散民间，直到晋朝，太医令王叔合（公元210—280年）全力搜集《伤寒杂病论》的各种抄本，最终找全了关于伤寒的部分，加以整理后，命名为《伤寒论》。

《伤寒论》著论22篇，记述了397条治法，载方113首，总计5万余字，但《伤寒杂病论》中杂病部分仍然缺失。800年后宋仁宗（1010—1063年）期间，一个名为王洙的翰林学士在翰林院的书库里发现了一本被虫蛀了的竹简，书名《金匮玉函要略方论》。这本书一部分内容与《伤寒论》相似，另一部分是论述杂病的。后来，名医林亿、孙奇等人奉朝廷之命校订《伤寒论》时，将之与《金匮玉函要略方论》对照，知为仲景所著，乃更名为《金匮要略》刊行于世，《金匮要略》共计25篇，载方262首。至此《伤寒论》《金匮要略》两部经典巨著完整面世。

《伤寒杂病论》系统地概括了辨证施治理论，为中医病因学说、方剂学说发展做出了巨大贡献，被后世中医人称为"方书之祖"，张仲景也被誉为"经方大师"。

大乌头煎出自《金匮要略·腹满寒疝宿食病》第十篇第十六节，原文："腹痛，脉弦而紧，弦则卫气不行，即恶寒，紧则不欲食，邪正相搏，即为寒疝。寒疝绕脐痛，若发则白汗出，手足厥冷，其脉沉弦者，大乌头煎主之。"

大乌头煎原方：大乌头五枚（熬去皮）右以水三升，煮取一升，去滓，内蜜二升，煎令水气尽，取二升，强人服七合，弱人服五合。不差，明日更服，不可一日再服。

（4）唐朝时期：孙思邈称其为"三斤药材一两膏，调补结合百病消"，阐释出膏滋熬制之精细，更指明其兼具治疗、滋补之功效，"以补调治乃为上上之选"。

孙思邈著《千金方》中记载的"煎"方已与现代膏方完全一致，如卷十六的地黄煎，即是一幅滋养胃阴、并清虚热的膏方。

（5）宋元时期：膏方基本沿袭唐朝，在论述有关膏方的制备方法时，照抄《千金方》，南宋的"琼玉膏"为著名膏方。

（6）明朝时期：膏方发展已进入成熟阶段。此时膏方的名称，多采用"某某膏"的方式命名。如明代王肯堂《证治准绳》所载通声膏，将药物共研粗末，熬透去渣，加入杏仁液、酥、蜜、姜汁、枣肉，再煎收膏而成，功用补气润肺，化痰利窍，专治气阴耗伤之咳嗽气促、胸中满闷、语声不出之症。

值得一提的是，明孙一奎《赤水玄珠》卷十的补真膏，由黄精、山药、怀地黄、熟地黄、天冬、麦冬、莲肉、巨胜子、柏子仁、松子仁、何首乌、人参、茯苓、菟丝子、杜仲、肉苁蓉、五味子、黄柏、白术、当归、甘草、陈皮、砂仁、知母、白芍、川芎、鹿茸、小茴香、苍术共29味药组成，主治虚损劳怯。此方药味众多，配伍全面。

（7）清朝时期：叶天士《临证指南医案》中载有膏方医案，《叶氏医案存真》中，治精血五液衰夺，阳化内风之证，治咳甚呕血吐食，均"进膏滋药"。此外，在膏方的应用方面也不局限于冬季，其他季节也有使用。

晚清名医张聿青撰有《膏方》一卷，较全面地反映了当时医家运用膏方的经验。此时膏方用药往往已达二三十味，甚至更多，收膏时常选加阿胶、鹿角胶、龟板胶、鳖甲胶等以加强补益阴精的作用，运用配制膏方尤强调辨证而施，不拘泥于补益之膏方。张氏的观点对后世医家影响较大。

这一时期上至宫廷御用，下至民间滋补养生，用膏方补养之风盛行于世。当时统治阶级热衷于服用"长生不老"的方药，故宫廷中此类医方甚多，如：益寿膏、补益资生丸、菊花延龄膏、百龄丸、松龄太平春酒、人参膏、茯苓膏、琼玉膏等。

《清太医院配方》《慈禧光绪医方选议》等书中就记载了很多膏方。仅《慈禧光绪医方选议》一书中记载内服膏滋方就有 28 首之多，制作考究。

（8）近现代膏方发展：① 20 世纪早期。秦伯未先生首次整理了膏方治疗中的一些基本概念、要点和原则，并以医案的形式总结了其在膏方治疗中的临床经验，著成《膏方大全》一书，该书许多见解和论述，奠定了临床医师运用膏方治疗疾病所遵循的基本原则，开启了现代临床膏方治疗学的先河。②中华人民共和国成立以来。膏方应用范围不断的扩大，受益群体日益增加，临床医师的经验也不断地丰富，此为膏方的研究提供了良好的契机，推动了膏方产业发展。

2. 中医膏方的组成与特点　中医膏方是由中药饮片、收膏的动物胶类、糖类三部分组成。荤膏，三部分都包括；素膏，不含胶类，含糖；清膏，胶类和糖均不含。其特点是：中医膏方厚味而黏稠，在人体保留时间长、药效发挥持久；膏方口感好老少皆宜服用；膏方药效安全无毒副作用，一般入膏的饮片多为药食两用之品；服用方便，通过传统与现代设备加工的小包装膏方便于携带。

3. 中医膏方是如何加工的　膏方加工是一门传统工艺，经历：配方→浸泡→煎煮→浓缩→收膏→存放六个步骤，膏方制作的"挂旗""滴水成珠"等，都成为制膏的绝技。

4. 中医膏方养生保健的机制　《黄帝内经》中的健康长寿在于先天之本与后天之本的结合，先天之精受擅于父母，藏于肾，称为元精、元阳。

后天之本为脾胃，脾胃化生水谷之精气，助推元精生化元真之气，生化人体生命之正气、卫气、营气、宗气及经脉之气。

中医膏方依据天人合一整体观念，借大自然之气，以健脾和胃为基本法则，化生精气神，因而膏方成为延年益寿、健康养生最佳之法。

5. 养生膏方适用于那些人群

（1）适用于九种体质的调整：中医体质古时称为三阴三阳体质，现在中医界普遍认同中国工程院院士、国医大师王琦提出的九种体质。笔者认为：平和质，为健康体质，膏方调整用"黄芪建中汤"为主方；阳虚质，多为寒性体质，以肾阳虚、脾阳虚为特点，用"阳和汤"为主方；气虚质，以肺、脾气虚为特点，用"四君子"为主方；血瘀质，血为百病之"胎"，气滞血瘀为特点，用"血辅逐瘀汤"为主方；气郁质，百病以"气"为首，以肝郁气滞为特点，用"四逆散"为主方；阴虚质，以阴液亏虚为特点，涉及肝、肺、肾三脏，用"六味地黄丸"为主方；湿热质，以脾虚生湿、日久化热为特点，用"温胆汤"为主方；痰湿质，以脾胃虚弱、痰湿内生与湿邪外侵为特点，用"二陈汤"为主方；特禀质，主要是以过敏体质、遗传体质为特点，本在于肾，标在营卫，用"金匮肾气丸"为主方。

临床在九种体质辨证时，往往是多种体质合并，如恶性肿瘤及肺结节、甲状腺结节、乳腺结节等，往往阳虚、气虚、痰湿、血瘀四种体质均存在，通过膏方调整体质，疾病也能得到控制。

（2）其他群体：适用于老年人、手术后、大病初愈等群体。

6．膏方调补的最佳时间

（1）冬季膏方：体现天人相应，即秋收冬藏，益气、补血、调补阴阳。是中医膏方保健、养生的主流。以荤膏为主，在膏方的配伍中选用了阿胶、龟板胶、鳖甲胶、鹿角胶等动物为源的胶来收膏的膏剂。一般从二十四节气之立冬时节开始食用，疗程一般为1个月左右。

适用人群：适用于阳虚质、气虚质、血瘀质、痰湿质、特禀质等体质及老年人、体弱多病者、手术后恢复期者等。

（2）夏季膏方：适用于冬病夏治，防肺纤维化与尘肺病、哮喘与慢阻肺及小儿呼吸系统疾病等冬季易复发的疾病，冬病夏治根据春夏养阳、秋冬养阴理论，用穴位贴敷，穴位拔罐，药物足浴、辨证服用中药、药膳食疗等方法解决阳气不足和阳气被遏的问题。

夏季膏方特点：体现天人相应的整体观念，即春生夏长，体现中医治未病思想的意义，调整人体阴阳平衡以健脾益胃为主（水谷之精气化生卫气、宗气、营气助推肾精化生元阳之气）。

夏季膏方以素膏为主，调整九种体质的偏颇与其他冬病夏治方法相得益彰，疗程与"冬病夏治"相同，在三伏天应用。

（3）四季膏方：指一年四季均服用，一般为清膏。

7．怎么样开好膏方　中医膏方调理应当找临床经验丰富、资深的中医师，膏方又称为大方，一般都由几十味药组成，需掌握膏方"君臣佐使"配伍平衡；掌握膏方用药的四气（寒热温凉）与五味（酸苦甘辛咸）；掌握地道中药材、精贵中药材的应用：如冬虫夏草、人参、鹿茸等；掌握膏方胶类药、糖类敷料收膏：如阿胶、鹿角胶、龟板胶、木糖醇等；掌握膏方口感：如黄连、黄芩、黄柏、地龙等；掌握膏方出膏率；掌握膏方引经药物与疾病部位；掌握膏方荤膏、素膏的应用；掌握膏方与四时季节、南北规律的应用选择。

8．服用膏方注意事项　其一，中医膏方应选择有中医膏方资质的医院和经过中医膏方行业培训的中医师；其二，服膏方前，需服用"开路方"；其三，"一人一方"是原则，中医膏方是按照中医传统理论，防病治病突出脉象、舌象、病、证、症的合参，养生保健突出阴、阳、虚、实等多种体质辨证，因而中医膏方必须是因人而异"一人一方"；其四，选用中医膏方应遵循饮片汤剂之服用方法、配伍禁忌、注意事项等用药规律。

第十章 董瑞临床学术讲义分享

一、中医膏方概论探讨

（一）中医学与膏方

中医学是中国的传统医学，是在阴阳五行理论指导下，从动态整体角度研究人体生理、药理、病理及其与自然环境的关系，寻求疾病最有效方法的学问。

中医学的核心思想是阴阳平衡学说，天人合一的整体观念，辨证论治的理论体系。成书于战国时期的《黄帝内经》，奠定了中医学的理论基础，它与《神农本草经》《伤寒论》《金匮要略》被称为中医四大经典。

膏方属于中医学的治疗范畴，是以剂型命名的，属于中医药中丸、散、膏、丹、酒、露、汤、锭八种剂型之一。膏方又称膏滋方，具有润泽、滋补之意。

膏方一般分为调理膏方与滋补膏方两类。

（二）中医膏方的起源与沿革

1. 汉代

（1）《黄帝内经》：是西汉以前历代医家共同积累的中医学知识，借以黄帝与岐伯对话的方式著而成书，一般认为成书于西汉时期，是中医传统医学四大经典之首，被称为中医鼻祖之书。

《黄帝内经》是最早记载膏剂的中医药专著，2000多年前我们中医人就开始采用中医膏剂防病治病了。

（2）《神农本草经》：全书分三卷，明确标识了365味药，对膏方有明确的论述，如"药性有宜丸者，宜散者，宜水煮者，宜酒渍者，宜膏煎者"。明确有消石"炼之如膏"，雷丸"作膏摩，除小儿百病"。

（3）《伤寒杂病论》：是医圣张仲景（公元154—219年）所著，成书在公元200—210年，分为《伤寒论》和《金匮要略》两部分，张仲景去世后，该书曾一度流散民间，直到晋代太医令王叔和（公元210—280年）全力搜集《伤寒杂病论》的各种抄本，最终找全了关于伤寒的部分，加以整理后，命名为《伤寒论》。

《伤寒杂病论》对膏方的记载，如大乌头煎、猪膏发煎。

2. 唐代 孙思邈称膏方为"三斤药材一两膏，调补结合百病消"，阐释出膏滋熬制之精细，更指明其兼具治疗、滋补之功效，"以补调治乃为上上之选"。

孙思邈《备急千金要方》中记载的"煎"方已与现代膏方完全一致，如卷十六的地黄煎，即是一副滋养胃阴并清虚热的膏方。

3. 宋元时期 膏方基本沿袭唐代，在论述有关膏方的制备方法时，照抄《备急千金方》，南宋的"琼玉膏"为著名膏方。

4. 明代 膏方发展至明朝时已进入成熟阶段。此时膏方的名称，多采用"某某膏"的方式命名。如明代王肯堂《证治准绳》所载通声膏，将药物共研粗末，熬透去渣，加入杏仁液、酥、蜜、姜汁、枣肉，再煎收膏而成，功用补气润肺、化痰利窍，专治气阴耗伤之咳嗽气促、胸中满闷、语声不出之症。

值得一提的是，明代孙一奎《赤水玄珠》卷十的补真膏，由黄精、山药、怀地黄、熟地黄、天冬、麦冬、莲肉、巨胜子、柏子仁、松子仁、何首乌、人参、茯苓、菟丝子、杜仲、肉苁蓉、五味子、黄柏、白术、当归、甘草、陈皮、砂仁、知母、白芍、川芎、鹿茸、小茴香、苍术共二十九味药组成，主治虚损劳怯。此方药味众多，配伍全面。

5. 清代 叶天士《临证指南医案》中载有膏方医案，《叶氏医案存真》中，治精血五液衰夺，阳化内风之证，治咳甚呕血吐食，均"进膏滋药"。此外，在膏方的应用方面也不局限于冬季，其他季节也有使用。

晚清名医张聿青撰有《膏方》一卷，较全面地反映了当时医家运用膏方的经验。此时膏方用药往往已达二三十味，甚至更多，收膏时常选加阿胶、鹿角胶、龟甲胶、鳖甲胶等以加强补益阴精的作用，运用配制膏方尤强调辨证而施，不拘泥于补益之膏方。张氏的观点对后世医家影响较大。

这一时期上至宫廷御用，下至民间滋补养生，用膏方补养之风盛行于世。当时统治阶级热衷于服用长生不老的方药，故宫廷中此类医方甚多，如益寿膏、补益资生丸、菊花延龄膏、百龄丸、松龄太平春酒、人参膏、茯苓膏、琼玉膏等。

《清太医院配方》《慈禧光绪医方选议》等书中就记载了很多膏方。仅《慈禧光绪医方选议》一书中记载内服膏方就有 28 首之多，且制作方法考究。

6. 近现代

（1）民国时期：秦伯未先生首次整理了膏方治疗中的一些基本概念、要点和原则，并以医案的形式总结了其在膏方治疗中的临床经验，著成《膏方大全》一书，该书许多见解和论述，制定了临床医师运用膏方治疗疾病所遵循的基本原则，开启现代临床膏方治疗学的先河。

（2）中华人民共和国成立后：随着膏方应用范围的不断扩大，受益群体日益增加，临床医师的经验也不断地丰富，此为膏方的研究提供了良好的契机，推动了膏方产业的发展。

（三）对中医膏方防治慢性病与养生的临床体会

1. 将膏方引入防治肺纤维化领域　笔者从 1990 年开始将中医膏方用于临床，源于肺纤维化、尘肺病疗程长，难以长期服用汤药，患者的经济承受能力有限；南方膏方学术影响和海派膏方学术影响等。

（1）中医对肺痿的论治：肺痿病名由汉代张仲景在《金匮要略》中首次提出并设专篇论述，《金匮要略·肺痿肺痈咳嗽上气病脉证治》篇曰："寸口脉数，其人咳，口中反有浊唾涎沫者何？师曰：为肺痿之病。""肺痹"首载于《素问》。《素问·痹论》曰："皮痹不已，复感于邪，内舍于肺，则为肺痹……淫气喘息，痹聚在肺。"又曰："肺痹者，烦满喘而呕。"

（2）膏方医案。

1）麦门冬膏方：麦门冬汤出自《金匮要略·肺痿肺痈咳嗽上气病脉证治》第七篇。

原文："火逆上气，咽喉不利，止逆下气者，麦门冬汤主之。"

膏方组成（麦门冬膏）：麦冬、法半夏、甘草、人参、山药、大枣、阿胶。

2）乌姜膏方（大乌头煎与甘草干姜汤合方）：甘草干姜汤出自《金匮要略·肺痿肺痈咳嗽上气病脉证治》第七篇。大乌头煎出自《金匮要略·腹满寒疝宿食病脉证治》第十篇，第十六节。

原文："肺痿吐涎沫而不咳者，其人不渴，必遗尿，小便数，所以然者，以上虚不能制下，故也。此为肺中冷，必眩，多涎唾，甘草干姜汤以温之，若服汤已渴着，属消渴。"

膏方组成：黑顺片、干姜、黑豆、炙甘草、阿胶、蜂蜜。

2. 创新"夏季膏方"并纳入"冬病夏治"范畴

（1）冬病夏治：冬病夏治根据春夏养阳、秋冬养阴理论，用穴位贴敷、穴位拔罐、药物足浴、辨证服用中药、药膳食疗等方法解决阳气不足和阳气被遏的问题。

（2）夏季膏方特点：体现天人相应的整体观念，即春生夏长，体现中医治未病思想，调节人体阴阳平衡以健脾益胃为主（水谷之精气化生卫气、宗气、营气，助推肾精化生元阳之气）。

夏季膏方以素膏为主，调整九种体质的偏颇与其他冬病夏治方法相得益彰，疗程与"冬病夏治"相同，在三伏天应用。

3. 将冬季膏方用于养生保健　冬季膏方民间素有冬令进补的习惯，尤其在苏浙沪民间素有"三九补一冬，来年少病痛""冬令进补，来春打虎"的说法。

（1）冬季膏方的特点：体现天人相应，即秋收冬藏，益气、补血、调补阴阳。冬季膏方是中医膏方保健、养生的主流。以荤膏为主，是指在膏方的配伍中选用了阿胶、龟甲胶、鳖甲胶、鹿角胶等动物来源的胶来收膏的膏剂。

（2）冬季膏方适用的人群：老年人可延缓衰老、增进健康；亚健康人可调解情志，缓解压力；体弱多病者；手术及病后恢复期者等。

4. 探索"中药、苗药"相结合膏方防治呼吸疑难病　笔者在帮扶黔西南的活动中，与苗医结识，进行了中药、苗药相结合，珠芨膏逆转部分肺纤维化的研究，并取得了一定成果。

珠芨膏方组成：珠子参、白及、生黄芪、桔梗、白芷、吉祥草、双肾草、金铁锁、生甘草、阿胶。

5. 临床开具膏方的几点体会

（1）十个掌握：掌握膏方君臣佐使配伍平衡；掌握膏方用药的四气（寒、热、温、凉）与五味（酸、苦、甘、辛、咸）；掌握道地中药材；掌握精贵中药材的应用，如冬虫夏草、人参、鹿茸等；掌握膏方胶类药、糖类敷料收膏，如阿胶、鹿角胶、龟甲胶、木糖醇等；掌握膏方口感，如黄连、黄芩、黄柏、地龙等；掌握膏方出膏率；掌握膏方引经药物与疾病部位；掌握膏方荤膏、素膏的应用；掌握膏方与四时季节，南北规律的应用选择。

（2）五个结合：开路方与膏方的结合；传统工艺与现代工艺的结合；医疗技术团队、生产加工团队、客户服务团队相结合；慢性病的防治、康复养生相结合；南北膏方的结合。

二、中医冬病夏治概论探讨

（一）冬病夏治的概念

冬病夏治是什么？简单地说，就是在夏天的时候治疗冬天易发的疾病。"冬病"指好发于冬季或在冬季症状容易加重的疾病。"夏治"则指选择在炎热的夏季之时，通过中药内服、穴位贴敷、针灸、艾灸、拔罐、刮痧等手段，借助夏季阳气旺盛之力加上穴位刺激及药物的作用，起到疏通经络、健脾益肺、温阳补肾的作用，以增强患者的免疫功能，提高人体抵抗力，扶正固本，从而减少"冬病"的发生及减轻"冬病"的病情，预防、治疗冬季易发的疾病。

（二）冬病夏治的理论基础

（1）治未病　"上医治未病之病，中医治将病之病，下医治已病之病。"

（2）春夏养阳　"夫四时阴阳者，万物之根本也，所以圣人春夏养阳，秋冬养阴。"

（3）"急治其标，缓治其本"

（4）"冬病夏治"为什么要在"三伏天"

1）"三伏天"：按照我国古代干支记日法，以每年夏至以后第三个庚日（指干支纪日法中带有"庚"字的日子）为初伏，第四个庚日为中伏，立秋后第一个庚日为末伏，合起来为三伏。

2）"三伏天"是一年中最热的时节。此时人体阳气发泄，气血趋于体表，皮肤松弛，毛孔张开，药物更容易渗透皮肤，刺激穴位，起到疏通经络、调节脏腑之功能。

人与自然是一个整体，人的生命活动规律、生理和病理都受自然规律的影响和制约，四季变化、阴晴冷暖都能对人体产生微妙的影响。夏季是人体阳气最旺盛之时，此时用温热治疗某些属于寒证的疾病，可以最大限度地以阳克寒，达到标本兼治的目的。

（5）冬病夏治的意义。

1）借助自然界夏季阳旺、阳升，人体阳气有随之欲升的趋势，体内凝寒之气易解的状态，对阳虚者用补虚助阳药，或内寒凝重者用温里药，以求更好地发挥扶阳祛寒的目的。

2）可为秋冬储备阳气，令人体阳气充足，至冬季时则不易被严寒所伤。

（三）冬病夏治的应用

（1）"冬病"的产生多为寒湿阻滞经脉、气血不通。而"三伏"又是一年之中最炎热的时候，人体皮肤温度、湿度最大，阳气发泄，气血趋于体表，皮肤松弛，毛孔腠理最为开放，此时选取特定的方法进行治疗，药物最易直达病处，对相应的脏腑起到扶正祛邪的作用，增强机体免疫力，从而达到预防、治疗冬天易发疾病的目的。

（2）"冬病"包括呼吸系统疾病、循环系统疾病、消化系统疾病、免疫系统疾病、骨性关节炎等多种疾病，它的病机特点是阳气不足。

（3）"夏治"是在夏天或长夏炎热的时间选用适宜的中医方术加以预防与治疗，包括内服中药、中药外敷、中医外治、食疗、艾灸等多种综合手段。

（四）冬病夏治的临床应用体会

1983 年 7 月，笔者作为内蒙古呼和浩特市驻训部队军医助理，有幸到中蒙医院参观学习。当时还是副主任医师的恩师晁恩祥教授，在中蒙医院有着很高的威望，每天找他看病的患者络绎不绝。笔者对他的医术，尤其是冬病夏治方法产生了极大兴趣。

晁老师当时研制的院内制剂固本止咳夏治片深受当地呼吸病患者的欢迎，当时笔者就走访了 200 多位服用"固本止咳夏治片"的患者，大家一致认为在夏天服用这种药，对减轻冬天咳喘症状起到了很好的作用，很遗憾的是当时晁老师正在北京参加学习，错过了相见的机会。

不过，晁老师的助手详细介绍了药物的组成和获奖情况，晁老师的这一科研成果，助推笔者在 2006 年获得卫生部呼吸病冬病夏治"十年百项"项目。

（五）自主研发冬病夏治科研成果

在科研上，笔者主持研发了养阴益肺通络丸、仙芪扶阳固本丸两个院内制剂，填补了中医药防治肺纤维化、尘肺病领域的空白，分别荣获了中国中西医结合学会、中华中医药学会科技三等奖，并入选北京市政府"十病十药"中医药研发项目；研发的康益咳喘贴获药监械（准）字，成为中国民间中医医药研究开发协会中国中医冬病夏治专业委员会指定药品。

（六）中医冬病夏治的核心问题

（1）解决人体"阳气不足与阳气被劫"的问题。

（2）"三伏"辨证施治口服中药。

（3）"三伏贴"可疏通经络，调理气血，宽胸降气；健脾和胃，鼓舞阳气，调节人体的肺脾功能，从而达到振奋阳气、祛除寒邪、提高卫外功能的效果。

（4）"三伏灸"通过利用全年中阳气最盛的三伏天，根据所要预防的疾病，在对应穴位贴上中药，以达到灸治的效果。

（5）药物拔罐是通过刺激局部穴位，以达到通其经脉、调整气血、平衡阴阳、活血散瘀、消肿止痛、祛风除湿、逐寒和祛病健身的目的。

（6）药物足浴可起到疏通经络、活血化瘀、祛风散寒、清热解毒、消肿止痛、调整阴阳、协调脏腑、通行气血、濡养全身等养生功效。

（7）夏季膏方调护阴阳、扶正固本。

（七）冬病夏治与夏季膏方

1. 思路

（1）夏季膏方以时间来命名。

（2）夏季膏方纳入冬病夏治范畴。

（3）夏季膏方遵守中医膏方配伍原则。

（4）夏季膏方的作用：①调整人体九种体质；②用于肺系病、妇科病、风湿病、尘肺病等慢性疑难杂病调养。

（5）夏季膏方的加工：传统工艺与现代设备相结合。

（6）夏季膏方疗程：3 周左右为宜。

（7）夏季膏方特点：①以清香、清淡、健脾益胃为主；②调补人体阳气、卫气、宗气、营气。

2. 夏季膏方的应用特点

（1）体现"天人相应"的整体观，即"春生夏长"。

（2）体现中医"治未病"的思想及重要意义，通过中医药防治手段以阻断疾病的发展。

（3）调整人体阴阳——提升元气、宗气、营气、卫气和脏腑之气，达到防病、治病目的。

（4）"素膏"不采用动物来源的胶，而是使用砂糖或蜂蜜来收膏，也被称为"糖膏"或"蜜膏"，其膏以芳香、化湿为主。

（5）服用膏方时间多由夏至即"头伏"开始，至"三伏"结束。

三、中西医结合诊治尘肺病概论探讨

在 2003 年 10 月 1 日实行的《中华人民共和国中医药条例》第三条："国家保护、扶持、发展中医药事业，实行中西医并重的方针，鼓励中西医相互学习、相互补充、共同提高，推动中医、西医两种医学体系的有机结合，全面发展我国中医药事业。"说明我们已经从国家层面上认可了中西医并重的合法性和合理性。通过这一条例，也推进了中西医结合长效的合作机制，以外促内，取长补短，来推动中医药的传承、创新、发展。

（一）中西医尘肺病概括

1. 尘肺病属于中医学"肺痿"范畴　由于长期吸入生产性粉尘，并在肺内潴留引起以肺组织弥漫性纤维化为主的全身性疾病，即尘肺病。在汉代医圣张仲景《金匮要略》第七篇"肺痿肺痈咳嗽上气病脉证治"中对肺痿的病因病机及辨证分型就有了明确的论述。沙参麦门冬汤、甘草干姜汤这两个治疗虚寒和虚热两型肺痿的名方至今还在应用。

2. 尘肺病属于西医弥漫性肺病（DPD）范畴　弥漫性肺病又称弥漫性间质性肺疾病（ILD）或弥漫性实质性肺疾病，它是一组疾病的总称，不仅累积肺间质，也累积肺实质。肺间质包括肺泡上皮细胞和血管内皮细胞之间的区域，是弥漫性肺病主要受累区。此外，还经常累及肺泡、外周气道、血管及组成它们的上皮细胞和内皮细胞。病理表现为肺泡壁（间隔）炎症细胞浸润、肺纤维化改变。

ILD 包含很多特定疾病，但具有相似的临床、影像学及病理特征。主要临床表现为气急、低氧血症、限制性通气功能障碍。胸片显示，两肺网状、结节状磨玻璃影，又见蜂窝形改变。

（二）引发尘肺病的主要病因

（1）尘肺病与长期从事粉尘工作有关，使呼吸系统的防御功能受到损害，患者抵抗力明显降低，常发生多种不同的并发症。

（2）尘肺病按病因分为已知病因与未知病因，其中已知病因占 35%，未知病因占 65%。其按病变部位可以分为炎症、纤维化和肉芽肿等；其按病程进展可分为急性尘肺病和慢性尘肺病。

1）已知病因：①与系统性疾病相关的 ILD，包括风湿病、血管炎和血管性疾病（如康林志综合征、凝血病等）；②环境因素或药物所致的 ILD，如有机、无机粉尘及药物（包括放射线）等所致。

2）未知病因：①肉芽肿疾病，如结节病、外源性变态反应性肺泡炎、韦格纳肉芽肿等；②特发性间质性肺炎；③其他弥漫性肺疾病，如肺泡微结石症、肺泡蛋白沉着病、肺淋巴管平滑肌瘤病等。

（三）尘肺病的鉴别诊断标准

1.临床典型症状

（1）胸痛：尘肺病患者常常感觉胸痛，胸痛和尘肺病临床表现多无相关或平行关系。部位不一，且常有变化，多为局限性。一般为隐痛，也可胀痛、针刺样痛等。

（2）呼吸困难：随着肺组织纤维化程度的加重，有效呼吸面积减少，通气/血流比例失调，呼吸困难也逐渐加重。合并症的发生可明显加重呼吸困难的程度和发展速度。

（3）咳嗽：早期尘肺病患者咳嗽多不明显，但随着病程的进展，患者多合并慢性支气管炎，晚期患者多合并肺部感染，均可使咳嗽明显加重。咳嗽与季节、气候等有关。

（4）反复感冒：患者可以表现为经常咳嗽、咳痰、反复感冒、发热，多在冬春换季时出现，感冒可导致症状加重。胸片常显示肺纹理增粗，甚至斑片状阴影，有的因为呼吸系统反复感染导致慢性炎症。

（5）自汗、盗汗：尘肺病患者有10%～20%会合并肺结核，矽肺和矽煤肺发病率较高，可能原因为粉尘颗粒可以携带多种病原菌，导致机体感染、尘肺患者免疫力下降等。合并肺结核时，可以出现无明显诱因的乏力、下午低热、夜间盗汗等。

2.影像诊断

尘肺病明确分为三期，根据新标准，X线胸片表现分为三期。

（1）一期尘肺：指有总体密集度1级的小阴影，分布范围至少达到2个肺区。

（2）二期尘肺：指有总体密集度2级的小阴影，分布范围超过4个肺区；或有总体密集度3级的小阴影，分布范围达到4个肺区。

（3）三期尘肺：指有下列情形之一者。①有大阴影出现，其长径不小于20毫米，短径不小于10毫米；②有总体密集度3级的小阴影，分布范围超过4个肺区并有小阴影聚集；③有总体密集度3级的小阴影，分布范围超过4个肺区并有大阴影。

尘肺病诊断结论的表述是：具体尘肺病名称＋期别，如矽肺一期、煤工尘肺二期等。未能诊断为尘肺病者，应表述为"无尘肺"。

3.肺功能诊断　尘肺是以肺纤维化为主的全身性疾病，其致劳动能力降低的主要原因是肺功能损伤。通过肺功能检查能够客观地反映出肺功能的具体情况，可明确肺功能的损害程度，是对尘肺病患者诊断与预防的最佳手段。

4.动脉血气分析　动脉血气：煤工尘肺（CWP）的动脉血氧分压（PaO_2）和肺功能测定资料分析，提示在常规通气功能及肺容量测定基础上加测PaO_2，将能提高8.40%的阳性检出率（占总阳性检出率的22.05%），因此认为PaO_2在尘肺劳动能力鉴定中占有一定的重要地位。

5.其他

（1）六分钟实验：主要用于评价中、重度心肺疾病患者对治疗干预的疗效，测量患者的功能状态，可作为临床试验的终点观察指标之一，也是患者生存率的预测指标之一。

（2）心电图：尘肺患者心电图检查有助于早期发现并发肺心病，并为其早期治疗提供依据。

（四）尘肺病的主要伴随症状

（1）尘肺病合并肺部感染：出现呼吸系统感染，可以出现发热、咳嗽、咳痰及喘息等肺炎表现，这是尘肺病患者常见的并发症。

（2）尘肺病合并肺结核：可以出现低热、盗汗、乏力、咳血等结核症状。本病主要常见于粉尘作业工人，特别是矽尘作业工人，比一般人群易患肺结核。

（3）尘肺病合并 COPD：慢性肺源性心脏病常见于部分晚期患者，可出现慢性支气管炎，使气道狭窄，通气阻力增加，产生阻塞性肺气肿，肺动脉压升高，导致严重呼吸困难、呼吸频率增快等临床表现。

（4）尘肺病合并气胸：自发性气胸较少见。可出现肺组织和脏层胸膜破裂，空气进入胸膜而形成气胸，分为分闭合性气胸、张力性气胸、交通性气胸三种。

（5）尘肺病合并肺部肿瘤：肺癌及胸膜间皮瘤，主要常见于石棉作业工人及石棉肺患者。

（五）尘肺病的中西医防治疗法

1. 中医辨证　笔者率先在国内首先提出尘肺病"虚、痰、瘀、毒"病理机制，在中医学中前贤总结出来的"阴、阳、表、里、寒、热、虚、实"等"八纲"的基础上，通过长期的临床实践，补充"气、血、痰、瘀"，合为十二纲辨证诊治，并提出了"九邪"致病理论。

2. 中医治疗

（1）膏方的定义：膏方又叫膏剂，是以其剂型命名的，属于中医里丸、散、膏、丹、酒、露、汤、锭八种剂型之一，具有滋补和预防疾病的作用。

（2）膏方的应用：膏方广泛应用于防治肺纤维化、尘肺病、哮喘等呼吸病；风湿、类风湿等免疫类疾病及脑络痹、消渴、脾胃病、肝病、肾病等中医慢性病；小儿食积、小儿哮喘等疑难杂病；亚健康状态和调整人体九种体质（平和质、气虚质、阳虚质、阴虚质、痰湿质、湿热质、血瘀质、气郁质、特禀质）；男女孕前健康调理；高血脂、高血压、肥胖症等心血管代谢性疾病。

（3）尘肺病属于中医慢性疑难病，符合膏方应用的范畴。膏方防治尘肺病的理论基础为：①天人合一的整体观念学说；②阴阳平衡理论学说，把春夏养阳、秋冬养阴有机结合起来；③正气学说，扶正固本攻补兼施；④精气神学说以"精"为核心；⑤以君、臣、佐、使的处方原则为基本原则；⑥高度重视因人因时因地制宜的个性化特色；⑦以中医体质辨证为施方基础。

（4）膏方的特点与防治尘肺病的优势：尘肺病是世界性的医学难题，目前西医尚无较好的办法，中医药辨证施治对提高肺纤维化、尘肺病患者的生活质量、生存率疗效确切，一般中医的治疗疗程需半年以上。长期服用中药，患者难以坚持而且经济负担较重；将中药饮片、细料类贵重中药、胶类中药及调口感的辅料相溶在一起熬制成膏携带方便。膏方同时具有以下特点：①辨证施治，量身定制；②药力缓和，作用持久；③携带方便，易于储存；④口感较佳，依从性好；⑤组方复杂，药方庞大；⑥以补为主，补调结合。

（5）膏方防治尘肺病的理法方药。

1）尘肺病（肺痿）分型：早期多见邪实证候，可分为燥热伤肺、痰热壅肺两型，本期不需用膏方，中医辨证施治即可。中晚期分为肺阴虚痰瘀毒损伤肺络、气阴两伤痰瘀毒损伤肺络、阴阳两虚痰瘀毒损伤肺络三型。

2）病因病机特点：尘肺病虚性的临床要素主要为气虚（卫气、宗气、营气虚），阴虚以肺阴伤为特点；阳虚以脾肾阳虚为特点；实性主要要素有血瘀、痰浊、瘀毒、气滞。主要涉及的脏腑为肺、脾、肾与大肠。

3）治疗的法则：①健脾运脾以达培土生津，直接生化卫气、营气，间接生化宗气、真气；②温肾助阳以达助元阴生化元精、元阳祛痰瘀毒生化之源的目的；③活血化瘀通络、软坚散结、化痰止咳以奏祛邪扶正之功；④总的原则是达到阴阳平衡以和为平。

4）方剂组成（本型肺痿）：以气阴两伤痰瘀损伤肺络为主。处方：当归150g，生黄芪300g，炒白术300g，防风100g，麦冬240g，百合200g，天冬100g，桃仁100g，红花100g，川芎100g，佛手200g，枳壳100g，蛤蚧10对（去头足黄酒浸泡），川贝200g，砂仁60g，杜仲150g，穿山甲（代，黄酒浸泡）60g，三棱60g，莪术60g，炙龟甲（黄酒浸泡）200g，炙鳖甲（黄酒浸泡）200g，云茯苓300g，山药300g，白扁豆300g，红景天300g，焦三仙各150g，瓜蒌150g，罗汉果20枚，大枣100g，黄精150g，仙茅100g，淫羊藿150g，葫芦巴150g。

上药煎汤浓缩加西洋参200g、冬虫夏草20g、阿胶100g、鹿角胶200g、木糖醇200g收膏，日服两次，2个月为一个疗程，可连续用3个疗程。

（6）膏方防治尘肺病的最佳服用时间："秋冬养阴""秋收冬藏"，一般服膏方多由冬至即"一九"开始，至"九九"结束，冬季是服膏方的最佳时间。

（7）膏方防治尘肺病的注意事项：①在膏方配伍选药时尽量少选黄连、黄柏、黄芩、栀子等味道极苦的药；②动物药，味腥燥尽量少用，选用时应以黄酒浸泡；③服膏方时一般空腹服疗效佳；④注意不要与萝卜、芥菜类同用；⑤密切观察腹泻、上火、过敏等症状；⑥感冒和出现感染时应暂停膏方服用。

3. 中医丸药

养阴益肺通络疗法是以治疗气阴两伤、痰瘀毒损伤肺络型为主的尘肺病的一种中医辨证施治方法。养阴益肺通络运用的中药成分主要包括麦冬、桃仁、西洋参、丹参、赤芍、白术、黄芪、防风、蛤蚧、川贝母、橘红、女贞子、玄参、甘草等。

益阴益肺通络丸具有养阴益肺、通络化瘀、化痰平喘的作用，主治肺痿、肺痹见于肺气阴两虚、痰瘀毒损伤肺络证。通过养阴益肺通络疗法，可达到如下目的：养阴益肺而生津；

活血化瘀而通肺络；健脾益气、清热化痰、散结而平喘。

仙芪扶阳固本丸意在"扶正固本"，健脾补肾、活血化瘀、通络、宣肺祛痰。该中药主要成分有人参（白）、淫羊藿、蛤蚧、黄芪、白术、茯苓等。主要作用是补肺、健脾、温肾、扶阳固本。

仙芪扶阳固本丸主治咳嗽、哮病、喘证、肺胀、肺痿、肺痨、肺痹。仙芪扶阳固本疗法不但适用于间质性肺炎－肺纤维化，同样适用于尘肺、哮喘、肺癌、支气管扩张、肺气肿、慢性支气管炎等肺科病，见于脾肾两虚型，还用于防治呼吸系统疾病。

4. 中医内病外治

（1）冬病夏治：指冬天易发的疾病或冬天症状加重的疾病，在夏天进行预防和治疗。

冬病夏治源于《黄帝内经》提出的"春夏养阳、秋冬养阴"养生原则，依据是中医阴阳四时消长论，人体阳气春夏旺盛，秋冬衰弱。人体的阳气随四时阴阳的变化而逐渐变化，春夏阳气升发，秋冬阳气收敛。阳虚的患者虽然四季都不足，但是在夏季出现阳气的高峰期，此时体内凝聚的寒气也随之易解，所以夏季治疗会收到非常好的效果。

冬病夏治的适应证主要有慢性支气管炎、支气管哮喘、肺气肿、慢性阻塞性肺疾病、过敏性鼻炎、变异性咳嗽等中医辨证属阳虚为主，或寒热错杂以寒为主的患者。效果最为理想的是呼吸系统疾病。

冬病夏治最佳时间：夏至日（公历 6 月 21 日或 22 日）后的第三个庚日（为初伏，有十天）、第四个庚日（为中伏，有的年是十天，有的年是二十天），立秋（公历 8 月 7 日或 8 日）后的第一个庚日（为末伏，有十天）。

（2）穴位贴敷：中医穴位贴敷是依据《黄帝内经》中的"阴阳平衡理论"及"内病外治理论"独创的治疗尘肺病的方法。

穴位贴敷是把药物研成细末，用水、醋、酒、蛋清、蜂蜜、植物油、清凉油、药液，甚至唾液调成糊状，或用呈凝固状的油脂、黄醋、米饭、枣泥制成软膏、丸剂或饼剂，或将中药汤剂熬成膏，或将药末散于膏药上，再直接贴敷穴位、患处来治疗疾病的一种无创痛穴位疗法。

（3）足浴疗法：《黄帝内经》中详细描述足部的许多敏感反应点（腧穴）与人体内脏器官有密切关系。足与上呼吸道黏膜之间存在着密切联系，因此用中药泡洗足部来刺激反应点，可起到治疗疾病及加快疾病愈合的作用。其中的有效中药成分在热水的热力帮助下，渗透进皮肤，被足部毛细血管吸收，进入人体血液循环系统，从而达到改善体质、调理身体、治疗疾病的目的。

（4）针灸疗法：中医针灸是以刺激体表穴位，并通过全身经络的传导，来调整气血和脏腑的功能，从而达到"扶正祛邪""治病保健"的目的。

依据"急则治标，缓则治本"的中医辨证施治原则，在间质性肺炎－肺纤维化急性发作时选用手太阴肺经之鱼际穴、足少阴肾经之涌泉穴、任脉之膻中穴等穴位施以快速泻法以缓解咳痰、气短等症状。

5. 药膳、药茶、食疗　肺系病的发病关键在于"正虚"，因此在肺系病的防治中很重视脾胃功能的改善。中医药膳食疗是以食物来防病治病、保健养生的方法。

针对肺痿、肺痹患者的临床特征及病变机制，在个体选择上以辨病施膳为宗旨，根据患者个体差异配制适当的药膳、药茶。坚持从整体出发，因人、因时、因地辨证施膳，起到健身、祛病、益寿的作用。

6. 长期氧疗及盐溶疗法　长期氧疗（LTOT）指一昼夜吸入低浓度氧 15 小时以上，并持续较长时间，使 $PaO_2 \geqslant 60mmHg$，或 PaO_2 升至 90% 的一种氧疗方法。

盐气溶胶吸入疗法（简称"盐溶疗"）是通过特殊装置——气溶胶发生器产生岩盐气溶胶，并使空气中弥散一定量的岩盐气溶胶微粒（主要成分是氯化钠），患者置身其中自然吸入，可达到治疗呼吸道疾病的目的的一种治疗方法。

7. 西医对症疗法

（1）抗纤维化治疗：目前粉防己碱（汉防己甲素）等药物规范、合理、有效应用于临床抗纤维化治疗，收到了很好的疗效。

（2）支气管肺泡灌洗术：采用大容量肺灌洗术治疗矽尘肺病，清除呼吸道和肺泡中滞留的粉尘及由于粉尘刺激所生成的与肺纤维化有关的细胞因子及分泌物等物质。

（六）尘肺患者应对突发疾病

（1）心肌梗死。急性心肌梗死是冠状动脉急性、持续性缺血缺氧所引起的心肌坏死。临床上多有剧烈而持久的胸骨后疼痛，休息及硝酸酯类药物不能完全缓解，伴有血清心肌酶活性增高及进行性心电图变化，可并发心律失常、休克或心力衰竭，常可危及生命。

（2）低血糖。指血糖水平低于 2.8mmol/L 的现象。

（3）哮喘发作。导致气道高反应性的产生，通常出现广泛多变的可逆性气流受限，并引起反复发作的喘息、气急、胸闷或咳嗽等症状，常在夜间和（或）凌晨发作，多数患者可自行缓解或经治疗缓解。

（4）肺栓塞的形成。体循环的各种栓子脱落均可引起肺栓塞（PE）。最常见的肺栓子为血栓，由血栓引起的肺栓塞也称肺血栓栓塞。

（5）气胸的形成。肺组织纤维化使肺通气 / 血流比例失调，导致纤维化部位通气下降，而纤维化周边部位则代偿性充气过度造成泡性气肿，泡性气肿相互融合成为肺大疱。发生在肺脏层胸膜下的肺大疱破裂致气体进入胸腔是发生气胸的主要原因。肺组织表面和胸膜的纤维化及纤维化组织的牵拉和收缩，也可发生气胸。

（七）尘肺病患者的饮食管理

1. 对尘肺病患者康复有益的五种食物

（1）动物肺：猪、羊、牛肺含有大量人体所必需的营养成分，包括蛋白质、脂肪、钙、磷、铁、烟酸及维生素 B_1、维生素 B_2 等。

（2）怀山药：功效为补脾养胃，生津益肺，补肾涩精，清热解毒。主治脾虚食少，久泻不止，肺虚喘咳，肾虚遗精，带下，尿频，虚热消渴。

（3）白萝卜：其色白，属金，入肺，味甘、性辛平，归肺、脾经，具有下气、消食、除疾润肺、解毒生津、利尿通便的功效，主治肺痿、肺热、便秘、吐血、气胀等。

（4）核桃：味甘性温，入肾、肺、大肠经，可补肾、固精强腰、温肺定喘、润肠通便。主治肾虚喘嗽、腰痛。

（5）啤酒花：功效为健胃消食、利尿安神，治疗麻风病、肺结核、矽肺、淋巴结结核、痢疾、消化不良、水胀、水肿、膀胱炎、肺结核、失眠。

2. 对尘肺病患者康复有益的常用药膳、药茶

（1）常用药膳。

参芪杏仁粥

组成：人参 10g，黄芪 20g，杏仁（去心）10g，大米 60g。

功效：益气止咳。

适应证：肺气虚证。

参贝地黄粥

组成：沙参（去核）15g，川贝母（打碎）10g，生地黄（切片）15g，大米 60g。

功效：滋阴润肺。

适应证：肺阴虚证。

百合杏仁粥

组成：鲜百合 50g，杏仁 10g，粳米 50g，白砂糖适量。

功效：润肺止咳，化痰。

适应证：肺燥咳嗽。

百合冬虫粥

组成：百合 50g，冬虫夏草 10g，粳米 60g，大枣（洗净去核）10 枚。

功效：补肺止咳。

适应证：肺痿、肺痹咳嗽。

（2）常用药茶。

麦银茶

组成：麦冬、忍冬藤各 9g，茶叶 3g。

制法：将麦冬、忍冬藤水煎沸 20 分钟，用开水冲泡茶叶即可。

功效：清热解毒，杀菌。

适应证：肺痿，肺痹，预防呼吸道、口腔感染。

陈皮茶

组成：陈皮 6g，或鲜橘皮 12g。

制法：将陈皮或鲜橘皮撕扯成碎片，沸水浸泡，代茶频饮。

功效：理气化痰，燥湿和中。

适应证：肺痿、肺痹咳嗽痰多。

橘红茶

组成：橘红 1 片，绿茶 5g。

制法：将橘红、绿茶用沸水冲泡后，再放入沸水锅内隔水蒸 20 分钟即可。

功效：清热，化痰，止咳。

适应证：肺痿、肺痹咳嗽多痰，痰黏不易咳出。

（八）尘肺病患者的家庭护理

1. 辅助治疗护理

（1）肺功能康复仪：改善心肌功能，有明显降压作用，促进新陈代谢，改善睡眠，增强肌体抗病能力。

（2）动脉血气分析仪：在几分钟内检测出患者血液中的氧气、二氧化碳等气体的含量和血液酸碱度及相关指标的变化，还能快速反映血液中钾、钠、钙的含量，为危重患者抢救中快速、准确的检测提供了有力的保障。

（3）糖块：尘肺病合并糖尿病患者，要按照医师指示准确服药或注射胰岛素，外出活动随身携带糖块、饼干及糖尿病卡片，并规律饮食，不空腹运动，额外活动时及时补充食物。

2. 药物治疗护理

（1）阿莫西林：用以治疗伤寒、其他沙门菌感染和伤寒带菌者，可获得满意疗效。

（2）沙丁胺醇：为选择性 β_2 受体激动药，能有效地抑制组胺等致过敏性物质的释放，防止支气管痉挛。此药适用于支气管哮喘、喘息性支气管炎、支气管痉挛、肺气肿等症。

（九）尘肺病患者的日常管理办法

（1）避免接触致病性粉尘。

（2）戒烟，同时避免二手烟吸入。

（3）科学膳食，营养达标，增加优质高蛋白饮食，如蛋类、奶类、猪血和黑木耳、维生素 A 等的摄入。

（4）康复环境好，让肺部呼吸到新鲜空气，有利于尘肺病的康复。

（5）避免焦虑、恐惧等不良心理，保持最佳的心理状态。

（十）尘肺病患者五类预后

（1）一期预后，煤工尘肺（1 ～ 15 年）。

（2）二期预后，煤工尘肺（1 ～ 12 年）。

（3）三期预后，煤工尘肺（1 ～ 10 年）。

（4）合并感染期，1～6 年。

（5）恶化期，1 年以内。

（6）高发重症期，5 年以上。

（十一）尘肺病患者的五大并发疾病

尘肺病可合并有高血压、冠心病、肝病、肾病、糖尿病这五大类疾病。

（十二）尘肺病与五个突破关键

卫气、营气、宗气、真气、痰饮是解决尘肺病的突破点。

附：国家"十二五"肺病重点专科肺痿（肺纤维化）中医诊疗方案

1. 肺痿证候诊断

气虚血瘀证：胸闷气短，动则加重，干咳无痰，心慌乏力，口唇爪甲紫暗，肌肤甲错，杵状指，舌质暗或有瘀点、瘀斑，脉沉细或涩。

肺肾不足、气阴两虚证：胸闷气短，动则加重，干咳无痰或少痰，气怯声低，神疲乏力，汗出恶风，腰膝酸软，形瘦便溏，五心烦热。舌红少苔，脉沉细无力。

2. 肺痿治疗方案

（1）燥热伤肺证

治法：清肺润燥，宣肺止咳。

推荐方药：桑杏汤加减。桑叶、杏仁、沙参、淡豆豉、梨皮、浙贝母、麦冬、炙杷叶、天花粉、炙紫菀、五味子、蝉蜕、百部等。

中成药：养阴清肺口服液等。

（2）痰热壅肺证

治法：清肺化痰，止咳平喘。

推荐方药：清肺化痰方加减。黄芩、鱼腥草、金荞麦、瓜蒌、半夏、海浮石、桑白皮、炙紫菀、杏仁、麦冬等。

中成药：复方鲜竹沥口服液等。

（3）气虚血瘀证

治法：益气活血，通络散瘀。

推荐方药：西洋参、三七粉、山茱萸、五味子、紫菀、麦冬、白果、红景天、炙甘草等。

中成药：补肺活血胶囊、扶正化瘀胶囊、诺迪康胶囊等。

（4）肺肾不足、气阴两虚

治法：调补肺肾，养阴益气。

推荐方药：党参、淫羊藿、补骨脂、山茱萸、云茯苓、生地黄、熟地黄、赤芍、紫菀等。

中成药：金水宝胶囊、百令胶囊等。

（董　瑞）

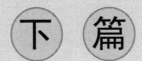

下 篇

大医精诚　董氏中医

恪守疗效代相传

第十一章　明白中医人　大爱仁者心

一、做明白中医人　铸大爱仁者心

（《科学与大健康》杂志专访）

（一）心路·心语

担当：行医几十年、诊治患者数万人，董瑞始终践行着自己的座右铭："视患者为朋友，让患者看得上病、看得起病！让患者看到生命的希望。"无数患者感受到了董瑞的大爱精诚、仁心仁术。

董瑞曾参加 2003 年"非典"防治一线的诊疗工作，充分体现了一位中医人的责任与担当。

贵学：董瑞认为，只要有助于提高疗效、对患者好的方法，就要充分吸收。他曾正式拜国医大师晁恩祥先生为师，并先后拜访了首届国医大师李振华、张灿玾、朱良春、邓铁涛、张琪、周仲瑛等，第二届国医大师李士懋、吕景山、段富津、唐祖宣、孙光荣等名医，充分吸取众家之长，丰富诊病治病的本领。

创新：作为学科带头人，董瑞是世界中医药学会联合会中医膏方专业委员会首任会长，也是"膏方北进"的积极倡导者与践行者。他指出，膏方防治疾病应掌握"十个指导思想""两个创新""十五个结合"，在临床上将中医膏方广泛应用于防治肺纤维化、尘肺病、哮喘等呼吸病；痹证、脑络痹、消渴证、脾胃病、肝病、肾病等中医慢性病及疑难杂病……

心愿：董瑞一直想打造一个中国的地道中药材品牌，让地道中药材真正产生好的疗效。他认为这涉及中医的医和药的传承问题。医的传承即按中医思维去诊治，药的传承即药的炮制加工等一定要有标准，两者缺一不可。

在北京康益德中西医结合肺科医院内，是一番战天斗地对抗新冠疫情的景象：全国政协委员、北京康益德中西医结合肺科医院院长董瑞，在预防 2003 年"非典"处方经验的基础上，发布了新冠肺炎预防处方，启动了中医膏方与艾灸预防新冠肺炎，并果断决定无任何条件地将距离康益德总院 20 千米的分院提供给国家使用，作为北京怀柔"与新冠非接触人群观察区"，号召全体员工全力投入到新冠肺炎的防治当中。

（二）"铁杆中医"的"童子功"

董瑞曾参加2003年"非典"防治一线诊疗工作。新冠肺炎发生后，他指出：新冠肺炎应属中医瘟疫、肺疫范畴，要以望闻问切、理法方药、一人一辨证为原则施治，并指出广泛采用简便易行的艾灸疗法进行防控。

梅花香自苦寒来。过硬的应急、诊治本领，得益于董瑞幼年的"童子功"和后天的勤奋求知、好学钻研。言及自己与中医的缘分，董瑞浅笑着说："学中医，我是有'童子功'的。"

13岁那年，董瑞患了腿疾，找到姑父的弟弟治疗。这位亲戚是当地一位有名的民间中医，找他看病的人非常多。可外人不知道，这位中医虽然医术闻名，却因文化功底浅，连《黄帝内经》这样的医学经典都看不懂。

于是，在给董瑞针灸治腿期间，这位叔叔给董瑞买了一本字典。"让我查字典，念《黄帝内经》教他。"可怜又幸运的董瑞，在半年多的治病时间里，"一边查字典一边背《黄帝内经》，一边教当医生的叔叔"。结果，"6个月后，叔叔还没学会，我倒把这个中医经典背会了。"

此次患病，使董瑞因祸得福——有机缘接触到了中医学。自这一年起，他在叔父董万英、族叔董建华的指导下，从《医学三字经》《药性赋》《汤头歌诀》《濒湖脉学》学起，熟读《黄帝内经》《神农本草经》《伤寒论》《金匮要略》等医学经典。18岁时，董瑞已经成为一名能独立临证的民间医生了。

"熟读经典医书，不仅让我学习到了中医这一门博大精深的学问，更是往骨子里刻进了我对中医的自信；又因自己是中医的受益人，让我坚信中医的疗效，使我日后成为一个'铁杆中医'。"

博采众长而不故步自封，此为君子修身之道，更是董瑞学医之道。

为了给更多的呼吸病患者带来福音，当过军医转业后的董瑞在家乡北京怀柔创建了二级甲等北京康益德中西医结合肺科医院。在行医多年间，除正式拜国医大师晁恩祥先生为师，谨遵晁老"坚持临床，多写医案，会科研；广拜师，取众长；细观察，善辨证"之师训外，还先后拜访了李振华、张灿玾、朱良春等40多位国医大师，寻访了100多位民间名医，充分吸取众家之长，学习他们的治疗方略、诊病"绝活"，丰富诊病治病的过硬本领并运用于实践。

2017年7月，在一次中医高级研修班上，国医大师金世元向台下的学生提出一个问题："车前子怎么炮制？"40多个都是正高职称的学生，半天没有一人回答。最后，董瑞举手说："是'盐泼车前子'。就是在锅中炒好后，用澥好的盐泼在车前子上。"金世元微微额首。

在北京康益德中西医结合肺科医院"中医科病区"的长廊里，摆放着数百种中药标本。陪同参观的院办负责人告诉记者："我们医院建院20年来，所有购进的中草药原材料，董瑞院长都严格把关，他早就尝遍了各类中草药近千种。"

"中医不认识中药、不识清药性，那不是天大的笑话吗？"董瑞为了了解药的品性，会自己尝药，经常会口麻口涩，要用水漱了又漱。

董瑞对中医的传承怀有强烈的使命感，可对中医传承的现状，他忧心忡忡。

"最合理有效的中医传承方式就是'一对一'。师承、父子传、父女传、老师传；再配合现代的教育，从小学生开始教育。"董瑞把"一己之力"发挥到最大：他曾带过 13 个学生，其中包括他的女儿董莹。

"董莹现在还跟着我的老师晁恩祥国医大师传承学习。虽然她是主治医师了，但每周仍跟我出诊一次。我对她的要求与其他学生一样，没有特殊。"严师出高徒，大家认为董瑞的传承模式是科学的、有效的、可行的，形成了三代中医的接续传承；董瑞的儿子则传承研究中药的道地药材……

"中医药已经有五千年的文化和传承，能够延续下来，最主要的是靠疗效。疗效是中医药的生命线，我们一定要加强中医自信。"董瑞说，自己 20 年了没开过一次西医药方，给患者诊治完全是靠中医疗法。

（三）医者仁心

董瑞保存有好几个老笔记本，最早的一本已经有 34 年历史了。从他 1986 年行医开始，记录了 8000 多位他救治过的患者。

一名好医生，医术固然很重要，但有一颗仁心更加重要。8000 多位"铁粉"患者多年的追随，是对董瑞"医者仁心"最有力的佐证。了解董瑞的人都说，用医德高尚、医术精湛来衡量他，他是当之无愧的！

曾经有一位姓穆的单身患者，常年有病，连身上的衣服都散发着难闻的味道。来到康益德医院后，董瑞像对待其他患者一样，望、闻、问、切，扎针、开药。在董瑞看来的寻常之举，却让老穆感激万分。此后，老穆"有病就找董院长"。榜样的力量是无穷的，董瑞医者仁心的言行，感动、感染着他身边的学生与医生……

另有一位以捡垃圾为生的老人，长期被肾小球肾炎折磨，却因经济非常困难无法支付坚持大量吃中药的费用。董瑞知悉情况后，把中医经方进行了简化，给老人开了只有 4 味药的药方，一服药只需 1 元多钱，一个疗程 7 服药，7 元多钱，老人吃了药疗效明显。从此以后，老人便成了董瑞的"活广告"，到处宣传："有病找董院长看去，我的病 7 元多钱就看好啦！"

现如今，已是名中医的董瑞，始终坚持在临床一线为患者看病。他常年坚持每周 3 天出诊、查房，每天接待 80 余位患者，从早上 6 点到下午 2 点。从医三四十年的时间里，他从没有节假日的概念，累计接诊患者达 50 余万人次。

大爱精诚。除了在康益德医院接诊外，董瑞更是心系偏远地区就医不便的患者。作为全国政协委员、民盟中央委员和民盟中央社会服务工作委员会副主任，多年来，他先后积极参与创建了民盟中央"民盟名医大课堂"及民盟中央、民盟北京市委、民盟怀柔总支组织的各类义诊、巡讲、医疗帮扶 80 余次，足迹遍及 20 余个省市，累计诊治患者 5000 余人。

公益行动充满着董瑞加入民盟的这 16 年时光。最难忘的是由他倡导的、在全国范围内产生重大影响的"健康呼吸万里行"公益活动。这个起始于 2012 年的民盟中央义诊活动，主要是救助贫困地区呼吸病患者，特别是尘肺病患者。8 年来，他率领"健康呼吸万里行"的专家组走遍了河北石家庄、内蒙古乌海、山西晋城、陕西富平、河南三门峡、吉林白山、云南迪庆等 10 个站点，累计行程超过 2 万千米，救助尘肺病、肺纤维化患者 1000 余人，发放制氧机 200 多台，捐款捐药累计超过 400 万元。

在义诊过程中，出现了各种意外：有的患者因病情过重无法在当地救治，董瑞就把他们安置到自己医院免费治疗；有的患者感染上传染性肺病，有人劝董瑞不要看，但他仍热心地为患者把脉看诊；有的患者因路途遥远错过了义诊，半夜敲响董瑞的房门，董瑞马上披衣起床给患者诊治……

一桩桩一件件医者仁心、大爱无疆的事儿，感动了患者，也感动了专家组其他成员，也一步步树立起了"健康呼吸万里行"的声誉。迄今，"健康呼吸万里行"已成为民盟中央社会服务的重要品牌活动之一，3 次被写进民盟中央常委会工作报告。

（四）初心与担当

2019 年 10 月 1 日，神州大地盛世欢腾。作为优秀的民盟医学专家，全国政协委员董瑞应邀出席了中华人民共和国成立 70 周年观礼活动。

获此殊荣，董瑞当之无愧！

2012 年，董瑞的事迹就已入选"善行天下"政协委员慈善公益事迹展；当选为北京市慈善协会常务理事、怀柔区慈善协会副主席；获得"身边雷锋——北京最美的人"荣誉称号。

作为一名区、市、全国三级政协委员，多年来，董瑞克服工作繁重的困难，先后撰写出有质量、有分量的提案、建议 120 余件，对我国中医药事业的完善、发展提出了意见建议，发挥了一名专家型政协委员建言资政的作用。

董瑞的工作日程安排得满满当当，但对政协的参政议政工作，他宁愿饿着肚子也要挤出时间参加。有一次，北京市政协要在通州区召开一个现场调研会，接到通知的董瑞，看完门诊后急匆匆地从怀柔赶到通州。随行的工作人员见会议还没有开始，便跑到附近给董瑞买了一盒素快餐，董瑞到会场一个不被人注意的旮旯里，三口两口就吃完了……

"当政协委员，责任是首要的。自己要以身作则，积极参政议政，要传播正能量，写提案建议要深入调研……唯如此，才能不负初心，才能尽好政协委员的职责与使命。"这是董瑞对政协委员的理解。

作为一名中医专家，董瑞充分利用全国政协委员、北京市政协委员、怀柔区政协常委等身份，为中医药立法、走出去等建言资政。他先后向北京市、怀柔区两级政协递交的《让中医药通过奥运走向世界》《对北京市中医药发展建议》《关于促进怀柔区中医药旅游产业发展建议》等有关中医药提案 20 余件，多次获得市、区两级政协优秀提案奖，对促进中医药事业的发展做出了积极贡献。

董瑞在成为全国政协委员以来，关注的范围更为广泛，相继向全国政协提交了《关于加强对民间文物收藏与保护，促进中华优秀传统文化弘扬与发展的提案》《关于多渠道培养人才，完善基层公共卫生服务队伍的提案》《关于支持道地"中药材"产业发展，助推精准扶贫的提案》《关于发挥中医药在怀柔区分级诊疗中作用的建议》……一件件深入调研、数据翔实的提案、建议，引起了有关部门的高度重视，产生了鼓与呼的良好效应。

在前后都有患者等候就诊、时间短暂的采访中，他没有过多地讲述自己，而是几次呼吁：要将中医药学植入初高中课本中，培养青少年对中医药的热爱；要重视对民间名医医术的保护和传承，"这些年我接触的民间中医不下100位。我的不少医病'绝活'就是从民间大师那里一点一滴吸取的"；建议呼吁国家加强对中医人才的培养，"中医培养起来了，就能解决社区全科医生不足的问题"……

2018年，董瑞依据怀柔区加快构建以怀柔科学城建设为统领的"1＋3"深度融合发展新格局，制定了"服务怀柔科学城科学家"的战略规划，建设了以传统中医"药、针、灸"为特色的中医馆。2019年12月7日，凸显中医文化特色、中医诊疗特色、中医人才特色的康益德中医馆正式启用。在该院原有"大肺科"的基础上，开拓了"小艾草、大健康、大产业"的积极探索，以助推其在中医传统"药、针、灸"上的融合大发展……

2019年5月的一天，董瑞的微信订阅号更名为"董瑞——雁栖湖中医"，这缘于北京市中医管理局给董瑞的任务：以参与"一带一路"中医药服务为新起点，以雁栖湖的知名度为依托，打造一个特有的中医学术流派，为中医药行业走出去做贡献。相信不久的将来，"雁栖湖中医"会成为我国中医走出去的一个重要品牌，会成为中医学术交流的重要平台。

振兴中医药，路漫漫其修远兮。期待这位明白中医人、"医痴"董瑞委员能给更多饱受病痛折磨的患者与家庭，带去暖暖的希望。

（梓　涵　李　辉）

二、大医　善行　浓浓民盟情

（《人民政协报》2016年9月13日4版专访）

（一）大医

董瑞，中医主任医师，硕士生导师，中国中医科学院客座研究员。国家中医药管理局"十二五"重点专科建设项目肺病科学科带头人，北京市复合型中医药学术带头人，国医大师晁恩祥教授学术继承人，北京肺纤维化研究所所长。他从事中西医结合临床30年，诊治了包括来自美国、日本、加拿大、俄罗斯及全国30余个省市肺癌、肺纤维化、哮喘、尘肺病及中医疑难杂症患者50余万人次。编写了国内首部《中西医结合诊治肺纤维化》专著，奠定了中医防治肺纤维化的理论基础；先后出版了医学专著6部，在医学核心期刊发表论文40余篇；研发的"冬病夏治呼吸病防治科研成果"荣获原卫生部适宜技术"十年百项计划"全国推广项目；率先将"中医膏方""中医冬病夏治"引入肺间质性纤维化、尘肺病的防治；开创了中医药与苗医药相结合防治肺纤维化、尘肺病新领域。目前担任中国中西医结合学会呼吸病专业委员会副主任委员、世界中医药学会联合会中医膏方专业委员会会长（筹）、中国民间中医医药研究开发协会中国中医冬病夏治专业委员会主任委员、京津冀职业病防治学会会长（筹）、怀柔区呼吸病协会会长。2013年获得首都"五一劳动奖章"。

（二）善行

董瑞一向热心慈善公益事业，2001年创建北京康益德中西医结合肺科医院以来，向北京慈善协会、秦皇岛光明爱心孤儿院和湖南冰灾及四川汶川、青海玉树等地捐款达400万元。减免农民、农民工、"三残"军人的诊费、挂号费、检查费400余万元。目前，他累计捐助款物达800万元。2012年他的事迹入选"善行天下"政协委员慈善公益事迹展。当选为北京市慈善协会常务理事，怀柔区慈善协会副主席。获得"身边雷锋——北京最美的人"荣誉称号。

（三）浓浓民盟情

董瑞自2002年加入民盟以来，参与创建了民盟中央的"健康呼吸万里行"社会服务品牌、"民盟名医大课堂"全国巡讲品牌；在民盟中央、民盟北京市委的支持下，先后对口帮扶了贵州省毕节市朱昌镇卫生院、北京市潭柘寺卫生院，累计出资和捐助药品、器械达600万元。他多次被评为民盟中央、民盟北京市先进个人，是民盟中央"爱心善举——情系贵州"先进个人，并被评为"北京市统战系统先进个人"。

（四）大医风范

董瑞13岁因病而步入杏林，在其叔父董万英、族叔董建华的指导下从《医学三字经》《药性赋》《汤头歌诀》《濒湖脉学》学起，熟读《黄帝内经》《神农本草经》《伤寒论》《金匮要略》等经典。18岁时已能独立临证。从军医助理做起，历任中西医结合主治医师、副主任医师，2012年晋升为主任中医师，2013年进入北京复合型中医药学术带头人研修班学习。2014年7月正式拜国医大师晁恩祥先生为师，入师门后谨遵晁老"坚持临床，多写医案，会科研；广拜师，取众长；细观察，善辨证"之师训。先后拜访了首届国医大师李振华、张灿玾、朱良春、邓铁涛、张琪、周仲瑛、颜德馨、张学文、陆广莘等，第二届国医大师李士懋、吕景山、段富津、唐祖宣、孙光荣、王琦、尚德俊等诸多时贤。

30年来，在防治肺纤维化、尘肺、肺癌、哮喘、肺气肿等肺系病及内科杂症方面，积累总结出了"专方辨证、经方辨证、膏方辨证、验方辨证、制剂选证、内病外治、冬病夏治、针药并治、身心同治、药食同治"10条辨证施治思路，在中医学术上颇有心得。

（五）创建二甲肺科医院

2001 年，董瑞创办了京郊首家社会办医北京康益德中西医结合肺科医院，他提出了"康于精术、益于仁和、德于诚信"的办院理念。通过 15 年的发展，医院已发展成为占地 91 亩，建筑面积 2.4 万平方米，有 500 张床位的东、西两个院区；是国家二级甲等中西医结合医院；是北京市医保、工伤定点、怀柔区新农合定点医院；是国家中医药系统"十一五"肺纤维化重点专科，"十二五"肺病科重点专科；是北京市 5A 级社会组织单位。2016 年 6 月 23 日，医院成为中国中医科学院文史研究所第一临床教学医院。

（六）坚持临床

董瑞还兼任医院国家中医药管理局"十二五"重点专科建设项目肺病科主任，始终坚持在临床一线，他给自己定下了"视患者为朋友，让患者看得上病、看得起病，让患者看到生命的希望"的座右铭。常年坚持每周 3 天（周六、周日、周一）出诊、查房，每天 80 余名患者，从早上 6 点到下午 2 点，他都是望、闻、问、切认真地辨证施治。从医 30 年里，他从没有节假日的概念，累计接诊患者 50 余万人次。

（七）著书育人

董瑞总结 30 年以来的临床经验，编写了《中西医结合诊治肺纤维化》《政协委员董瑞院长谈间质性肺炎—肺纤维化》《中医膏方防治肺纤维化、尘肺病》《国医大师自创方之运用》《国医大师时方之运用》《国医大师经方之运用》等医学专著 6 部；在省级以上医学核心期刊发表论文 40 余篇。

董瑞高度重视中医师承工作，担任国家中医药管理局、《中国中医药报》社"中医名科名医"讲师团讲师，近 10 年在全国地级市以上城市，巡讲中医学术、中医科普、中医文化巡讲 20 余场，参与听课人员上万人。亲自带教硕士生、徒弟近 20 人。他是《全国政协委员健康在线》首批科普专家，主讲的《冬病夏治防治肺纤维化等呼吸疑难病》节目上线后，收视人次已经突破 10 万，得到了社会各界的一致好评。

（八）科技研发

董瑞在全国率先创办了肺纤维化科研机构——北京肺纤维化研究所；主持研发了多个院内制剂，分别荣获了中国中西医结合学会、中华中医药学会科技奖三等奖，并入选北京市"十病十药"中医药研发项目，成为中国民间中医医药研究开发协会中医冬病夏治专业委员会指定药品；研发的"冬病夏治 FBP［穴位敷膏（F）、穴位拔罐（B）、口服玉屏风颗粒（P）］方案防治呼吸病推广应用科技成果"荣获原国家卫生部适宜技术"十年百项计划"全国发明推广项目；获得部、市、区科技进步奖 10 余项。

（九）主攻肺纤维化、尘肺病临床

董瑞在我国著名呼吸病专家于润江教授指导下，从 20 世纪 80 年代末开始主攻肺间质纤维化、尘肺病的临床研究。经过近 30 年的临床，他提出了"正气不足、痰瘀毒损伤肺络"的病因病机新学说，制定了扶正固本、导痰化痰、通络化瘀、软坚散结、活血生肌、标本兼治的原则；确定了以"专方辨证、经方辨证、膏方辨证、验方辨证"为核心，以药膳、药茶、食疗、足浴及耳穴为辅助的综合防治肺纤维化、尘肺病疗法。把中医药与苗医药相结合，大大提高了肺纤维化、尘肺病患者的生存率和生存质量。

（十）中医膏方

董瑞自 20 世纪 80 年代末，开始研究"中医膏方"在北方的应用，指出膏方防治疾病时应掌握"十个指导思想""两个创新"与"十五个结合"思想，将中药膏方广泛应用于防治肺纤维化、尘肺病、哮喘等呼吸病，痹证、脑络痹、消渴、脾胃病、肾病等中医慢性病疑难杂病，亚健康状态和调整人体九种体质，男女孕育前健康调理，高血压、肥胖症等心血管代谢性疾病。近 10 年来，累计开具膏方 5 万余料。董瑞被推选为世界中医药学会联合会中医膏方专业委员会会长（筹），出版了《膏方防治肺纤维化、尘肺病》一书，受到了广大医学界同仁及患者的赞扬。

（十一）冬病夏治

董瑞担任中医冬病夏治专业委员会主任委员，总结研发"冬病夏治 FBP 方案防治呼吸病推广应用科技成果"，获得了原国家卫生部适宜技术"十年百项计划"全国发明推广项目。

他采用冬病夏治、冬病冬防、夏病冬治的方法，以防治哮喘、肺气肿、慢性咳嗽、支气管扩张、小儿反复感冒等呼吸系统疾病和风湿骨病、脾胃病等中医疑难杂病为重点，开展了中药汤剂、中医膏方、穴位贴敷、穴位拔罐等多种特色治疗，效果显著。在国内创立与发明了"冬病夏治 FBP 方案防治呼吸病"的中医四创新理论，夯实了冬病夏治专业领域坚实的中医理论基础。

董瑞总结 20 余万例冬病夏治、冬病冬防、夏病冬治防治诊疗经验，在全国十个省（自治区）、直辖市培养学员 5000 余人，指导合作冬病夏治医院 400 余家。编写了《中医冬病夏治学》专著、《中医冬病夏治指南》，为我国开展中医冬病夏治特色优势防治常见病、多发病做出了应有的贡献。

（十二）推动中医药事业的发展

董瑞担任北京市政协委员、怀柔区政协常委、民盟中央委员。他积极利用政协平台，推动中医药事业的发展，先后向市、区两级政协递交了《让中医药通过奥运走向世界》《对北京市中医药发展建议》《关于促进怀柔区中医药旅游产业发展建议》等有关中医药提案 20 余件，多次获得市、区两级政协优秀提案奖，对促进北京市中医药的发展做出了积极的贡献。

（十三）爱心善行

董瑞认为"无论公立医院还是私立医院，它的性质都是公益性的。医院自身发展了，积极参与公益慈善事业，是企业应尽的责任"。建院15年来，已累计向社会捐款捐物800多万元。

（十四）启动"爱心助医工程"

2006年11月，董瑞代表北京康益德中西医结合肺科医院向北京市慈善协会捐款155万元并启动"爱心助医工程"，用于免费救助肺癌患者20例，心脏人工瓣膜置换术患者10例，落实"十年百项计划"全国发明推广项目冬病夏治防治肺纤维化、哮喘、慢阻肺2000余例患者。

（十五）关心孤儿成长

2010年10月，董瑞得知河北盟员申学东开办的秦皇岛光明爱心孤儿院遇到冬季取暖困难的问题后，带领民盟怀柔支部全体盟员捐款捐物9万余元，解决了他们的燃眉之急，此后与孤儿院建立长期帮扶关系，并担任孤儿院副理事长。2012年儿童节前夕，他向光明爱心孤儿院捐赠人民币7万元帮助50名孤儿完成一季度学业，承担孤儿院66名孤儿长期的医疗救助工作。

（十六）救助"三残"军人

2008年，北京市怀柔区民政局批准北京康益德中西医结合肺科医院作为优抚对象医疗定点单位。董瑞作为企业法人向怀柔区慈善协会捐款20万元，定向用于救助抗日战争、解放战争、新时期社会主义建设的伤残军人，在社会上引起强烈反响。

（十七）免除诊费爱心捐款

建院以来，董瑞始终关爱农民、农民工，减免怀柔区农民及外来务工人员、伤残军人的专家、专科挂号费、诊费共计400万元；他先后向湖南冰灾及四川汶川、青海玉树等地捐款及社会捐资助学达200万元，先后被怀柔区授予"怀柔区十大民企公益大使""怀柔区慈善工作先进个人""怀柔区民政先进个人"称号。

（十八）情系民盟

董瑞是民盟中央委员，2002年加入民盟以来，积极参与民盟中央参政议政、社会服务活动，无论是"健康呼吸万里行"还是"健康大课堂"巡讲、对口帮扶，都有他忙碌的身影。

（十九）创建"健康呼吸万里行"品牌

2012 年 7 月 26 日，董瑞作为民盟中央委员、民盟社会服务委员会副主任积极承办了民盟中央发起"健康呼吸万里行"民盟十省市协办救助肺纤维化、尘肺病慈善大型义诊活动并担任首席专家。该活动受到了民盟中央领导的高度关注，活动以"健康呼吸，快乐生活"为目的与宗旨。本着"救助一个患者，保住一个家庭，为社会增加一份和谐，为民盟增添一份光彩"的指导思想，在全国开展巡回救助。

4 年来，健康呼吸万里行先后启动了河北石家庄、河南三门峡、内蒙古乌海、山西晋城、陕西富平、吉林白山等 6 站活动。北京康益德中西医结合肺科医院作为承办单位共捐助肺纤维化、尘肺病专业药品、制氧机等价值 350 万人民币，救助肺纤维化、尘肺病患者 400余人次。该活动已经成为民盟中央社会服务重要品牌之一，受到了社会的广泛好评。

（二十）对口帮扶毕节市朱昌镇卫生院

2007 年春，董瑞陪同民盟北京市委、民盟中央社会服务部有关同志到贵州省毕节市考察。其间，董瑞看到毕节这个地方医疗水平还不发达，便下定决心一定要帮帮他们。9 年间，他先后 10 次到毕节，承担了民盟北京市委对朱昌镇卫生院的帮扶工作。已捐助 126 万元药品、15 万元现金及 40 万元信息化软件设备，有效地改善了该卫生院的软硬件环境，使该院成功晋升为一级甲等医院。

（二十一）参与民盟中央"民盟名医大讲堂"品牌创建

2013 年 5 月 24 日，民盟中央发起"民盟名医大课堂"全国巡讲活动，旨在通过组织盟内外知名医疗专家深入基层举办讲座讲学、名医义诊，帮助基层卫生机构提高医师队伍建设水平。董瑞作为民盟中央"民盟名医大课堂"首席中医讲师，在重庆彭水，贵州贵阳、毕节，四川成都、遂宁等地，分别做了《中医膏方防治间质性肺炎》《中医冬病夏治防治尘肺病》《中西医结合防治呼吸系统疾病》等系列专题讲座，累计培训基层医师 2460 人次，义务诊治患者 300 多人次。

（二十二）对口帮扶潭柘寺卫生院

2014 年 6 月，作为民盟北京市委怀柔支部主委，董瑞承担了民盟北京市委帮扶门头沟潭柘寺卫生院的任务，为潭柘寺卫生院建立起了"民盟名中医工作室"。他承担了每月两次义诊并将该院一名中医执业医师收为弟子。经过 1 年的对口帮扶，"民盟名中医工作室"在周边百姓中逐渐产生了影响，卫生院门诊量稳步提升。

（二十三）做好"党盟友好乡建设"

2006 年，董瑞带领民盟北京市怀柔支部与长哨营乡西沟村党支部结成了"党盟友好支部"。6年间，为西沟村投资10万元建成了准化卫生室、投资5万元建成了电子图书室、投资5万元建成了中药材观光园，并帮助建成了太阳能浴室，改善和丰富了村民的卫生、文化、生活环境，使该村农民小病不出村、大病能及时转诊，缓解了农民看病难、看病贵的问题。"党盟友好支部"建设，受到了北京市有关部门的高度重视，促成了民盟北京市委与中共怀柔区长哨营乡党委"党盟友好乡建设"，形成了北京统战系统的一个品牌。

（二十四）打造医卫专家进社区品牌

2013年，在民盟北京市委领导下，董瑞带领怀柔区民盟支部开展了民盟医卫专家进社区活动。3年来，走进怀柔社区医学科普宣讲、义诊12次，参与民盟医卫专家30余人次，义诊患者达500人次，形成了良好的民盟医疗服务品牌。

（二十五）参加民盟义诊活动

作为民盟北京市委医卫委员会副主任，董瑞在民盟北京市委的支持下，先后前往甘肃白银，河北广宗，内蒙古杭旗、赤峰、四子王旗，重庆彭水，陕西富平，山西晋城，河南三门峡，四川遂宁，贵州贵阳，云南腾冲等20余个省市义诊，累计诊治患者2000余人次。

作为中医专家，他在中医药领域潜心钻研30多年，取得很多创新性成就，得到了社会各界广泛认可；作为民主党派成员，他时刻牢记民盟传统、胸怀大局、心系人民，重实情、看本质、建真言，为多党合作事业发展献出了自己的一分力量；作为政协委员，他以高度的社会责任感，注重发挥自身优势，积极参政议政，努力践行社会主义核心价值观，为党政分忧、为民众解困。"大医、善行、浓浓民盟情"是董瑞最真实的写照。

（何璞昕 白绍林）

三、不忘医者初心

（《中国政协》2017年第18期专访）

董瑞有三个身份：北京市政协委员、民盟中央委员和医生。董瑞还有三个习惯：早到、晚走和早起。

北京市政协委员董瑞习惯早到。每次参加北京市政协会议，他总会提早到达，把自己精心准备的提案上交并口头说明提案的要点。这些提案，大多与中医药事业发展相关。

民盟中央委员董瑞习惯晚走。民盟中央的义诊活动他总是走得最晚的一个。他说，患者不看完，他不撤。

中医董瑞习惯早起，每天清晨5：30，他都会准时到达北京康益德中西医结合肺科医院做出诊前的准备。再过1个小时，患者就会在门口排队等着挂他的号了。他说不忍心让患者久等，这一个"不忍心"，就把提前出诊的习惯坚持了 30 年。

董瑞所想所做的无不与为医有关。认识董瑞的人都说，他是个"医痴"。董瑞却说，他能理解患者的痛苦。既然为医，多帮助别人总是好的，为医的初心，永不会忘。

（一）追求与梦想：40 余年无悔从医路

40 余个寒来暑往，一次次挫折磨砺，董瑞在从医之路上笃定前行、从不言悔。

说起与中医的缘分，董瑞笑言，"缘起 13 岁的一场大病"。那年，他患了一种不明原因的怪病，双腿关节肿痛不能行走。休学期间，医书是董瑞最大的精神寄托。他一边四处求医，一边钻研中医。读中医经典著作，向前辈学习中西医结合治疗方法，向民间老中医学习偏方、秘方。两年后，经过中医治疗，腿伤奇迹般痊愈了，他也与中医结下了不解之缘。康复回校时，他不仅能流利背诵中医四大经典和四小经典，还开始尝试诊断治疗。

1981 年，高中毕业的董瑞应征入伍。有医学基础的他被分配到连队当了卫生员。之后，他又被推荐到军医学校学习。十几年的军医生涯，给了董瑞大量实践和研究的机会。在基层部队，他不断积累救治经验，并对每个救治过的患者进行后期跟踪，这一做法使他对患者患病前、治疗中及治愈后的各项指标变化情况有了更全面的了解，极大地丰富了他的临床经验。

此时，董瑞对呼吸病产生了浓厚的兴趣。为了提高自己的治疗水平，他拜访了 40 多位国医大师，学习他们的治疗方略并将之运用于临床。在自己老师、国医大师晁恩祥教授治疗肺系病经验的基础上反复研究、消化、吸收，完善、丰富自己的中医理论和治疗方法，特别是在尘肺病、肺纤维化、冬病夏治等领域，博采传统中医经方、民间中医方法和少数民族医药，形成了自己独特的医疗特色。

为了救治更多受呼吸疾病困扰的患者，董瑞创建了北京康益德中西医结合肺科医院，并主持建立了国内第一所"肺纤维化"研究所——北京肺纤维化研究所，为国内外"肺纤维化"的防治提供了研究、交流、实践的平台。他带领团队研发的"肺纤维化"专业制剂养阴益肺通络丸被列入了北京市政府的"十病十药"项目。他所在的医院因治疗呼吸病、防治"肺纤维化""尘肺病"疗效显著而广为人知。

董瑞非常重视中医科研工作。作为博士生导师，他在诊疗之余，亲自带博士生并不遗余力地将自己毕生所学传授给学生们。他还主持撰写了《中西医结合诊治肺纤维化》《政协委员董瑞院长谈间质性肺炎—肺纤维化》《膏方防治肺纤维化、尘肺病》等多部医学专著，并承担了《国医大师临证方药及思路》丛书的主编工作。董瑞的学术和医疗水平得到了国家有关部门的认可，先后担任中国中西医结合学会呼吸病专业委员会副主任委员、国家"十二五"重点专科建设项目肺病科学科带头人、中国民间中医医药研究开发协会中国中医冬病夏治专业委员会主任委员等职务。2013 年，董瑞入选北京市复合型中医药学术带头人。2016 年 10 月，当选为世界中医药学会联合会中医膏方专业委员会首任会长。

（二）精诚与仁爱：心里时刻装着患者

在医学钻研上，董瑞是执拗的。董瑞的工作就是由治病和思考如何治病组成的。在他的心里，时刻都装着患者。在董瑞看来，当一名好医生，不仅要医术精，而且要长存仁爱之心。

"精"不仅是治疗，也是创新和效率。董瑞认为，疗效是第一位的，关键是让患者在最短的时间康复，减轻患者所承受的痛苦。每逢周六、周日，董瑞的诊室里都挤满了来自全国各地的患者，有顽固性哮喘患者、久治不愈的慢性咳嗽患者、小儿咳喘患者。被董瑞治愈的患者高兴地说："不管什么样的咳喘，董大夫都能有效治疗。"

董瑞曾接诊过一个严重哮喘病的孩子。医院组织了多名专家进行会诊，开出了药方，但孩子服用后效果不明显。一次孩子家长偶然用毛巾沾药在孩子胸前反复擦拭，孩子的症状竟然明显减轻了。这给了董瑞启示，对于一些特殊病症，为什么不可以把药直接作用于皮肤上，从外向内渗透呢？于是他用装注射药物的小玻璃瓶给患者拔罐，促进药物吸收。这一方法很快见效，经过一个夏天的治疗后，孩子痊愈。这个由董瑞发明的方法已被很多医生采用，成为一个成熟的治疗方法。

"仁"就是要心怀仁爱之心，多为患者考虑。如何能够减轻患者的经济负担，让他们在有限的条件下，提高生活质量，成了董瑞心心念念的事。

在怀柔城里，有一个以捡垃圾为生的老人家，长期被肾小球肾炎折磨。他找到董瑞，董瑞看了医生给他开的药方，都很好，为什么不管用呢？一问之下，才知道原来老人经济非常困难，无法支付坚持大量吃中药的费用，药量不够，病当然也好不了。董瑞了解情况后，把中医经方进行了简化，老人吃了疗效明显！老人高兴极了，逢人就说："有病找董大夫，我的病在董大夫那儿看好啦！"

患者爱戴董瑞，董瑞也离不开患者。前两年，他患上腰椎间盘突出症，需要卧床静养。然而，这个"医痴"放不下患者，硬是在诊室支了张床，趴着给患者号脉。

（三）想法与行动：为健康呼吸行万里路

董瑞有个想法，要做一个关于健康呼吸的公益行动。

董瑞说，呼吸是维持生命最重要、最基本的动作，可是对于尘肺病患者来说，呼吸却是极其困难和痛苦的。这种因长期吸入粉尘所导致的以肺组织纤维性病变为主的疾病，不仅毁掉了患者的健康，而且高额的治疗费用也会拖垮一个家庭。尘肺病多发在煤炭、机械、建材等行业集中地区，患者经济上又大多不富裕，怎么可能到北京来看病呢？

董瑞把这一想法向民盟中央领导汇报，立即得到了民盟中央的大力支持。经过充分准备，决定发起旨在救助贫困地区呼吸病患者的"健康呼吸万里行"活动。

2012 年 7 月 26 日，对于董瑞来说，意义非凡。这一天，"健康呼吸万里行"慈善公益活动在民盟中央礼堂举行了隆重的启动仪式。活动得到民盟中央领导高度重视，时任民盟中央常务副主席的张宝文出席启动仪式并讲话。他指出，"健康呼吸万里行"活动作为一项医疗帮扶活动，秉承了中医"济世救人"的传统，同时富有"同心、人本、和谐"的新内涵。"健康呼吸万里行"活动是民盟中央在"同心"思想引领下，积极开展"同心"行动，打造"同心"品牌的又一重要内容，是始终坚持与党同心的具体实践。它带给患者的不仅仅是健康，而且能够帮助他们在提高自身生活质量的同时，实现自我的全面自由发展。

张宝文主席的高度评价给了董瑞巨大鼓舞。6年来，他率领"健康呼吸万里行"的专家组走过了河北石家庄、内蒙古乌海、山西晋城、陕西富平、河南三门峡、吉林白山、云南迪庆等10个站点，累计行程35 000千米，救助尘肺病、肺纤维化患者1000余人，发放制氧机200多台，捐款捐药累计400多万元。

在义诊过程中，也有各种意外：有的患者因为病情过重，没有办法在当地救治，董瑞就把他们安置在自己的医院，免费住院治疗；有的患者并发了肺结核，别人都劝董瑞不要看，但他仍然坚持为患者把脉问诊；有的患者因路途遥远错过了义诊，半夜敲响董瑞的房门，希望他能给看一看，董瑞马上披衣起床给患者诊治……一桩桩一件件琐事，感动了患者，感染了专家组成员，也一步步竖立起了"健康呼吸万里行"的声誉。"健康呼吸万里行"成为民盟中央社会服务的重要品牌活动之一，3次被写进民盟中央常委会工作报告。

在取得阶段性成果的前提下，"健康呼吸万里行"逐步把流动帮扶转为阵地帮扶。今后几年，将围绕脱贫攻坚工作的中心，以毕节试验区、黔西南试验区、河北广宗等民盟中央帮扶联系点为依托，参与精准医疗扶贫。董瑞的任务更重了。

"做公益我不只是付出，还很有收获呢！"说到这里，董瑞的"医痴"本色尽显。他在帮扶的过程中，也在搜集一些民间治疗尘肺病的方法。一次，他在帮扶贵州毕节市对口医院建设的过程中，认识了一位老苗医，从他那里得到了一个苗医治疗尘肺病的偏方。回到北京，董瑞根据向老苗医学习的心得，结合中医思路，给几个久治不愈的病例开出了新药方，效果明显，不久陆续好转出院了。董瑞高兴地说，这就是他热心公益的最大回报。

医者的初心，就是要帮助患者。董瑞一直热心投身公益，作为民盟中央委员、民盟中央社会服务工作委员会副主任，他参与创建了民盟中央"民盟名医大课堂"品牌；参与了民盟北京市委"民盟林"建设项目；代表民盟中央、民盟北京市委承担了医疗帮扶贵州毕节朱昌镇卫生院、黔西南下五屯卫生院、北京市潭柘寺卫生院等多项公益活动；参加民盟中央、民盟北京市委、民盟怀柔总支组织的各类义诊、巡讲82次，足迹遍及20多个省市，诊治患者5000多人。

（四）责任与担当：为中医药发展振臂高呼

董瑞是执着的。从医如此，参政议政也如此。

熟悉董瑞的北京市政协工作人员都知道，他的每一件提案都是自己调研和查阅过资料的，有情况、有数据。而这些数据，很多是他用脚"量"出来的。

春节刚过，天气正寒，董瑞在朋友圈里连续晒出了他为提案调研的"直播"：有的照片展示的是早上 8 点 20 分的怀柔城，还有照片是距怀柔城 45 千米处的琉璃庙镇雾霾分布实况，以及怀柔汤河川、河北丰宁的空气质量……为了提案建议更翔实，能找到空气质量好、适合康养的地方，董瑞也是蛮拼的！"作为一名市政协委员，很高兴能为民生问题积极建言献策。但是履职的前提是立足本职工作，深入基层，多调研、多走访，反映百姓们的真切需要与实际问题，尽好身为政协委员的职责"。董瑞对委员的职责理解得很透，履职也很尽责。特别是在促进中医药行业的发展方面，他提出了大量建议。作为民盟中央委员、北京市政协委员、怀柔区政协常委，董瑞充分运用各种议政平台，为中医药立法、走出去建言献策。他先后向市、区两级政协递交了《让中医药通过奥运走向世界》《对北京市中医药发展建议》《关于促进怀柔区中医药旅游产业发展建议》等有关中医药提案 20 余件，多次获得市区两级政协优秀提案奖，对促进中医药事业的发展做出了积极的贡献。

董瑞为中医药发展的努力不止于言，更践于行。

2017 年 5 月的一天，董瑞的微信订阅号更名为"董瑞——雁栖湖中医"，这源于北京市中医管理局给董瑞的任务：以参与"一带一路"中医药服务为新起点，以雁栖湖的知名度为依托，打造一个特有的中医学术流派，为中医药行业走出去做贡献。

他已开始这样做了。不久的将来，"雁栖湖中医"会成为我国中医走出去的一个重要品牌，成为中医学术交流的重要平台。

当被问及履职多年的感受时，董瑞回答得很实在："我始终记着我的'初心'。我希望自己能够成为一名积极履职尽责的政协委员；也希望能为中医药事业的健康发展、为提升百姓的健康水平贡献自己的绵薄之力！"

（邱玉才）

四、他让中医膏方学术交流走向世界

（《中国中医药报》2017 年 1 月 23 日 8 版专刊题文）

2016 年 10 月 14 日，在北京雁栖湖 APEC 国际会议中心，世界中医药学会联合会（世界中联）第一届中医膏方专业委员会成立大会暨首届中医膏方国际高峰论坛隆重举行！会议选举北京康益德中西医结合肺科医院院长董瑞为首届首任世界中联中医膏方专业委员会会长。

第十届全国人大常委会委员、民盟中央原副主席、北京市人大原副主任、民盟北京市委原主任委员王维成，国家中医药管理局原副局长、世界中联创会副主席兼秘书长李振吉，国家中医药管理局原副局长李大宁，国医大师吕景山教授，国医大师唐祖宣教授，中国中医科学院党委副书记武东，北京市中医管理局副局长禹震，北京市政协副秘书长、民盟北京市委常务副主委刘玉芳，美国国家考试针灸委员会主席郝吉顺教授（美国），中国中医科学院基础理论研究所原所长孟庆云教授，中华中医药学会肺系专业委员会主任委员张洪春教授，中国社会科学院编审、中国中医科学院卢祥之教授，华北理工大学中医学院院长李继安教授，世界中联学术部副主任关涛，北京市怀柔区政协主席武占刚，怀柔区政府副区长任武军，怀柔区卫生计生委主任高永革，以及来自美国、韩国等国家和中国台湾、香港、澳门等地区的中医专家、民族医药专家学者 300 多人出席会议。时任全国政协副主席刘晓峰，十一届全国政协副主席陈宗兴，北京市政协副主席、民盟中央副主席、民盟北京市委主委葛剑平，北京市中医局局长屠志涛等领导，以及国医大师张灿玾、张琪、周仲瑛、晁恩祥分别写来贺词贺信，祝贺大会顺利召开。

这是董瑞院长继担任中国中西医结合学会呼吸病专业委员会副主任委员、中国民间中医医药研究开发协会中医冬病夏治专业委员会主任委员之后，担任的又一项重要的中医药学术组织职务。

（一）推进中医膏方学科建设

膏方，又叫膏剂，是方药中的八种剂型之一，具有很好的保健和医疗作用，特别是在防治慢性病、控制亚健康、治疗疑难杂症等方面，具有特殊效果。但是长期以来，膏方一直未能作为中医专门学科，被系统研究推广。近几年，国内外中医界人士对中医膏方的理论与实践开始进行了深入研究和探讨，广泛开展学术交流，扩大了中医膏方的研究与应用领域。医学界普遍认为膏方应作为新的中医学科，更好地在国内外进行交流。

2012 年国家中医药管理局提出"膏方北进"的发展战略，董瑞院长是"膏方北进"的积极倡导者与践行者，在他的中医理论和临床实践中，中医膏方占有重要位置。特别是在中医膏方防治肺纤维化、尘肺病方面，董瑞院长指出膏方防治疾病时应掌握"十个指导思想""两个创新"和"十五个结合"。在临床上将中医膏方广泛应用于防治肺纤维化、尘肺病、哮喘等呼吸疾病，痹证、脑络痹、消渴、脾胃病、肝病、肾病等中医慢性病及疑难杂病。15 年来，他累计开具膏方 5 万余料。在《中国中医药报》上发表了《霾尘咳临床证治》，首先提出了"霾尘咳"这一概念。提倡霾尘咳必须"未病先防"，选用中医膏方冬病夏治及药膳、食疗等中医特色疗法积极预防。他的临床著作《膏方防治肺纤维化、尘肺病》得到广大医学界同仁及患者的认可。他在北京康益德中西医结合肺科医院开设中医膏方科，组织医学力量利用中医膏方对呼吸类疾病和疑难杂症进行治疗探索，积极进行中医膏方学科建设。

2014 年 8 月 13 日，世界中联创会副主席兼秘书长李振吉教授一行，来北京康益德中西医结合肺科医院参观视察了中医膏方门诊、中医膏方生产基地。董瑞院长汇报了医院的发展情况，以及用中医膏方防治肺纤维化、尘肺病的临床经验。李振吉教授认为："康益德肺科医院虽是二级甲等中西医结合医院，但聚集了一批国家级名老中医，对中医膏方进行了10 多年研究，其起点高、资质齐全，累计有 5 万多料膏方临床经验，已具备一定规模，是膏方'膏方北进'的典范。董瑞院长将中医膏方应用于肺纤维化、尘肺病，开辟了重症疾病的防治途径；体现了'天人合一'的自然规律；体现了中医药防病治病一体化，为临床、科研提供了宝贵的经验。"事后，世界中联指定董瑞院长担任世界中联中医膏方专业委员会筹备组组长。

2015 年 7 月 25 日，世界中联中医膏方专业委员会筹备工作会议在北京益田影人花园酒店隆重举行。世界中联学术二部主任关涛、中国中医科学院西苑医院张燕萍教授、内蒙古自治区赤峰市蒙医中医医院副院长赫中朴教授、韩国延世大学医学部徐艺兰教授等 10 余人出席了筹备会议；中国民间中医医药研究开发协会中医冬病夏治专业委员会主任委员、中国中西医结合学会呼吸病专业委员会副主任委员、北京肺纤维化研究所所长、国医大师晁恩祥教授高徒、北京康益德中西医结合肺科医院院长董瑞主任医师作为世界中联中医膏方专业委员会筹备组组长主持了会议。

2016 年 4 月 11 日，为了促进中医膏方的交流，世界中联中医膏方专业委员会筹委会部分委员，在世界中联学术二部主任关涛、中国民间中医医药研究开发协会中医膏方专业委员会筹备组组长董瑞院长的带领下参观考察了中国台北市立联合医院中医院区、中国台湾大中华产业联盟、胜昌制药股份有限公司、华泰中医诊所，对我国台湾地区中医膏方发展情况进行了全面的考察。随后，又多次与日本、韩国等国家及我国港、澳、江、浙、沪等地多位中医膏方专家进行沟通交流。

在世界中联的领导下、在国家中医药管理局的关怀下，世界中联国内首个中医膏方专业委员会于 2016 年 10 月 14 日正式成立。这对中医膏方的发展，对于中医膏方走向世界具有里程碑式的意义。

该中医膏方专业委员会是目前国内唯一的中医膏方专业委员会，旨在促进中医膏方专业的发展，普及中医膏方的最新知识，提高全球中医膏方的防病意识，提升中医膏方在防治慢性病、控制亚健康及调理体质水平，最终建立适应中医诊疗特色优势体系与理论、助力健康中国、为服务人类注入新动力。中医膏方专业委员会隶属于世界中联，世界中联是经中华人民共和国国务院批准，民政部登记注册，总部设在北京的国际性学术组织，现任主席是原卫生部副部长、国家中医药管理局原局长佘靖女士。目前，世界中联在 67 个国家和地区，有 251 个团体会员，97 个专业（工作）委员会，3 个国际联盟，全球会员近 30 万人。

（二）推动北方中医膏方

董瑞 30 多年医学生涯，在防治肺纤维化、间质性肺炎、尘肺、肺癌、哮喘、肺气肿等肺系病及内科杂症方面，积累总结出了"专方辨证、经方辨证、膏方辨证、验方辨证、制剂选证、内病外治、冬病夏治、针药并治、身心同治、药食同治"10 条辨证施治思路。在国内率先将中医膏方、中医冬病夏治引入肺纤维化、尘肺病的防治，开创了中医药与苗医药相结合防治肺纤维化、尘肺病新领域。他诊治了包括来自美国、日本、加拿大、俄罗斯及我国 30 余个省市的肺癌、肺纤维化、哮喘、尘肺病及中医疑难杂症患者几十万人次。编写了专著《中西医结合诊治肺纤维化》，奠定了中医防治肺纤维化的理论基础；主持研发的养阴益肺通络丸，填补了中医药防治肺纤维化、尘肺病领域的空白，获选北京市"十病十药"

项目；研发的"冬病夏治 FBP 方案防治呼吸病推广应用科技成果"荣获国家有关部委适宜技术"十年百项计划"全国发明推广项目。

董瑞院长从 1990 年开始将中医膏方用于临床。他将膏方引入防治肺纤维化领域，创新夏季膏方并纳入冬病夏治范畴，将冬季膏方用于养生保健，探索"中药、苗药"相结合膏方防治呼吸疑难病。董瑞院长将中医膏方广泛应用于防治肺纤维化、尘肺病、哮喘等呼吸病，痹证、脑络痹、消渴证、脾胃病、肾病等中医慢性病疑难杂病，亚健康人群和调整人体九种体质，男女孕育前健康调理，高血压、高脂血症、肥胖症等心血管代谢性疾病，并取得了满意疗效。《膏方防治肺纤维化、尘肺病》一书的问世，受到了广大医学界同仁及患者的认可。"康益膏方"具有疗效显著、"一人一方"、防治皆宜、服用方便、口感极佳的特点。"康益膏方"的临床应用，为广大慢性病和亚健康人群的调治带来福音。

董瑞院长创办了京郊首家社会办医北京康益德中西医结合肺科医院，医院是北京市中西医结合二级甲等专科医院，拥有国家中医药管理局"十二五"肺病重点专科；是北京肺纤维化研究所挂靠单位、北京市医保、工伤、新农合定点医院、北京市社会办医人才引进试点单位、北京市社会办医职称改革试点单位、北京市中医健康养老试点单位、北京市 5A 级社会组织单位、中国中医科学院中国医史文献研究所第一临床医院。

医院突出中医膏方的应用和研究，使医院得到了快速发展。目前规模为占地 91 亩，建筑面积 2.4 万平方米，分为本部和大明星两个院区，共有床位 600 张。设有国医大师晁恩祥教授传承工作分站，国医大师吕景山教授传承工作分站，首都国医名师余瀛鳌教授传承工作分站，山西门氏中医杂病工作站等 10 个国家级名老中医工作站；设有"肺纤维化、肺部肿瘤、尘肺病、哮喘病、中医膏方、中医冬病夏治"等十个院内重点专科。医院于 2012 年开始设立中医膏方专科，积累了 2 万多例中医膏方防治肺纤维化、尘肺病等慢性病的临床经验。研制了康益延年益寿膏、康益美容驻颜膏、康益养生膏等 8 个系列中医养生膏方，深受亚健康人群欢迎，累计加工膏滋方 5 万余料。在国家中医药管理局提出"膏方北进"发展战略中做出积极的表率作用，凸显推动了北方中医膏方的发展，使辽阔的北方大地逐渐认识中医膏方、体验中医膏方，使中医膏方在调理亚健康人群和调整九种体质及防治慢性病等方面发挥出中医特色优势。

（三）肩负传承发扬使命

董瑞院长站在国家"一路一带"发展的高度，制定中医膏方的发展蓝图，凝聚人心和各方力量，搭建中医膏方走向世界的平台。主持制定了世界中医药学会联合会中医膏方专业委员会 5 年 10 项规划，即：①开展国内外膏方学术交流；②建立全国中医膏方首席专家工作委员会；③建立膏方行业标准；④建立全国中医膏方联盟；⑤培训膏方医师及膏方制作人员；⑥积极参与中医药健康旅游、养生保健、康养结合；⑦积极参与"一路一带"中医药文化工程；⑧试点全国中医膏方文化馆、地道膏方中药材馆建设；⑨设立中医膏方慢性疑难病防治科技奖项目；⑩推动南北膏方融合，推动膏方制作传统工艺与现代工艺结合。

集中力量做好中医膏方的传承、创新、发展工作。

董瑞院长工作十分繁忙，但是他仍然抽出大量时间，开展中医膏方工作，得到多方的高度肯定和支持。

全国政协常委、民盟中央副主席、北京市政协副主席、民盟北京市委主委葛建平说：世界中联第一届中医膏方委员会成立大会暨首届国际中医膏方高峰论坛承办单位北京康益德中西医结合肺科医院创建人董瑞院长，是一名著名的中医专家，也是一名爱心、善行的优秀民主党派成员。他创建了民盟中央"健康呼吸万里行"品牌；参与了"民盟名医大课堂"；对口帮扶了贵州省朱昌镇、北京市潭柘寺两所卫生院，积极参与各级民盟组织的全国各地义诊及爱心救助活动；多次被评为民盟中央、民盟北京市先进个人和北京市、怀柔区两级优秀政协委员。十一届全国政协副主席、农工党中央原常务副主席陈宗兴，特别关心中医膏方事业，他说：中医是祖国医疗保健领域最重要的部分之一，而中医膏方，正是中医药的重要组成部分。千百年来，膏方在中华民族的健康事业中显现了独特的光芒，不仅治病，而且养生，不仅适合于老人，还适用于妇女和儿童。我了解董瑞院长，他是民盟中央委员、北京市政协委员，他做的"健康呼吸万里行"在民主党派中很有影响。他酷爱中医，师出名门，在防治肺纤维化、尘肺病，中医膏方，中医冬病夏治等领域有较大影响，对他当选世界中联第一届中医膏方专业委员会会长表示祝贺。国家中医药管理局政策法规司原司长桑滨生对中医膏方高度肯定，并表示："膏方专委会"的成立标志着"膏方"是中医膏方一次飞跃发展。希望把握机遇，团结南北膏方专家为中医慢性病防治、养生保健，做出积极贡献。

国医大师张琪教授说：董瑞院长潜心研究中医膏方的理论和治疗应用，取得了突破性成绩。特别是在中医药治疗肺纤维化、尘肺病等肺系病方面，取得重要成果，开发的专业用药，填补了中医界空白。他传承岐黄，创新开拓，近些年来，特别专注于中医膏方的研究，把中医膏方引入肺纤维化、冬病夏治的应用治疗中，取得很好的效果，他还把苗药结合进中医膏方里，扩大了中医膏方的范围，丰富了中医膏方的内容，很值得学习。他做世界中联中医膏方专业委员会会长最为合适。张琪教授为大会撰写贺词：膏方之用，调济盈虚，扶正祛邪，健身除疾。国医大师唐祖宣教授参加了世界中联第一届中医膏方专委会成立大会暨首届国际中医膏方高峰论坛。在大会上，做了题为《膏方与治未病》的主题报告，并对董瑞院长在中医膏方的努力和探索，给予充分肯定和大力支持，并为董院长题词——"行欲方而智欲圆，心欲小而胆欲大"。第二届国医大师吕景山教授写信给董瑞院长，对其在中医膏方的研究和推广，给予了热情支持。他指出，董瑞院长对膏方素有研究，临床运用颇广。董瑞早年从军，刻苦学医，广拜名师，相信会在膏方领域，带头开拓耕耘，在不久的将来，创造出辉煌的业绩，争取为伟大中医事业的振兴做出贡献。吕景山教授对北京康益德中西医结合肺科医院设立国医大师传承工作分站，开展中医膏方的全面研究感到高兴，为董瑞院长题词——"大医精诚、敬命求慎"。

海内外的专家、学者，对董瑞先生当选世界中联中医膏方专业委员会会长表示祝贺；对董瑞院长在中医膏方理论、应用等方面取得的成就，为中医膏方走向世界所做出的贡献，给予了充分肯定。

美国国家考试针灸委员会主席、美国西南中医学院董事长郝吉顺教授说：世界中联第一届中医膏方专业委员会成立大会暨首届国际中医膏方高峰论坛成功召开，这是中医膏方走向世界的新开端，具有里程碑式的意义。国内学者北京中医药大学东直门医院苏惠萍教授《中医膏方组方及应用》、中国中医科学院西苑医院张燕萍教授《膏方在哮喘病临床应用》、广东省深圳市龙岗区中医院院长胡世平教授《膏方养生》、上海中医药大学附属岳阳中西医结合医院齐瑞教授《海派膏方特色》等论文中，从理论和实践上，对中医膏方进行了广泛的交流。第二届国医大师王琦教授认为董瑞院长将冬病夏治与膏方调理九种体质相结合，引入肺纤维化、尘肺病慢性疑难病防治，这是在临床上一种新的创举。王琦教授表达了对中医膏方事业的期望和支持。

我们深信董瑞院长在肩负起中医膏方传承发扬使命的过程中，能够发挥中医膏方的领军作用，使中医膏方事业走向世界。

（白绍林　何璞昕）

五、肺纤维化专家董瑞——中医疗效是硬道理

（《健康报》网站 2017 年 5 月 9 日刊登）

2017 年 4 月，北京康益德中西医结合肺科医院院长董瑞正式被聘为中国中医科学院广安门医院呼吸科主任医师，在全国中医界受到了广泛瞩目。

董瑞院长是主任中医师、中国中医科学院客座研究员、南京中医药大学博士生导师。学术上担任：世界中医药学会联合会中医膏方专业委员会会长，中国民间中医医药研究开发协会副会长兼中国民间中医医药研究开发协会中医冬病夏治专业委员会主任委员、北京市复合型中医药学术带头人、中国中西医结合学会呼吸病专业委员会副主任委员等多项职务。

董瑞师从国医大师晁恩祥教授，先后受过著名中医学家董建华、谢海洲、姜春华、焦树德，以及国医大师颜德馨、张灿玾、李振华、张琪、周仲瑛、朱良春、陆广莘、段富津、吕景山、石学敏、王琦等大家点拨、指导，并深得诸大家真传。

董瑞院长在基层行医 30 年，在中西医结合、中医药与苗医药结合、中医膏方、中医冬病夏治防治肺纤维化、尘肺病等呼吸疑难病领域研究颇深，提出了"卫气、宗气、营气、真气四正气虚为本，痰、瘀、毒损伤肺络为标"的病因病机理论；创建了"补肺生肌、益肺通络、扶阳固本"等治则；临床诊治肺纤维化、尘肺病，实现了纤维化部分逆转，在实践上突破了"肺纤维化无法逆转"认识。

董瑞院长编写了《中西医结合防治肺纤维化》《中医膏方防治肺纤维化、尘肺病》，研

发的养阴益肺通络丸、仙芪扶阳固本丸、补肺珠芨丸在哮喘、变异咳嗽、肺癌、肺心病、肺动脉高压等领域取得了不凡的成就，在呼吸病防治方面开创了"冬病夏治与冬病冬防结合，中医膏方与冬病夏治结合，中医经方与验方结合"新疗法，于 2006 年获卫生部"十年百项计划"全国发明推广项目，创建中医冬病夏治专业委员会并连任三届主委。在全国创办冬病夏治学习班 50 余期，培训医师 5000 多人，冬病夏治防治呼吸病合作医院 1000 余家。

董瑞院长是"膏方北进"的倡导者与践行者，牵头成立了世界中医药学会联合会中医膏方专业委员会并担任会长，把中医膏方广泛应用到慢性病防治、疑难病、健康养生等领域，10 年来开出中医膏方 10 万余料，成为我国中医膏方领域学科带头人并让中医膏方走向世界，得到了中医界的肯定。董瑞院长对中医热爱、执着甚至着迷！访名中医、挖掘整理民间中医、苗医药、蒙医药、布依族等民族医药绝技，抓科研，带教学生几十年如一日。功夫不负有心人，董瑞院长的拼搏努力得到了中医界的肯定，中国中医科学院聘其为客座研究员，南京中医药大学聘其为博士生导师；同时还担任了国家中医药局"十二五"重点专科建设项目肺病科学科带头人、北京肺纤维化研究所所长、国医大师晁恩祥教授传承工作分站站长，入选了北京市复合型中医药学科带头人；如今又被全国最权威的中国中医科学院广安门医院聘为主任中医师；董瑞院长表示：在新的平台，要更好地发挥运用中医药、苗医药、中医膏方、中医冬病夏治来解决中医疑难重症。同时会坚定服务基层理念：每周日在康益德常年为条件差的患者开放 70 名普通门诊号，让患者看得上病，让患者看到真正中医疗效，是我人生最大目标！大医精诚……董瑞院长一句"中医疗效是硬道理"早已成为他的座右铭！

（卢祥之）

六、万里行医万里爱　京城来了名中医

——民盟中央委员董瑞助力脱贫攻坚故事

董瑞，主任中医师，自 2002 年加入民盟以来，积极响应民盟中央号召，在民盟助力脱贫攻坚的行动中，始终有他忙碌的身影，有他爱的奉献。

"董院长，您的中药效果很好，我的咳喘症状好多了，还要谢谢您捐赠的呼吸机，我吸完氧舒服多了，太感谢您了！"一位几天前接受捐赠的患者在回访调查中表达了他的感激之情。这是民盟中央发起的"健康呼吸万里行"救助尘肺病人活动中听到的患者心声。

尘肺病是劳动者吸入矿物粉尘引起的弥漫性肺纤维化疾病，患者患病后的痛苦经历和艰难生活得到全社会广泛关注。作为民盟盟员和肺纤维化专家，董瑞对尘肺病患者的痛苦看在眼里急在心里，在他的积极推动下，2012 年 7 月 26 日由民盟中央发起，民盟北京市委等 10 个省级组织协办，北京康益德中西医结合肺科医院承办的"健康呼吸万里行"大型全

国救助尘肺病、肺纤维化公益活动启动，董瑞担任了救助活动的首席中医专家，带领医疗团队走遍全国 10 余个省市捐款、捐药，免费救治和救助了众多尘肺病患者。

截至 2019 年，"健康呼吸万里行"已开展了河北石家庄、内蒙古乌海、山西晋城、陕西富平、河南三门峡、吉林白山、云南迪庆、河北丰宁等 10 站活动，累计行程超过 35 000 千米，救助尘肺病、肺纤维化患者 1000 余人，发放制氧机 200 多台，捐款、捐药累计 400 多万元。"健康呼吸万里行"成为民盟中央重要的社会服务品牌之一，曾 3 次写入民盟中央常委会报告，董瑞救助尘肺病患者的事迹也入选了"全国政协委员慈善事迹展"。

黔西南州"星火计划、科技扶贫"试验区成立后，民盟中央高度重视，积极行动，在医疗帮扶方面开展了"民盟名医大课堂"等系列活动，充分发挥民盟优势对黔西南州进行了支持和帮扶，医疗帮扶成为民盟中央助力黔西南"脱贫攻坚"的重点建设项目。

"这是北京来的中医专家，治好了很多咳喘病了，爸，您的咳嗽肯定能治好。"在黔西南下五屯卫生院"民盟名中医工作室"候诊的走廊里，一个年轻人对一位不停咳嗽的老人大声地说着。

"董院长，这是我妻子，前些天检查出了肺小结节，听说您的方子很管用，今天特地从贵阳赶过来。"一位中年男人向面前的大夫介绍着患者病情。被患者团团围住的中医专家正是民盟中央助力黔西南"脱贫攻坚"医疗帮扶首席专家董瑞。

2017 年，在黔西南州兴义市举行的以"凝心聚力·脱贫攻坚"为主题的第五届"中国美丽乡村·万峰林峰会"上，董瑞代表民盟中央和民盟北京市委向黔西南兴义市下五屯卫生院捐赠 50 万元用于建设"民盟名中医工作室"，免费救助贫困肺纤维化、尘肺病、哮喘患者。2018 年 5 月，"民盟名中医工作室"正式启动，董瑞坚持每月自费到兴义开展义诊活动。有一次飞机晚点，千里迢迢飞赴下五屯卫生院后，未来得及吃晚饭，董瑞就开始为等候的患者义诊，不知过了多久，突然他感到一阵眩晕，知道一定是出现低血糖了，他赶紧吃了口东西，疲惫地看了下表，已经深夜十二点多，门外还有一名等候的患者，他打起精神认真地看完最后一名患者，开好处方后才去休息。

董瑞的定期义诊让兴义市当地很多身患疑难杂症的老百姓不出远门就得到了北京来的名中医的诊治，解决了老百姓看病难、看病贵的问题，使工作室的影响力不断提升。他高超的医术和高尚的医德赢得了患者的信任，前来就医的患者从最开始的下五屯附近村民逐渐拓展到云南、广西、四川等周边省份。他认真带教徒弟，传授中医技术和管理经验，提升了下五屯卫生院的医疗业务和管理水平，产生了良好的经济和社会效益。目前，"民盟名中医工作室"已经成为民盟中央支持建设康养黔西南的一个示范窗口与亮点工程。

早在 2008 年，董瑞就积极参加了民盟中央对口帮扶援建贵州省毕节市朱昌镇卫生院，他先后多次参加赴毕节义诊、带教活动，累计捐助药品、信息化设备和软件价值人民币 220 多万元。2015 年，他响应北京市委统战部、民盟北京市委开展的 8 个民主党派重点支持门头沟区发展"8+1"行动医疗帮扶门头沟潭柘寺卫生院。2019 年，防治尘肺病"乡村小名医工作站"在门头沟区门矿医院启动，董瑞作为对口帮扶专家每月会诊查房，带教两名中医主治医师，使医疗帮扶的辐射范围和受益人群进一步扩大到门头沟全区。

加入民盟18年来，董瑞积极参加民盟组织的各种慈善救助活动，竭尽所能，回报社会。2018年1月他当选为第十三届全国政协委员，2019年1月他又获国务院批准成为享受国务院政府特殊津贴专家，他有着越来越多的社会兼职，也收获了众多荣誉，但他始终怀揣着一颗"悬壶济世，扶危济困"的仁者之心，在医疗扶贫之路上不改初心、奋力前行。

（张平健）

第十二章　董氏中医传承团队跟师体会

一、董莹跟师心得体会

自古以来中医的学习方式包括：院校教育、家学传承或师承授受。以上三种学习方式对我学习中医道路均有很大影响，让我热爱中医药事业并坚信疗效是中医药的生命线。

我出身中医药世家。自小跟着父亲学习，耳濡目染，对中医有浓厚的兴趣，后于北京中医药大学学习。近年又有幸跟国医大师晁恩祥教授学习，在各位老师口传心授的精心指导下，我更感受到中医博大精深，学无止境。

家学传承：在父亲董瑞教授的影响下，少年即坚定了学医志向，从小在父亲身边，父亲非常重视经典的学习，要求我熟读《黄帝内经》《伤寒杂病论》等经典著作及历代医学名著，这为我之后的中医学习之路做了良好铺垫。

院校教育：在北京中医药大学学习 7 年，其间我系统地学习了中医及西医的理论知识，建立了较为系统的理论体系及诊疗思路。

跟师传承：近年来离开院校，跟从家父董瑞教授及国医大师晁恩祥教授跟诊学习，有以下体会。

（一）以"大医精诚"为念

作为一名医者，除了要有高超的医术，更重要的是必须具备高尚的医德。无论是家父，还是晁老，在"仁心、仁德、仁术"方面都为我树立了良好的榜样。他们认真对待每一位患者，以解除他们的病痛为己任，在临床诊治过程中态度谦和，耐心为患者分析病情，为患者着想。这使我相信中医的传承，不仅是在医术上，更是在医德医风上。在今后的行医道路上，我都会以服务好每一位患者为中心，对患者赤诚相待，尽心尽力。

（二）坚信中医理论的科学性，坚信中医的疗效

当代社会，对中医的认知总有不同的声音。身为一名中医人，院校的学习使我坚信中医理论知识的科学性，家父和晁老在临床上取得的良好疗效，更是让我坚信，中医是以疗效证明其具有科学性。

（三）中医辨证论治是临证的法宝，善于"抓主症"

跟随晁老应诊，面对临床病例，都要从写病例、四诊入手，往往患者的病情较为复杂，临床症状亦复杂多变。晁老教导中医临床之关键在于四诊合参，辨证精当，只要抓住主症，确定核心病机就可确定治则治法，方药随机而出，立法方药一致。我在跟诊学习中更加反复体会老师的辨证思想、用药经验，包括如何抓主症、辨证分析、治法，用药经验及诊疗技巧。家父亦在临床教导我中医辨证论治的思维要以理为先，中医治疗疾病讲究"理、法、方、药"，其中的"理"指的是中医基础理论，临床上经常看到一些医师治疗疾病只重视方药而缺乏对医理的关注，表现为中药"君臣佐使"的使用不能明确其针对的证候，造成病重药轻或者药不对症的现象。而注重中医医理的学习和掌握，在临床治疗疾病的时候往往会取得良好的效果。

（四）注重中西医结合，取长补短

家父常常教导我，在注重中医治疗的同时一定要重视西医的诊疗，在治疗某一疾病时应充分发挥中西医各自所长。晁老亦在临床上主张扎根中医，西为中用，中西医结合。作为一名合格的中医人，我们更应该学会两条腿走路，充分发挥中西医各自的优势，取长补短。

（五）所谓传承，即要继承大家的学术思想

名医大家的学术思想是源于中医药经典和临床经验，是名老中医在长期理论研究与临床实践中形成的继承与创新中医学术的指导思想。一位中医药学者评价道：当今名老中医的学术思想与临床经验和技术专长是他们的学术研究、临床实践与中医药理论、前人经验相结合的智慧结晶，代表着当前中医学术与临床发展的最高水平，它更鲜活生动，更具有现实的指导性。这高度概括了名老中医的学术价值，因而继承名老中医经验绝不是治疗某个疾病的几个方、几个法的问题。我们在传承过程中要善于总结，继承老师的学术思想。

（六）注重中医整体观念和"治未病思想"

根据《黄帝内经》"治未病"思想和"冬病夏治"的理论，晁老十分重视人体正气在治疗疾病过程中的地位和作用，强调"正气存内，邪不可干"。家父多年来力推冬病夏治方法，亦善用膏方，总结出了膏方防治疾病与保健的一套思路。

医精为业，以诚待人，怀着对中医的诚心，对学术的诚信和对患者的诚意，我会继续努力扎根临床，服务患者，重视传承，勇于创新，为中医药事业奋斗终生。我知道，通过师承教育学习，我会更加热爱中医，立志用毕生精力去学习和探索中医理论，传承名师的学术思想，并运用于临床，为广大患者解除病痛。

（董　莹）

二、董杰跟师心得体会

（一）发展"铁杆中医"，为中医药事业保驾护航

"铁杆中医"包含两层含义，一方面是热爱中医药事业的医生，另一方面是相信中医药疗效的患者。医生开出好药方、患者积极地配合治疗，中医药的疗效才能够得到显现。

20世纪80年代初，全国中医药事业萎缩，人们纷纷怀疑中医的实际疗效。甚至有反中医论者提出了"消灭中医"的言论，在当时那个时代，很多中医药人反而被认作江湖骗子。在这样的背景下，全国各地的中医药大家以"铁杆中医"之精神，多次无畏强权、不顾个人荣辱，联合直言上书中央，维护中医药事业的发展。正是凭借无数中医人对中医的坚定信念和对中医药事业的无限热爱，才迎来了2017年中医药的正式立法，一代代"铁杆中医"也在多次重大"疫情"的危难之际，发挥重大作用，为保障人民健康发挥了重要作用。可以说"铁杆中医"用疗效证明了中医存在的硬道理，并最终得到了人民群众的广泛认可。

常言道，一名"铁杆中医"，能够转化许许多多的患者成为"铁杆中医"。当一名中医师给患者开出中药方后，更需要患者的密切配合，严格遵照医嘱才有好的中医疗效。如果患者不相信中医，轻易中断服用或者未按时、按量服用，即使遇到在世华佗，也往往是没有理想疗效的；相反，如果患者是"铁杆中医"，听从中医师的建议，达到医生与患者中医气场相投的境界，对症的药方甚至可以发挥出超出方剂本身的疗效，达到身体阴阳平衡的整体调理。家父的很多患者都是追随他多年的"铁杆中医"粉丝，他们经常因为某一个病症找到家父开药方，服用一疗程，神奇地发现其他很多身体不舒适的地方也一同治愈了，从而对中医疗效之独特性更加认可。

在中医的发展过程当中，一定要拥有"铁杆中医"；不管是"铁杆中医"医师还是"铁杆中医"患者，只有大家都成为中医药事业的捍卫者，相信中医理论的正确性、相信中医药的切实疗效，现代化中医药事业才能够在良性的土壤中苗壮成长。

家父作为"铁杆中医"，不仅积极在全国、市、区三级政协和民盟中积极为中医发展建言献策，更是把自己的毕生心血倾注在中医药事业。他恪守疗效是中医药的生命线，以加强中医人的自信心为己任。近年来，他在临床已经很少使用西药方，给患者诊治完全通过中医疗法并且均取得非常好的临床疗效。同时他也是中医名家、验方的忠实"粉丝"，遍访全国各地的国医大师和民间中医，每每与这些大师谈到深处时都会全然忘我，对中医药的热爱就像他的血液一样流淌在身体里，也让我们全家为之感动。在他的带动下，我们全家都是"铁杆中医"。有一次，我不满6个月的女儿得了感冒，全家人第一选择就是服用中草药汤剂，家父开出的小汤药喝下去，不出一天，女儿的感冒症状就大大缓解并且没有不良反应产生，也是从那一刻起，我就决定，我的女儿从小就要学习中医，锻炼中医"童子功"。

（二）锻炼"童子功"，为中医药事业插上翅膀

我国许多传统技艺都需要"童子功"才能练得更好。比如说戏曲就需要从小练习身形姿态、把技艺融入骨子里，长大之后才可能成为曲苑大家。中医也是如此。

提起中医，可能有很多人认可"老中医"，这个"老"字，就充分说明了中医"童子功"的重要性。中医通过日积月累的学习、实践，顿悟出理论思维，没有长时间的中医临床经验，绝对无法成为一名好中医。比如现代国医大师的评选，其中有一项重要标准是"从事中医药临床工作 50 年以上，具有主任中医师职称，临床经验丰富，医术精湛，疗效特别显著，在群众中享有很高声誉"。可见如果一名中医师没有从小学医的经验，是很难在年届古稀之前形成深入的中医思维的，无法把复杂的方剂与因人而异的辨证相结合，开出的方往往只是方证相依，无法达到阴阳平衡的至高境界，而中医药的疗效也无法发挥到最佳状态。

好中医境界的提升，是 99 分的日积月累加上 1 分的悟性，练好"童子功"，从小不断对中医经典书籍进行背诵学习，在中医药的书海中不断熏陶成长，将经典熟记于心并结合多年临床实践，一定会在某个阶段顿悟中医理论，得到境界的大提升，开出的方剂疗效会明显改善。

学习中医并不仅仅要读书、累积大量临床实践，更重要的是背书，这是古今以来很多中医世家成才的共同经验。孩童阶段，是一个人记忆力最佳的时光，这段时间所反复背诵的药性歌诀、方剂组成、中医理论，将会终生记忆深刻。锻炼"童子功"的中医人，不仅从小为中医理论打下了坚实的基础，更形成了深刻的中医思维，受益终生。

（三）通过锻炼"童子功"发展"铁杆中医"，形成中医药基础教育模式

中医是一种理论思维，和西医理论思维有巨大的不同，如果从小就不了解中医的五脏六腑、阴阳五行、经络穴位等基础理论，很容易认为中医是不科学的，从而形成思维抵触。因此，培养"铁杆中医"最好是从小锻炼"童子功"，从小开始学习中医思维和基础理论。近年来，全国很多地区开展了中医药文化进校园活动，每年的全国两会都有多位代表，积极提倡锻炼中医"童子功"，全国政协委员、北京市东城区史家胡同小学校长王欢表示：在青少年人群中重点推进中医药文化的传承和普及，有助于青少年形成正确的生命观和健康理念、热爱科学和钻研科学的思维素养及"医者仁心"的道德情怀，也有助于丰富和拓展中小学的科学实践活动。全国政协委员、湖北中医药大学副校长马骏提出议案：深入推进中医药科普进校园，如果中医药教育"从娃娃抓起"，对中医药在社会认同度的提升及中医药学科的发展都有积极影响。

然而学习中医药理论基础的过程是枯燥乏味的，单纯锻炼"童子功"，不仅无法从小形成中医思维和深刻的理论体系，反而容易形成逆反情绪，一定要同时让孩子从小尝试中医药，感受中医药的独特魅力，受益于中医药的真实疗效，成为"铁杆中医"，这样才可以十年如一日地静下心来去不断记忆和理解关于中医的经典著作。历史上的中医名家大多是锻炼

"童子功"的"铁杆中医",学习中医从相信中医开始。

家父就是典型锻炼"童子功"的"铁杆中医",在他13岁时因腿疾致无法行走,从此开始了漫漫的求医之路。过程中因机缘巧合在接受中医治疗的同时,开始学习中医,从对中医的一知半解到熟背"四小经典"与"四大经典",当中医的神奇疗效让他再次站起来时,他内心无比坚信中医的疗效,因自己是中医的受益人,使得他成为"铁杆中医",而从小熟读经典医书锻炼"童子功",不仅让他形成了中医思维和理论体系,更是往他的骨子里刻进了对中医的自信。

从步入杏林开始,家父以这种对中医的自信和热爱,从未间断科研和临床,在他50岁晋升主任中医师的时候,基于长时间的累积和"童子功"带来的超高中医悟性,他对中医终于有了更加透彻的领悟,就像他常常引用国医大师张灿玾教导我们的:"不懂天地之阴阳,不懂父母之阴阳,不懂自然界之阴阳,不懂四季之阴阳,不懂十二时辰之阴阳,又不懂病之阴阳、证之阴阳、体质之阴阳、病因病机之阴阳,方之阴阳、药之阴阳,何以为医?"中医思维的至高境界恰就是这种阴阳平衡思维指导下的辨证施治。没有锻炼"童子功",不是"铁杆中医",想达到这样的境界是万万不可能的。

(四)"铁杆中医"家庭锻炼"童子功",让中医思维造福子孙

在续祎民的文章《女儿,你得学中医!》一文中,有这样两段话也说出了我的心声,"中医,不仅仅是一种技术,更是一种复合的观念!""生命的智慧,就是你选择了不去做什么!这个智慧,就存在于《黄帝内经》里、在中医里!"

在如今纷繁复杂的世界中,学习如何去选择,选择更好、更适合自己的生活已经成为一种越来越难的思维模式,而中医中天人合一、阴阳平衡、五行相生相克等思维模式是对万物理论更好的一种诠释,从小学习中医,形成中医思维,会有助于孩子学会如何调节情绪、调理身体,甚至用"上医治未病"理论,提高自身免疫力来适应环境的改变,从而极大减少患病的概率。拥有这种思维模式不管日后是否能成为一名中医都会受益终生。

对于我们这样的一个"铁杆中医"家庭而言,家中子女从小学习中医,锻炼"童子功",不仅仅是以强烈的使命感传承董氏中医,更是希望用代代相传的中医思维,让我们的子孙后代可以获得更好、更适合自己的生活状态,这样的一种面对生活、生命与自然的人生态度,我想在任何时代、任何疾病苦难下都会展现出其强大生命力。而这种生命力正是中医最高疗效境界的表现。

如今,中医药的发展已经进入了全新的时代,中医人迎来了巨大的时代机遇,董氏中医作为中医传承的一只细流,我们会世代传承发扬光大,慢慢汇聚成河,不仅仅造福我们的子孙,更期望为中医药事业的发展贡献我们的力量。

（董 杰）

三、耿占峰跟师心得体会

中医药是中华民族的瑰宝，每一位中医师都肩负着大力传承发展中医药的重任，而中医的发展离不开师承。我毕业工作后便师从全国政协委员、享受国务院政府特殊津贴专家、博士生导师、北京康益德中西医结合肺科医院院长董瑞主任中医师。跟师多年感受颇多，心得如下。

（一）要学习董老师对中医的挚爱和坚守的精神

董老师因幼年腿疾，有机会接触到祖国的传统中医学。他在熟读经典医书的过程中，不仅学习到中医这一门博大精深的学问，还往骨子里刻进了对中医的自信和挚爱，坚信中医的疗效，坚守成为一名"铁杆中医"。这是一个长期的过程，需要的不仅仅是对中医的挚爱，还需要付出和坚守。

博采众长而不故步自封，此为君子修身之道，更是董老师的学医之道。他在行医多年间，正式拜国医大师晁恩祥为师，先后拜访李振华、张灿玾等40多位国医大师，寻访100多位民间名医，充分吸取众家之长，学习他们的治疗方略、诊病"绝活"，他的这种精神正是我为之所学的。

（二）要学习董老师对中医的继承和创新的精神

在临床实践中，董老师擅长运用中医药治疗哮喘病、肺纤维化、尘肺病、肺小结节、肺癌等各种急慢性呼吸系统疾病和痹证、消渴、脾胃病等中医内科慢性病及疑难杂病。董老师尤其致力于肺系病的研究，擅长肺纤维化的诊治，从他关于肺系的学术思想可以窥见其治学严谨、精研医理、善于辨证施治、擅用中医理论解决疑难危重症的大医境界。在挖掘整理和学习传统中医药经典著作和古法古方的基础上，他总结了自己的中医药临床经验和用药用技特点，形成了董氏"五方、七术、十二方术""五经、十三穴、十九灸刺"的中医临床思想，冬病夏治实用技术获得了国家专利，并在全国得到了普及和推广，服务于众多慢性病患者，赢得了社会的广大赞誉。

疗效是中医药的生命线。董老师从道地中药、苗医苗药入手，在国内率先运用珠子参为君、白及为臣等中药组成的"珠芨汤"治疗肺痿，取得了很好的疗效，并研发了仙芪扶阳固本丸和养阴益肺通络丸两个院内制剂，在肺纤维化和慢性支气管炎治疗方面有了实质性的突破，减轻了患者临床症状，改善了患者的生活质量，得到患者的好评。因此更加使我对祖国医学的继承和创新充满了信心。

（三）要学习董老师对中医人的传承和培养的精神

中医师承是中医文化教育的魂脉，是培养中医人才不可或缺的一种形式。董老师对于中医传承怀有强烈的使命感，在跟师学习的日子里，我深深地体会到他不仅是一位医术精湛、医德高尚的医生，更是一名优秀的中医传承大师。他时时刻刻都在要求学生们要担当起弘扬中医药文化事业的大任，做苍生大医。

他把自己行医多年的临床诊疗经验上升为理论，用于指导学生的工作，编写了国内首部中西医结合诊治肺纤维化的专著，这些都使我更新了观念，开阔了视野，拓展了思路，坚定了对中医中药的信心。

董老师对中医事业充满了强烈的使命感和责任感，毫无保留地提携后生，这种精神时刻激励着我们中青年医生为中医文化的兴旺昌盛而努力奋斗！

（四）要学习董老师对社会勇于担当的精神

行医数十载，董老师始终践行着自己的座右铭："视患者为朋友，让患者看得上病、看得起病、让患者看到生命的希望"。无数患者感受到了董老师的大爱、仁心仁术。

董老师始终在国家紧急时刻冲在第一线（如2003年"非典"和2020年新冠肺炎的诊疗工作）并伸出援助之手，为新冠肺炎疫情严重的湖北捐献防疫物资。作为全国政协委员，积极建言献策、参政议政，彰显了一位中医人的社会责任和使命担当。

不忘初心，不负韶华，中医的未来更加美好。

感谢我的恩师！

（耿占峰）

四、李壮花跟师心得体会

跟诊董瑞老师学习16载，老师的一言一行，潜移默化地影响着我对中医的认识，以及自己职业生涯的定位。现谈几点心得体会如下。

（一）四诊合参，审慎如一

董瑞老师重视四诊，临床应用四诊仔细认真而且具有技巧性。察色按脉，先别阴阳，在临床出诊中，得到充分体现和验证。接诊每一位患者，都是先按脉，看舌质、舌苔。无不论男女老幼、贫富贵贱，都一视同仁。董老师切脉甚为认真，无论多忙，每个患者切脉时间均不少于两分钟。他多次教导我们必须熟练掌握寸口脉诊，懂得三部九候法，要善于识别正常和病态的脉象。只有多临床，才能体会脉诊的奥秘。

（二）注重辨证，讲究整体

董瑞老师注重辨证论治，身体力行。寒、热、表、里、虚、实、阴、阳八纲辨证，要求我们熟记于心。无论何病何证，先辨阴阳为"大法"，贯穿诊病始终。同时重视从整体观念出发看问题，切不可头痛医头，脚痛医脚。正如清代医书《留香馆医话》所述："医者，意也。凡治一病，对于天时之寒暖，人事之劳逸，体格之强弱，年龄之老少，病前之饮食起居，平素之有无宿恙，一一皆当推究，以意融会之……自有对证之方，得于心应于手。"这就是中医治病强调的整体观念和辨证论治方法。

（三）精研伤寒，学术创新

董瑞老师要求我们熟读中医经典，尤其是《伤寒论》。他说：中医经典永不过时，在这次抗击新冠肺炎的"战疫"中，得到了充分体现。在西医没有特效药、还未研发出疫苗的情况下，中医同道通过挖掘中医经典中"抗疫"名方，进行总结提炼，应用于临床，取得了很好的效果，大家有目共睹。我们要秉承着"传承不泥古，创新不离宗"的发展理念，不断总结，才能创新，真正做到古为今用。

（四）善治肺病，博采众方

董瑞老师潜心钻研中医肺系病的治疗。将"让呼吸病患者享有平等呼吸"作为自己终身追求的目标。他谦虚好学，广拜名师，不辞辛苦，博采众方，得到了多位国医大师及民间中医的真传，形成了自己治疗肺系病的十个协定方和两个院内制剂，临床效果显著。董瑞老师告诫我们：术业有专攻，每个医生都有自己的绝活，要不耻下问，虚心求学，才能学有所成。

（五）衷中参西，注重科研

董瑞老师是"铁杆中医"，但他并不反对西医。积极倡导中西医结合，让两种不同医学体系相辅相成，协同发挥各自的作用。中医理论治疗，西医的设备检查来进行验证，发挥科研对临床的指导。

总之，读经典，多临床，写医案，重科研，善总结。路漫漫其修远兮，吾将上下而求索。

（李壮花）

五、张树森跟师心得体会

光阴荏苒，时光如梭，不知不觉自己从医已经20个年头了，有幸师从于董瑞主任中医师，令我受益终生。在临床实践中，老师擅长运用中医药治疗呼吸系统及内科杂症，特别是治疗肺痿，提出了"正气不足、痰瘀毒损伤肺络"的病因病机新学说，注重扶正气，调整阴阳失衡，诊治国内外病人5万余例，取得了较好的效果。我在跟师学习的日子里，开拓了思路，更新了观念，逐步提高了诊疗技术，坚定了对中医药的信心。

（一）坚定中医信念

随着现代科技的发展，现代医学在现代自然科学成就的基础上蓬勃发展，对疾病的认知及诊治，每年都有进展。中医至今已经有几千年的历史了。有人认为，中医是几千年前的产物，与今天的现代化格格不入，学习中医是过时的，甚至是历史的倒退。实践证明这种认识是错误的。老师在学术会议中多次表明中医药的优势，也在政协提案中屡屡提出国家应大力扶持和发展中医药事业，我在跟诊中见证了西医束手无策的病例在老师手中祛除了病痛，老师诊室的患者都用中医治疗，总有效率在 95% 以上。我见证了疗效，更加热爱和坚信中医。

（二）医者当以医德为先

老师平时讲得最多的是要真诚对待患者，要秉承"大医精诚"的精神。不问贵贱贫富、华夷愚智，不顾疮毒、下痢、臭秽，一心赴救。无论何人求治于自己的诊室，都只是"病家"，如若心有杂念，便不能专心施治。要常常安慰患者，患者是患了疾病的人，看的不仅是病，细心的问诊、和顺的态度、认真的答疑都能给患者以慰藉，病也去了三分。

（三）疗效是中医的生命

老师善用经方、验方、协定方、火针、艾灸、贴敷、拔罐等方术及冬病夏治疗法防治肺系疾病，特别在肺纤维化、哮喘、尘肺病、小儿反复呼吸道感染中疗效显著，临床中一些反复发作的哮喘患者，扔掉了西药，让我一次次地见证了中医的疗效。老师门诊门庭若市，患者不远万里而来。老师常说："医者，不仅要有高尚的医德，更要有精湛的医术方能悬壶济世、治病救人。"中医药的生命绵延数千年，靠的就是术的传承、疗效的肯定。

（四）不断学习，读经典，广临床

董老师虽身兼数职，但仍坚持每周院内出诊及省外会诊查房，遍访国医大师，更把读经典、写医案、广临床作为师训，教导我们要勤于思考，继承不泥古，发扬不离宗。

跟师的 10 余年里，感谢恩师孜孜不倦的教诲，定当谨遵师训，不断学习，将老师之学术思想发扬光大。

（张树森）

六、耿占印跟师心得体会

董老师善用经方治疗反复口腔溃疡，使我更加坚定了对经方的学习信念。

乌梅丸出自《伤寒论》。原方剂量：乌梅三百枚（480g），细辛六两（180g），干姜十两（300g），黄连十六两（480g），当归四两（120g），附子六两（炮去皮,180g），蜀椒四两（出汗，120g），桂枝六两（去皮，180g），人参六两（180g），黄柏六两（180g）。其归属为驱虫药，主要功效为温脏安蛔，用于脏寒蛔厥证，表现为脘腹阵痛，烦闷呕吐，时发时止，得食则吐，甚则吐蛔，手足厥冷；或久泻久痢。

董瑞主任中医师依据《伤寒论》原方乌梅丸制定乌梅汤治疗反复口腔溃疡，见寒热错杂，疗效甚佳。

现代医学认为，首先，反复口腔溃疡与免疫有着很密切的关系。有的患者表现为免疫缺陷，有的患者则表现为自身免疫反应，也就是由于各种因素，人体正常的免疫系统对自身组织抗原产生免疫反应，引起组织的破坏而发病。其次，反复口腔溃疡与遗传有关系，在临床中，反复口腔溃疡的发病，有明显的家族遗传倾向，我们常常看到，父母一方或双方若患有反复口腔溃疡，那么他们的子女就比一般人更容易患病。

董师认为，反复口腔溃疡是由胃气上逆，灼伤胃津，寒热错杂所致。而乌梅汤主要功效：一是酸苦辛并进，使"蛔得酸则静，得辛则伏，得苦则下"；二是寒热并用，邪正兼顾。举例说明如下。

患儿宋某，男，15岁，反复口腔溃疡5年，严重时多个溃疡面，伴舌体肿大，不能进食。于外院服用中药方剂均以清胃散和右归饮为方，虽能缓解一时，但是不能控制。董瑞主任医师接诊后，望诊面色黄白，精神差，口腔内颊黏膜多处溃疡面，舌体红肿，苔白腻，脉沉细涩。遂诊断为反复口腔溃疡（寒热错杂型），予乌梅汤化裁治疗。组方：乌梅20g，细辛3g，干姜6g，黄连20g，当归12g，附子9g，川椒6g，桂枝9g，党参9g，黄柏9g。7剂，水煎服。

二诊：溃疡面已经十去七八，舌体肿胀明显消退，进食已无疼痛，舌尖红少苔，脉弦细，继续上方加灯心草6g、淡竹叶6g以去心火。7剂，水煎服。

三诊来院症状已经消失，遂停药观察，随访半年未复发。

（耿占印）

七、刘苹跟师心得体会

"君亲有疾不能疗之者，非忠孝也。"这是药王孙思邈说过的一句话，意思是君王或上亲有疾病，不能为他们治疗的，不是忠孝之人。我是学西医临床专业的，因为母亲身体不好，小时候看我爸总去卫生院请医生去家里给妈妈测血压、打针输液，我耳闻目染只知道这就是医生，很神圣的职业，可以让我妈不再受病痛折磨。我就想长大后当医生给妈妈治病，长大后自然选择了西医院校。

在2001年有幸来到了北京康益德中西医结合肺科医院，当时我和董瑞老师跟诊学习，老师灵活运用中医治疗顽疾的魅力深深地影响了我，让我看到了许多患有疑难杂症的患者，在老师开具的看似简单的中药方剂下都得到了救治，并且有很好的疗效。在我眼里没有老师治不了的病，什么"头顶一颗珠""江边一碗水"，我觉得稀奇古怪的中药，竟能在老师的辨证施治中发挥它们神奇的作用，把无数的肿瘤患者从死神手中拉了回来，这正是验证了老师经常教导我们的话——疗效是中医药的生命线。我的思绪一下回到了儿时母亲患病求医的情景，那时起我就立志好好向老师学习，学习祖国传统的中医中药学。

开始跟诊时看方抄方，回家对着《中药学》看中药的归经属性，后来边学边在老师空闲时求教，后在老师的指导下开始看《伤寒杂病论》《黄帝内经》等中医经典著作，竟也不知不觉学到了许多。

随着时间的推移，医院不断发展壮大，从一级医院晋升为中西医结合二级甲等肺科医院，老师也越来越忙了。老师现任全国政协委员，享受国务院特殊津贴专家，主任中医师，博士生导师，研制了许多院内制剂：康益咳喘贴、仙芪扶阳固本丸、养阴益肺通络丸及治疗各系统疾病的膏方，为更多的患者朋友们带来了福音。老师虽然很忙但仍然坚持出门诊，坚持带教。医院出资为我们购买大量中医书籍、订阅报纸杂志。更让我庆幸和感恩的是老师从来没有放弃培养我这个西医出身的学生。每次老师出诊遇到儿科特殊患者都会叫我过去学习，悉心指导我观察患儿舌象、脉象、指纹及处方用药。老师这么多年毫无保留地教我为人处世临证科研。老师说："儿科是一门哑科，必须技术过硬，责任心极强，并需要有爱心有耐心的服务，要把患者当作亲人朋友去对待。"老师给了我宝贵的机会让我在门诊工作，我在十多年的实践中积累了大量的临床经验，并结识了很多的患者朋友，经常受到怀柔区患者家长好评，获得了一面面锦旗。面对诊室的锦旗，我深知这源于老师多年的栽培。古人云："宁治十男子，莫治一妇人；宁治十妇人，莫治一小儿。"每个孩子都是家中的宝贝，家庭的希望，每个家长无不望子成龙，望女成凤。由于我开始学的是西医临床专业，每个患者我都结合学到的西医知识，用老师教导的中医辨证思维去辨证论治，尽职尽责做好中西医结合的呼吸儿科医生。

如果说立志学医是为了我妈妈、为了自己的小爱，那么立志学中医就是受到了老师的启发，为了去帮助更多的患者解除痛苦、减轻病痛，是大爱无疆济苍生，是患者的生命所系，健康所托，也不愧担当起"白衣天使"这个称号了吧！老师桃李满天下，作为董瑞院长的学生之一，我深感荣幸，自知才疏学浅，既是笨鸟又是慢鸟，但有老师的带领、师哥师姐的帮助，我一定会在中医这个广阔的天空中翱翔，绝不辜负老师把我培养成医院"小名医"、学术传承人之一的心意，更好地服务患者，努力实现"治咳喘到康益，让咳喘患者享有平等呼吸"的目标。

2020新年伊始，出乎意料的事情发生了：新冠肺炎疫情迅速波及全国各地。老师多次召开防控会议，制定预防方案，依靠着2003年抗击"非典"的经验，老师耗时100多小时，查阅了200次中医抗击瘟疫史料，终于在疫情早期及时提出了"从传统中医'阴阳平衡'角度谈谈新冠肺炎防治"的最新观点，并研制出"参艾膏滋方"，免费让我们全体员工服用，提高了机体免疫力，为奋战在抗疫战场上的全体医护人员提供了基础的保障。老师不仅24小时坚守在医院指导工作，还多次为社会各界老弱病残人士、怀柔区各街道安保值守人员、环卫工人等捐献价值 50 万元的爱心口罩和艾灸条，并把医院用来收治工伤尘肺患者的大明星分院无偿提供给国家使用，作为隔离非密接患者的场所，为国家减轻了负担。上到国家，下到百姓，充分体现了"大疫有大爱"的政协委员风采。

　　院长作为我的中医领路人，不仅让我深刻体会到中医药的博大精深，还言传身教为我们做出了榜样：老师临床治病妙手回春；对学生的无私教导；在疫情期间的博爱奉献……正贴合了我们的院训——康于精术，益于仁和，德于诚信，我为有这样的老师而自豪！

（刘　苹）

八、徐胜红跟师心得体会

　　本人是贵州省兴义市人民医院中医科中西医结合内科副主任医师，在黔西南州民盟州委及我院领导的引荐下，我有幸于 2018 年 5 月 23 日敬拜德高望重的董瑞教授为师！时间飞逝，转眼间我已跟随董瑞老师在贵州省兴义市下五屯卫生院"民盟名中医工作室"出诊一年余，现将这一年多的跟师心得记录如下。

（一）临床经验丰富

　　董瑞老师不仅中医理论知识扎实，而且临床经验丰富，治疗眩晕、月经不调、痹证、消渴、胃脘痛、郁证、遗尿、呃逆、饮证、胸痹、不寐、积聚、癥瘕等疾病临床疗效显著，尤其对风咳、喘证、肺积等肺系疑难杂病提出了独到见解。

（二）关爱学生，心系患者

　　每次在兴义市下五屯卫生院出诊，为了能让更多患者看上病，董瑞老师不顾舟车劳顿，都要提前来到诊室看诊，有时我因下夜班、路上堵车等原因未能按时到达诊室，董瑞老师会亲自为患者书写处方，并为我保留底方。在此，我向董瑞老师表达我深深的歉意和谢意！每次出诊，前来就诊的患者都会比预约的多出十余人，董瑞老师往往顾不上吃午饭和午休，坚持为最后一名患者看完诊才作罢，受到广大患者的一致好评！

（三）提拔后学

　　董瑞老师在看诊的过程中，从中医的阴阳平衡整体观念、辨证论治、中医的理法方药、服药、施治时间与子午流注之间的关系、遣方用药与二十四节气之间的关系，到董瑞老师的五方（经方、验方、时方、膏方、苗药方）、七术（穴位埋针、苗艾灸、火针、指针点穴、穴位拔罐、穴位贴敷、气功导针）等理论知识及临床经验，向我详细认真地讲解，我的中医理论知识及临床经验都有了进一步的提高。

（四）谆谆教诲，无私奉献

在董瑞老师的帮助及我院领导的支持下，我于2018年11月参加了世界中医药学会联合会举办的2018"一带一路"雁栖湖中医膏方（辽宁）第三届国际中医膏方高峰论坛暨世界中医药学会联合会中医膏方专业委员会第三届年会暨辽宁省中医药学会第五届中医膏方年会，对中医膏方诊治疾病有了初步的认识。我将进一步向董瑞老师学习膏方诊治疾病的经验，提高临床疗效。

董瑞老师不仅医术高明，而且医德高尚，为推动我地中医药事业的发展做出了无私的贡献。我定将谨遵"熟读经典，广临床，多积医案，坚持科研"的师训，勤学苦练，继承董瑞老师高尚的医德，以及精湛的学术思想与诊疗技术，更好地为广大患者服务。

（徐胜红）

九、肖娜跟师心得体会

跟诊董瑞老师学习，老师对患者的关心，对中医的钻研，对科研和教学的重视，让我受益匪浅，我也有了很多的进步和提高。现谈一谈我的心得体会，详述如下。

（一）四诊合参，重视脉诊

董瑞老师在临床诊疗中，对每一位患者望、闻、问、切，一视同仁。他多次教导我们必须熟读熟识脉诊内容，注重总结，灵活运用，多实践，才能有所提高。

（二）注重整体，辨证论治

董瑞老师注重辨证论治，寒、热、表、里、阴、阳、虚、实八纲辨证，六经辨证，要求我们要熟练掌握。同时重视整体论，既要有整体观，也要学会异病同治、同病异治的方法。

（三）多读经典，学术创新

董瑞老师要求我们要熟读中医经典书籍。在掌握大量经典方剂的基础上，不断总结，运用现代计算机数据库、统计学、药理学等方法进行创新，开展临床研究和实验研究。

（四）孜孜不倦，潜心研究

董瑞老师勤奋努力，谦虚好学，广拜名师，读万卷书，行万里路，形成了自己治疗肺系疾病的理论。并研究出十个协定方和两个院内制剂，临床效果显著。董瑞老师教导我们：每个医生都要练就真本领，不断学习，才能学有所成。

（五）中西并重

董瑞老师积极倡导中西医结合治疗，让两种不同的医学体系协同发挥作用，将疗效最大化。能给患者带去治疗的希望，缓解患者的病痛是最重要的。

在接下来的工作中，我还需要多努力、多总结，同时提高中医和西医技能，将理论知识和临床实践结合，使自己的业务能力更上一层楼。

（肖　娜）

十、果彦晶跟师心得体会

董老师从医数十载，临床经验非常丰富，而我有幸成为他的学生，跟随他学习中医知识。这对于一名社区中医全科医师来说，是非常宝贵的经历。通过这几年的学习，无论是在基础理论、临床技能，还是医德、医风上，都深深受到了老师一言一行的影响，颇有感触与体会。

在治病方面老师讲究整体观念，注重辨证论治，注重中西医结合，善于研究医学古籍、善于创新，在中医治肺病方面颇有造诣。常常辨病与辨证相结合，利用望、闻、问、切中医四诊，先辨阴、阳、表、里、寒、热、虚、实。每接诊一位患者，不管是初诊还是复诊，他都一个一个耐心、仔细地切脉，看舌质、舌苔等以辨阴阳。对于患者的西医检查报告、饮食起居也是仔细查看，并与患者进行良好的沟通，使患者增强治疗疾病的信心。老师身体力行的同时还要求我们每一位学生必须要打下坚实的理论功底，必须要牢记更多的理论知识，学好经典，学好本草。这一切都是为了更好地结合临床，充分利用中医特色、中西医结合的模式为患者解除病痛。在带教过程中，他常常对学生进行提问，对于一些典型特殊的病例，让学生亲自感受脉象、查看舌苔等，毫不保留地将经验传授给学生。

大医精诚，妙手仁心。老师不仅在学术上颇有建树，对待患者也是认真负责，更值得学习的是他强烈的社会责任感。他把看病办医院做慈善都当作自己的事业，尽管医院事务缠身，但他还是坚持每周一、六、日出诊。从早上六点多一直坐到下午三四点，直到挂号的患者全部看完为止，坐诊期间为了不耽误患者时间，不喝一口水，不吃中午饭已经成为他的常态，还时不时地给远地慕名而来的患者加号。长期超负荷劳作，老师患上严重的腰椎间盘突出，但他仍旧坚持一线临床。他还建立爱心助医基金，通过义诊讲座、对口医疗帮扶等多种形式，帮助发展贫困地区的医疗卫生事业。2014年向我社区卫生服务中心捐赠了中药饮品柜、调剂台、中药饮片煎煮机、颈椎牵引椅等，解决了我辖区百姓看中医难的问题。

通过这几年的跟师学习，自己在医术上有了很大提高，但离老师预想的阶段、与上级部门提出的要求还有很大的差距。我将继续努力，珍惜跟师学习的每一次机会，在中医药继承和发展的道路上继续前行，完善自我，不断提升自身技术水平，不辜负院领导、同事们及老师的期望，努力成为一名优秀的社区中医师，做好社区居民健康的守护者。

（果彦晶）

十一、杨柳跟师心得体会

从初入大学校门至今，已有 15 个年头，与中医的缘分从入学那一刻就开始了。现代医学蓬勃发展，极大地延长了人类寿命。中医是古代医学，有人认为与今天的医学和自然科学格格不入，甚至认为是历史的倒退，要取消中医。然而我却认为，中医在汉文化的几千年历史长河中、在华夏大地的人类繁衍过程中发挥着至关重要的作用。其不断完善、吸纳多民族医学、与近代自然科学融合才形成了现有的中医医学体系。中医的古籍经典是当时医学大家的思想意识的凝聚，是对身体和生命的深刻认识，不只是过去有用，也能指导现在和未来。

疗效是中医药生命线。中医古籍中的方药经过现代医学研究和临床应用证实可以古为今用，在治疗疾病的过程中可以发挥很好的疗效，如大柴胡汤治疗急性胰腺炎、益气活血方治疗冠心病、温肾补阳药治疗骨质增生等。中医为体、现代医学为用，作为一个现代医务工作者，尤其是中医从业者，如何把握好一个学习的心态、将"先师"留给我们的宝贵的文化财富、思想财富利用好、发挥好、传承好，是值得一生深思的问题。

中医是一门经验医学，中医讲究辨证论治，这些只有多跟师、多临床才能获得；医者先立德再立业，要包容开放、传道授业，董瑞主任中医师就是这样一个临床经验丰富、待患者如亲人又具有人格魅力的大医，在这里不仅能学到安身立命的本领，更能感受中医的魅力、中医人的魅力。

（杨　柳）

十二、刘颖利跟师心得体会

不知不觉进入临床工作已有半年余，在这半年里我有机会更有幸跟师董瑞主任中医师。中医学是一门临床实践性很强的学科，要求严谨细致，实践性强，辨证论治，灵活多变，各家一技之长的医疗经验都不是从书本上可以学到的。因此我能跟随董师参与临床，得董师传授，实在是我的运气。以下是我的跟师心得体会。

（一）临证首重阴阳

董师临证时首重阴阳，认为不明阴阳不成中医。阴阳学说是中医学的核心思想，阴平阳秘，精神乃治，阴阳离决，精神乃绝。阴阳辨证为八纲辨证之首，临床时要格外重视。董师擅长运用汤药、膏方、针刺、艾灸等治疗内科、妇科、儿科等疾病，尤其是肺系病，如肺痿、肺积、喘病、哮病等。跟诊过程中发现董师常常在确定病、证、体质、病因、病邪、病机、治疗方法阴阳的基础上，实施"一人一方"的辨证治疗。其中久病属阴，突发疾病属阳。阳虚质、气虚质、血瘀质、痰湿质和特禀质属阴，阴虚质、湿热质、气郁质属阳，平和质则是阴阳平衡状态。湿邪、寒邪为阴，风邪、暑邪、燥邪、火邪为阳。临床中常用珠芨膏、定喘汤、止嗽散等加减化裁。

（二）医德高尚

董师不但医术精湛，而且医德高尚。常年提前一个多小时出门诊，就为了让更多的远道而来的患者能够看上病，对待患者耐心、细心，视患者为朋友，尽全力满足患者的需求。在董院长带领下，医院领导有社会责任感，新冠肺炎疫情期间不仅主动向街道社区防控人员免费赠送口罩、艾条等医用物品，还给隔离员工送上食物和预防膏药，给在职员工开具汤药预防新冠肺炎。

（三）悉心教导

董师常常结合具体的病案，加上自己的用药经验和中医理论向我们讲授具体病案的生理、病理变化、临床症状和治疗原则等。董师让我们临床时，一要多体会，尤其是在临证中遇到特殊脉象，多感受。二要多思考，尤其是在跟诊过程出现的疑难病例要多思考其辨证和治疗思路。三要多向患者学习，了解患者服药后的症状是否有变化，有何变化，有无不适反应，这样才能细心学习到治疗经验。四要大胆，董师常常鼓励我们将所学到的知识大胆运用到临床上，在治疗中去验证，多实践，增强自我对中医的信心。临证时遇到相类似的病例，敢于处方用药，发现问题及时请教。五要善于总结名老专家经验，博采广蓄，细心揣摩，反复研究，采众家之长补自家之不足，取众家之精华为我所用。六要敢质疑，要学会辨清是非，舍非从是，不被谬说所误。七要多了解药材，用药如用兵，必须知己知彼，方能百战不殆，熟悉中药的四气五味、配伍，了解中药的炮制和品性。

在跟诊的过程中，我从董师的言谈中能感受到他对中医的发展前景充满了信心，相信在董师的带领下我们会成为更好的中医人！

（刘颖利）

十三、李小利跟师心得体会

在中国新冠肺炎疫情抗击初步取得决定性胜利之时，世界各国新冠肺炎疫情却开始肆虐。本着人类同呼吸、共命运的理念，为世界人民的安康，中国人民愿意与世界人民分享抗疫经验，其中之一就是发挥中医药的作用、中西医结合抗击疫情的成功经验，国际社会对此纷纷给予积极的评价。想起我跟恩师临证，多年来的收获与感悟难以尽述，略记于此。

（一）医者仁心

医乃仁术。"仁"也是儒家推崇的做人的至高准则。学医其实也是学做人。董师每月赴黔西南、江苏常州等地义诊，在诊务、治学和参政议政等事务均很繁忙的情况下，已坚持数年不辍，是十分难能可贵的。周六、日特需门诊，他遣方用药体恤周到，交代医嘱不厌其烦，有的肺纤维化患者心理压力大对病情不了解，恩师都能给讲解半个小时。这份为生民立命的大慈恻隐之心，想必是他医术精湛的根源。

董老师乃董氏师门创始人，善治肺纤维化、风咳、哮病、肺小结节等病，此外他在内外妇儿各科疑难杂症、肿瘤的中医治疗方面有着丰富的经验，注重民间验方和特效药的整理和应用。跟诊日久，一位老患者的爱人是矿大老教授，把我拉到一旁说，珍惜难得的机会，好好跟老师董院长学习，强调"他确实高明"，原因不外乎其爱人肺纤维化遍求名医无效后由董师妙手回春。治学上，恩师也秉承了师门一贯的严谨、求实的精神，堪称楷模。

师者，所以传道、授业、解惑也。

老师的带教，为传道授业解惑做了很好的诠释。

1. **跟诊抄方**　跟诊无疑是传承医道最核心的学习方式。观察体会老师如何望、闻、问、切，辨病辨证，处方用药，如何与病人家属沟通，其在脉案上记录的病证、舌苔和脉象，与自己的感受有何不同，以及为何用此法此方此药，相信用功日久自可渐悟师门心法。

董老师强调，医生是治病的。中医除了辨证，还须辨病。每个病都有自己发展变化的一定之规，而证候会跟随病情的发展而变化。据董老师讲，其师国医大师晁恩祥老先生就曾如此提点过弟子，而今恩师也是这么要求我们的。

恩师治疗疑难杂症患者时，面对复杂的病情，"必伏其所主，而先其所因"，临床屡获奇效。他指点学生看病首要辨阴阳，如果不懂阴证和阳证辨证，病一定看不好。在跟诊时，老师时常会考我们经典内容，我们经常答不出来，恩师也借以说明道理，令我们受益匪浅。

2. **授以方法**　董师对跟诊后如何消化和提高甚为关心，提示我对跟诊中遇到的不了解的病，均要弄明白中医如何看待、西医如何看待、中医历代医家如何看待，应如此一项一项、追本溯源地去下功夫了解透彻。

有一阵子，各类结节病患者就诊集中，一日内就可见肺结节、乳腺结节、甲状腺结节和肺癌患者数名，老师就以此举例，介绍西医的结节病分好几类，但此等病在中医均不称为结节病，而以积证为病名，肿瘤在中医谓之癥瘕、积聚，癌多称为岩。学子应把各类疾病在中医古籍中的病名搞清后，首先应熟记教材中此病的辨证分型、首选方，要能脱口而出，再穷及医源，融会贯通。他勉励道：这样的功夫下过了，是谁也偷不走的。

董老师注重辨证思路的培养，强调"方从法出，法随证立"，叮嘱我理法方药的四梁八柱要建立起来，这样才能走得远，不会沦为"套方医"。

3. **医须识药**　董氏师门十分注重药的学习，认为医药不分家，学医必得认药。董师经常让我们把药抓到诊室认药，亲自口尝药性，并强调每个学生必须要对中药药性掌握清楚，基础要扎实，要时常去药房学习，仅待在诊室学习是不完整的。听药房的同事说起，每次来药恩师都要亲自把关，口尝药性，还自己去山上采过药材，且都受益于此。他现在也都有时不时到药房走动的习惯，与药师们常有深入的交流，深入研习传统中药材的辨识、采摘、炮制、调剂等各个方面的知识。

4. 恩师学术思想　恩师是享受国务院政府特殊津贴的呼吸病大家，他认为现代人多有"阳虚"，以"阳虚"为本，"痰瘀"及"脾湿"是导致人体发生疾病的主要因素。恩师在《中西医结合治疗肺纤维化》专著中，对肺纤维化三焦阳气不足、痰瘀滞络的病机进行了精辟的阐述。

跟诊中，观摩恩师运用其学术思想，治疗各科相关的疑难杂症，均收到了理想的效果。作为学子，收获到的除其技艺、经验外，还有对将来从事中医道路的信心。疗效就是中医的生命线。现代医学为之束手的一些疾病，如哮喘、过敏性鼻炎，老师从阳虚的角度论治，效果堪夸。这不禁令人想到，未来最前沿、最疑难的疾病，能否化解于中医的古老智慧？每一代中医人都有自己的使命。愿有志者，共赴一试。

董老师重视五运六气，临床关注时令节气与人体乃至疾病的关系，识得此点，可领会老师处方用药的诸多心意。在出诊时常嘱咐有心脑血管疾病的患者在春分和惊蛰时各吃安宫牛黄丸一丸，思考为何？

董老师临床强调辨证，治疗以保护元气贯穿疾病的始终。且提点六气实为一气，在人则皆为元气所化，因此治疗不可过偏，如过用辛温，损伤阴精，则易导致阳亢。恩师擅治呼吸病，对新咳伤脾、久喘伤肾学说钻研甚深。方药上，主张医方并重，对土茯苓、金蝉花之药性有精妙见解和应用。

良好的风气也是董氏师门乃至北京康益德中西医结合肺科医院的一大特色。董老师出门诊，早上有时候6点半就出诊了。上午60个号，恩师怕有外地来的患者挂不上号，所以很早就出诊，有时看到下午1点才看完，有来晚的患者，他也总是坐在诊室里耐心等候，直至把患者全部看完。每次恩师安神定志地给迟到的患者看完诊，患者总会笑着连声称谢，这无疑是对董氏门风的一种赞许。我有时候也会帮助患者到药房拿药，平日里，北京康益德中西医结合肺科医院的药师们被问询如何煎药、服药，一天数不清多少次，但没见这些年轻人不耐烦过，总是当作头一遭介绍似的，详细地解释到位，专业又不失热情，守住心里这扇门，在现今确属难得了。

（二）师者，人生之大宝也

我初入中医这行，就是通过师承，我深知师承的益处。恩师董瑞，医德高尚，医术精湛，悯我向学之心，带在身边数年，手把手地教，以我寸进为喜，我对恩师一直特别感激。在此，我也特别感恩其他两位恩师，中国中医科学院中医主任医师丁京生教授，北京中医药大学国家级名老中医、博士生导师耿恩广教授，感恩各位恩师精心的培养和教诲，感恩我的带教医院北京康益德中西医结合肺科医院。因有恩师们的接纳和传授，我开始领略中医的博大精深，渐渐明白为何古人言"师者，人生之大宝也"，也不时感慨与中医的福缘深厚。学医的路漫长而艰辛，因有这些师长不慕浮名、默默践行医道，让我在低谷和困惑的时候，仍具信心。

　　作为新时代中医人，应承国之重托，民之所望，有责任守护大爱。既然踏上中医路，就要秉持传承创新发展中医药的"桂心远志"，坚定地走下去。初春的朝日，百卉已然萌动，诗意在远方招手，我们一起来为了人类的生命健康，矜矜勖力前行，坚守自己的中医梦。

（李小利）

第十三章　董氏中医传承团队跟师医案解析

一、原发性肺癌案

李某，女，76 岁，北京市朝阳区人，退休工人。

初诊：2019 年 9 月 27 日。

主诉与病史：乏力 18 年余，加重伴咳嗽 2 个月。患者 18 年前无明显诱因出现乏力，伴有体重下降，无其他不适症状。2 个月前患者乏力较前明显加重，伴有咳嗽、咳痰等症状，近一年来体重下降 5kg。于当地医院完善胸片考虑胸部占位。于外院进一步完善 PET-CT 示双肺上叶高代谢肿块，考虑恶性病变。后经支气管穿刺活检取病理诊断示鳞状细胞癌。因考虑患者年龄及身体状况，风险较高，西医不建议手术及放化疗等治疗。2019 年 9 月 27 日为求中医治疗至晁恩祥教授处就诊。

刻下症见：患者自诉乏力明显，咳嗽，咳少量白痰，不易咳出，偶有痰中带少量血丝，胸闷，无胸痛、心悸。食欲差，无恶心、反酸等症状。二便调，眠可。面色无华，舌红少苔，脉弦。

辨病：肺积。

辨证：气阴两虚，脾胃不和，血热妄行。

治则：养阴益气，健脾和胃，凉血止血。

处方：太子参 15g，麦冬 10g，五味子 10g，山萸肉 15g，黄精 15g，苏子 10g，白果 10g，焦山楂 15g，焦麦芽 15g，焦神曲 15g，砂仁 10g，苍术 12g，厚朴 10g，陈皮 15g，藕节炭 15g，荷叶 15g，半枝莲 25g，夏枯草 10g，浙贝母 12g，生甘草 10g，白花蛇舌草 25g。14 剂，水煎服。

二诊：2019 年 10 月 18 日。

患者述：服上方后自觉乏力减轻，食欲好转，咳嗽好转，无明显咳痰，无咳血。偶有胸闷，无胸痛、心悸，二便调，眠可。舌象、脉象同前。

处方：原方减焦麦芽、荷叶、藕节炭、厚朴，加玄参 15g。14 剂，水煎服。

三诊：2019 年 11 月 15 日。

患者述：乏力减轻，夜间咳嗽，痰黏不易咳出，偶伴粉红色痰，胸闷憋气，无胸痛，自汗多，饮食一般。二便调，眠可。舌象、脉象同前。

处方：2019年9月27日方减焦三仙（焦山楂、焦麦芽、焦神曲）、厚朴、陈皮，加棕榈炭15g。14剂，水煎服。

四诊：2019年12月6日。

患者诉：乏力较前明显减轻，偶有咳嗽，少量白痰，无咳血，偶感胸闷，无胸痛。食欲较前好转，二便调，眠可。体重较前增加。精神状态良好。舌象、脉象同前。

处方：2019年11月15日方加焦三仙各15g，玄参15g。14剂，水煎服。

【按语】原发性支气管肺癌（简称肺癌）是常见恶性肿瘤之一，其发病率和病死率高居首位，且预后差。患者病理确诊原发性肺癌，考虑患者年龄因素，身体状况差，无法介入西医手段治疗。晁恩祥教授提出本病正虚邪实核心病机，治以扶正祛邪为法。正虚邪实是肺癌发生、发展的病理基础和必然结果，并贯穿病程始终，是肺癌发生、发展的根本。扶正方面晁老认为肺癌患者多气虚、多阴虚，临床可见疲倦乏力、形体消瘦、舌红少苔等症状，当以益气养阴为法，兼顾调理脾胃。晁老多用太子参、麦冬、五味子、山茱萸等益气养阴之品恢复正气。晁老指出正气耗损，脾胃受损，患者食欲不佳，形体消瘦，治以健脾养胃之法以达到"养正气，积自除"。祛邪方面重用解毒散结之法。肺癌患者正气不足，内生痰、瘀、毒等邪实。临床可见咳嗽咳痰、胸闷胸痛等症状，治以解毒散结之法。晁老常用半枝莲、白花蛇舌草、夏枯草、浙贝母等解毒散结之品。肺癌的发展过程中应根据病情辨证论治，掌握扶正祛邪的病机，临床可取得很好的疗效。

（董　莹）

二、补肺生肌珠茂汤治疗肺痿（尘肺病）案

患者，男，60岁，煤矿工人。

初诊：2016年9月6日。

主诉：间断咳嗽、咳痰伴喘息气短6年，加重1周。

现病史：近6年来无明显诱因逐渐出现咳嗽，咳白色黏痰，偶有黄痰，重时伴有喘息、气短，每于季节变换及受凉感冒时明显，间断口服止咳化痰药物治疗（具体不详），症状时好时坏，咳嗽、咳痰、喘息呈进行性加重，活动耐量逐年下降。2015年经有关部门鉴定为"煤工尘肺"。1周前患者咳嗽加重，咳少量白色黏痰，不易咳出，喘息、气短，活动后加重，伴腰酸乏力。患者自发病以来，纳差，寐安，大便溏，小便调。

刻下症见：咳嗽，咳少量白色黏痰，喘息气短，动则加重，气怯声低，神疲乏力，腰膝酸软，盗汗恶风。舌红少苔，脉沉细。

西医诊断：煤工尘肺。

中医诊断：肺痿；肺肾不足、气阴两虚证。

治法：补益肺肾，益气养阴。

处方：珠子参30g，白及10g，白芷10g，桔梗10g，山药20g，生黄芪20g，炒白术10g，防风10g，沙参10g，玉竹10g，白芍10g，甘草6g，麦冬10g，百合10g，炙山茱萸10g，陈皮10g。7剂，每日1剂，早晚饭前分服。

二诊：患者咳嗽、气短减轻，乏力，腰膝酸软减轻，无盗汗，食纳好转，夜寐安，大便成形，小便调。舌红苔薄白，脉沉细。上方加紫菀10g，百部10g，14剂。

三诊：患者咳嗽明显减少，活动后喘息气短，腰酸，偶有乏力，食纳可，夜寐安，二便调。舌红苔薄白，脉沉。上方加地龙10g，蛤蚧（去头足）1对，14剂。

四诊：患者偶有咳嗽，咳少量白痰，轻度活动后喘息、气短不明显，偶有腰酸乏力，舌红苔薄白，脉沉。上方加熟地黄30g，枸杞子20g。14剂，继续口服后喘息气短明显减轻，无腰酸乏力，病情平稳出院。随访半年后未加重。

【按语】患者为老年男性，长期接触煤尘，以咳嗽、咳痰及喘息、气短为主症，该病属中医"肺痿"范畴。肺痿为中医肺系病中的疑难症。患者既往体虚，内伤饮食，劳累过度，耗伤正气，正气亏虚，加之外感六淫，内伤饮食而发病。久病喘嗽，耗伤肺气，肺主气司呼吸功能减退，肺失宣发、肃降，则感胸闷、气短。肺阴耗伤则咳嗽、少痰。肺为肾之母，病久母病及子，肾气亦虚，腰为肾之府，肾虚则感腰膝酸软。肺肾同病，肾失摄纳，呼多吸少，故胸闷、气短，动则加重。病久脾气亦亏虚，或因思虑伤脾，脾失健运，则纳差。脾胃为气血生化之源，脾虚气血化生不足，则气怯声低、神疲乏力。舌红少苔，脉沉细数为气阴两虚之象。四诊合参，本病病位在肺，与脾肾关系密切，辨证为肺肾不足、气阴两虚证，故治当补益肺肾，益气养阴，予以补肺生肌珠芨汤和沙参麦门冬汤加减。方中珠子参为君药，珠子参味甘、性平，具有补肺止咳、生肌通络之功，用于肺虚咳嗽最为恰当；生黄芪、白及、山药为臣药，黄芪补肺气，白及敛肺生肌，山药以滋肾益精；白芷、桔梗、炒白术、防风为佐药，白芷通窍排脓，桔梗载药上行，升提肺气，白术健脾益气，防风祛风胜湿；甘草为使药以调和诸药。本例患者兼有阴虚之象，故加沙参、玉竹、白芍、麦冬、百合以养阴润肺生津，加炙山茱萸补益肝肾，加陈皮理气化痰。诸药相合，共奏补肺肾、益气养阴之效。二诊时咳嗽、气短减轻，结合舌脉，故在原方基础上加紫菀、百部以润肺止咳。三诊时咳嗽减轻，仍有喘息气短，加地龙、蛤蚧以纳气平喘通络。四诊时咳嗽、气短减轻，仍有腰酸，加熟地黄、枸杞子以滋补肝肾，诸药合用，病情明显好转。

体会：肺痿是指肺叶痿弱不用，为肺脏的慢性虚损性疾患。临床以咳吐浊唾涎沫为特征，相当于西医的某些慢性肺实质性病变，如肺纤维化、肺硬化、肺不张等。尘肺是由于在职业活动中长期吸入生产性粉尘，并在肺内滞留而引起的以肺组织弥漫性纤维化为主的全身性疾病。临床表现为咳嗽、咳痰、胸痛、呼吸困难、咯血。尘肺病为呼吸系统疑难杂症，目前国际上尚无特效治疗药物，其治疗方法包括肺灌洗、西医对症治疗及中医中药等。

中医认为，久病损肺，误治津伤，肺脏虚损，津气严重耗伤，以致肺叶枯萎，发为本病。本病病位在肺，与脾、胃、肾等脏密切相关，病理性质有虚热、虚寒之分。邪热耗津，误治伤阴，可导致肺燥津枯，发为肺痿。如肺痿日久，大病以后，耗伤阳气，气不化津，肺失所养。治疗以补肺生津为主，运用以珠子参为君药的珠芨汤以补肺生肌，并根据患者的症状进行加减，喘息严重者加地龙、蛤蚧，不寐者加菖蒲、远志，饮食停滞者加焦三仙，肾虚者加淫羊藿、补骨脂。嘱患者脱离粉尘环境，避免刺激性气味，戒烟酒，饮食清淡，忌食肥甘厚味。

（耿占峰）

三、头痛案

梁某，男，43岁，工人。

初诊：2020年3月2日。

主诉：间断头痛1年，加重1天。

现病史：患者近1年来反复出现头痛，连及后颈部，遇风加重，头痛部位不固定，时好时坏。1天前加重，头痛剧烈，伴有低热，无恶心、呕吐，无咳嗽、咳痰，无鼻塞、流涕等。正值新冠肺炎疫情期间，但明确无疫区居住史及旅行史，无新冠肺炎确诊患者接触史。寻求中医治疗。

刻下症见：头痛，以左前额为主，呈阵发性拘紧感，汗出，伴恶风畏寒，遇风尤剧，纳可，二便调，夜寐加重，舌淡，苔薄白，脉浮紧。

辨病：头痛。

辨证：风邪袭表。

治法：疏风散寒止痛。

处方：羌活15g，防风12g，苍术15g，细辛5g，白芷10g，川芎12g，白芍30g，黄芩10g，延胡索20g，葛根60g，桂枝10g，天麻20g，蔓荆子20g，炙甘草10g。7剂，水煎服，日1剂。

嘱加强头部保暖，防止外邪侵袭，注意休息。

二诊：2020年3月9日。

患者述：服药1天后，头痛明显缓解。无发热，颈部轻松，无拘紧僵硬感。睡眠较前明显改善。

处方：上方去延胡索、桂枝，加荆芥15g。7剂，水煎服。

三诊：2020年3月16日。

患者述：头痛全无，精神好，睡眠佳。停药。

【按语】头痛是一种临床常见的自觉症状，头痛一证首载于《黄帝内经》，在《素问·风论》中称之为"首风""脑风"，描述了"首风"与"脑风"的临床特点，并指出外感与内伤是导致头痛发生的主要病因。

头为"诸阳之会""清阳之府"，又为髓海之所在，居于人体之最高位，五脏精华之血，六腑清阳之气皆上注于头，手足三阳经脉亦上会于头。若六淫之邪上犯清窍，阻遏清阳，或痰浊、瘀血痹阻经络，壅遏经气，或肝阴不足、肝阳偏亢，或气虚清阳不升，或血虚头窍失养，或肾精不足，髓海空虚，均可导致头痛的发生。

头痛的辨证要分外感头痛与内伤头痛。外感头痛因外邪致痛，属实证，起病较急，一般疼痛剧烈，多表现为掣痛、跳痛、灼痛、胀痛、重痛、痛无休止。内伤头痛以虚证或虚实夹杂证为多见。如起病缓慢，疼痛较轻，表现为隐痛、空痛、昏痛，痛势悠悠，遇劳加重，时作时止，多属虚证；如因肝阳、痰浊、瘀血所致者属实，表现为头昏胀痛，或昏蒙重痛，或刺痛钝痛，痛点固定，常伴有肝阳上亢、痰浊、瘀血的相应证候。外感头痛治疗宜疏风，散寒，清热，祛湿；内伤头痛，虚者以滋阴养血、益肾填精为主，实证当平肝、化痰、行瘀、虚实夹杂者，酌情兼顾并治。

《内经》认为，六经病变皆可导致头痛。汉代张仲景在《伤寒论》中论及太阳、阳明、少阳、厥阴病头痛的见症，并列举了头痛的不同治疗方药。如厥阴头痛，"干呕，吐涎沫，头痛，吴茱萸汤主之"。李东垣《东垣十书》将头痛分为外感头痛和内伤头痛。《丹溪心法·头痛》还有痰厥头痛和气滞头痛的记载，并提出头痛"如不愈各加引经药，太阳川芎，阳明白芷，少阳柴胡，太阴苍术，少阴细辛，厥阴吴茱萸"，至今对临床具有指导意义。

董瑞教授认为头痛之病因不外乎外感与内伤两类。头为"诸阳之会"，手足三阳经皆上循头面。"伤于风者，上先受之""高巅之上，唯风可到"。外感头痛以风邪为主。选用九味羌活汤发汗祛湿，兼清里热为主方。结合《伤寒论》第14条：太阳病，项背强几几，反汗出恶风者，桂枝加葛根汤主之。两方合用，共奏解肌祛风、调和营卫、升津疏经之效。

治疗上根据头痛之部位不同，辨证论治，太阳头痛，在头后部，下连于项；阳明头痛在前额部及眉棱骨等处；少阳头痛，在头之两侧，并连及于耳；厥阴头痛则在巅顶部位或连及目系。外感风寒头痛，多用川芎茶调散加减；外感风热头痛，用芎芷石膏汤加减；外感风湿头痛，用羌活胜湿汤加减；肝阳上亢头痛，用天麻钩藤饮加减；血虚头痛，用加味四物汤加减；痰浊头痛，用半夏白术天麻汤加减；肾虚头痛，用大补元煎加减；瘀血头痛，用通窍活血汤加减；对于慢性头痛，病程长，易反复，经年难愈者，可选用虫类药祛风通络，可获良效。

头痛是临床常见病，一般预后较好，但对于慢性头痛，合并肝、脾、肾诸脏功能失调者，其治疗疗程长，积极配合针灸等效果更佳。

（李壮花）

四、霾尘咳验案

张某，男，56岁。

初诊：2015年12月13日。

反复咳嗽、咳痰 12 年，胸闷气短 6 年，加重 5 天。

刻下症见：咳嗽，咳痰黏稠，痰量较多，咳痰不爽，胸闷气短，动则加重，肢体倦怠乏力，头身困重，畏寒、腰酸，大便溏，每日 2～3 次，舌胖大，苔白腻，脉沉滑。

辨证：患者素体脾虚、痰湿阻肺，外感疫疠之邪而发病，辨证为脾肾阳虚、痰浊阻肺。

治法：健脾温肾，燥湿化痰。

处方：二陈汤和三子养亲汤加玉屏风散加减。

药用：黄芪 20g，白术 10g，防风 10g，清半夏 10g，陈皮 10g，茯苓 10g，山药 10g，薏苡仁 10g，山茱萸 10g，淫羊藿 10g，白芥子 10g，莱菔子 10g，苏子 10g，甘草 10g。7 剂，日 1 剂，水煎服。

中医调护：避风寒，忌辛冷油腻。

复诊：患者自觉咳痰明显减少，痰质清晰，易咳出，胸闷、头身困重症状均有减轻。续用前方增加黄芪剂量，并加用啤酒花以健脾益气而去生痰之源。继续口服，达到治病求本之目的。

个人体会：近年入冬以后，以河北、北京为主的华北地区时常被雾霾天气笼罩，PM2.5 指数一度超过 500，在人群中造成恐慌、消极等不良情绪，也带来了一系列健康问题。鼻与外界相通，通过呼吸霾尘首先进入呼吸道，经喉、气管而侵袭肺脏，中医认为"肺为华盖""肺为娇脏"，居于上焦，亦受外界疫疠之气而发病，从而出现口鼻干燥、咽痛、咳嗽、气短、胸闷等症状。

中医认为"六淫"皆致咳，而六淫致咳以风邪犯肺或风夹寒、夹湿、夹燥致病为著。《素问·宣明五气》云：五气所病……肺为咳。《素问·咳论》云：五脏六腑皆令人咳，非独肺也。肺脏受邪及脏腑功能失调均能导致咳嗽。外感病所感受疫疠之气又称为毒邪，所以"霾尘"应该归属于疫疠之气范畴。同理霾尘咳病因为正气不足，外感六淫、疫疠之气。肺脏自病和霾尘致病者，会迁延不愈，耗伤气阴，肺不能主气，肃降无权，金属漂流物沉淀于肺，引起肺气上逆作咳，或肺气虚不能布津而成痰。

治疗霾尘咳嗽应把握以下四个方面：其一，顾护正气。霾尘咳的发生，与人体正气的强弱相关。《内经》云："正气存内，邪不可干""邪之所凑，其气必虚"。正气在人体中有防御作用，霾尘为外邪，故霾尘咳的发病与机体正气相关，而"脾为后天之本""气血生化之源"，在治疗过程中尤当重视健脾、运脾，培养正气，对治疗及康复起着至关重要的作用。其二，兼顾痰饮，重在顾护脾胃，"治痰饮不治脾胃者，非其治也"。痰饮的产生，与肺、脾、肾功能失调有关，纳呆、腹胀、嗳气、便溏，可以四君子为基础，酌加厚朴、陈皮、半夏、鸡内金、莱菔子等。其三，治霾尘咳可酌用理气活血之品，治痰先治气，气顺痰自消，气行则血行。早期用理气之品，可助肺气得宣，气机升降正常，防止病情迁延；后期应用活血之品，可使血流通畅，改善肺组织血液供应。其四，注重特色药物使用，仙鹤草、海浮石、茜草、蝉蜕等药物既能扶正补虚，又能收涩，扶正以祛邪，收涩而镇咳，对于正虚、正不胜邪，余邪不清，或久咳伤正，肺脾气虚、痰湿内停、肺失宣肃者有祛除病根而止咳的作用。其他诸药亦各有所宜。

本病一般预后较好，临证时宜嘱患者注意防护，雾霾天气外出佩戴口罩，勤洗手、洗脸，减少与霾尘接触时间，饮食方面多食用清肺润肺之品，如百合、银耳、白萝卜等，忌肥甘厚腻。

（张树森）

五、肺纤维化患者临床病例观察案

患者董某，女，58岁，辽宁省沈阳市人。

主诉与病史：2012年主因喘息气短动则加重，咳嗽咳痰就诊于当地医院，行胸部CT检查，确诊肺纤维化。

刻下症见：喘息、气短动则加重，张口呼吸，咳嗽，咳白痰，焦虑烦躁，指尖血氧饱和度未吸氧状态下波动在88%～90%，双肺底布满爆裂音。舌质淡、苔白，脉沉细涩滑。董瑞主任医师经过辨证分析，认为该患者肺纤维化诊断明确，属于中医"肺痿"范畴，辨证为脾肾阳虚、痰瘀毒损伤肺络证，并以"康益膏方"1料，口服。2个月后随访患者，喘息气短症状明显好转，可以从事一般体力活动，患者由于路途较远，后一直间断服用我院养阴益肺通络丸和仙芪扶阳固本丸后续治疗，且病情平稳。

二诊：患者2016年10月来院面诊，患者喘息、气短、咳嗽、咳痰等症状基本消失，并在家中可以从事一般劳动工作。行胸部CT检查，与2012年相比"磨玻璃影"明显吸收，"网格影"未见增多。患者舌质淡苔白，脉沉细滑，辨证为三焦阳气不足、痰瘀毒损伤肺络，给予温补三焦阳气、活血化瘀、祛痰通络中药21剂治疗。

三诊：2017年11月12日，与二诊症状相符，未诉不适，再次行胸部CT检查，与2016年10月CT比较无明显变化。患者此次舌质微红，苔白，脉沉细。辨证属于气阴两虚、痰瘀毒损伤肺络，为巩固治疗给予"康益珠芨膏"1料，口服。

【按语】肺纤维化是以成纤维细胞增殖及大量细胞外基质聚集并伴炎症损伤、组织结构破坏为特征的一大类肺部疾病的终末期改变，也就是正常的肺泡组织被损坏后经过异常修复导致结构异常（瘢痕形成），目前西医尚无较确切疗效的治疗手段。其隶属中医"肺痿"范畴，董瑞主任中医师根据古籍及多年临床经验提出了"肺痿"新的辨证论治体系，将"肺痿"分为"脾肾阳虚、三焦阳气不足、气阴两虚、痰瘀毒损伤肺络"等几大类型，通过调整机体阴阳平衡来达到治疗的目的。

此例患者患病过程中，其致病病机是阴阳相互转化，这是阴阳不平衡的基本表现，导致痰瘀毒伤及肺络的病理改变。董瑞主任中医师通过辨证论治，调节患者机体的阴阳失衡状态，运用活血化瘀、清热解毒、祛痰通络药物，控制了患者的病情，改善了患者生活质量。"康益珠芨膏"是以珠子参、白及为君药组方，其研发和临床应用，证实了二药活血生肌的

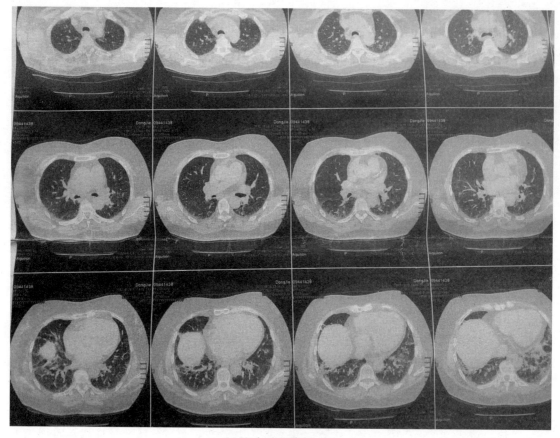

2012 年患者胸部 CT

首诊处方

理论，从而进一步控制了肺纤维化纤维组织增生的病理改变。通过此病例的报道，希望能让广大同道共勉，能让更多患者受益。

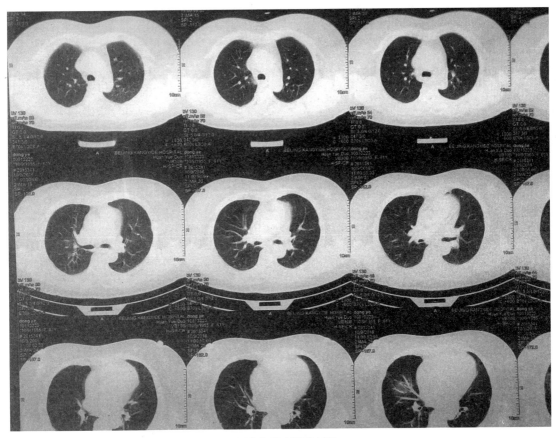

2016 年患者胸部 CT

北京康益德中西医结合肺科医院处方笺　　[普通]

门诊中药房

定点医疗机构编码:27110003		处方编号: 3436901
科别:中西医结合科	2016年10月09日 费别:自费	门诊病历号:010813223
姓名: 性别:女 年龄:61岁	单位:辽宁省沈阳	

Rp：

临床诊断:
肺痿病
痰瘀毒损伤肺络证
三焦阳气不足证

炙麻黄 10g	蝉蜕 15g	炒僵蚕 15g	苏叶 15g
苏子 30g	地龙 20g	炒白芍 10g	五味子 10g
厚朴 10g	白果 10g	前胡 10g	紫苑 10g
枇杷叶 15g	穿山龙 15g	白及 10g	太子参 10g
丹参 10g	碧桃干 20g	佛耳草 20g	金荞麦 20g
川贝母粉 1瓶*5g (冲)	陈皮 10g	甘草 10g	

过敏实验:

21剂　　水煎服　　日三次　每日1剂/21天

核对/发药签名（签章）:

二诊处方

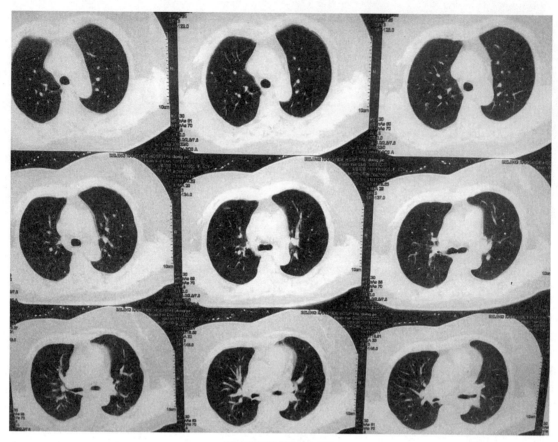

2017 年患者胸部 CT

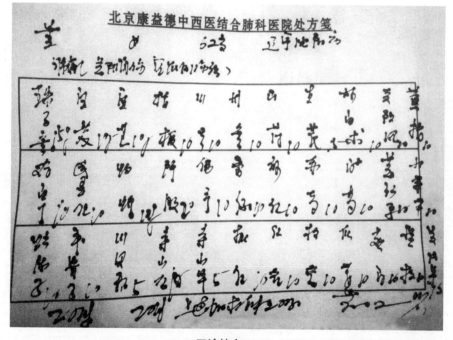

三诊处方

六、小儿肺炎案

张某，女，7 岁，北京市怀柔区雁栖镇人，学生。

初诊：2018 年 11 月 7 日。

主诉与病史：发热 3 天伴咳嗽痰黄胸闷气喘。患儿近 3 天体温最高 39℃，咳嗽吐大量黄痰，自觉胸闷气喘，饮食欠佳，尿黄大便干，口服解热药体温降至 37.5℃左右。

刻下症见：体温 38.8℃，神清，精神可，面红，咽红，扁桃体肿大，双肺可闻及干湿啰音，心率 120 次 / 分，腹软，无压痛，颈软，无抵抗，生理反射存在，病理反射未引出，周身无皮疹。舌红，苔黄，脉数。

辅助检查：血白细胞高；胸片提示支气管肺炎；支原体抗体阳性。

西医诊断：支原体肺炎。

中医诊断：肺炎。

辨证：风热犯肺。

治则：清热疏风，宣肺平喘。

处方：麻黄 3g，杏仁 6g，石膏（先煎）30g，甘草 6g。水煎，服 7 剂，每日 3 次，每次 100mL，口服。嘱饮食清淡，注意保暖，避免剧烈活动。

二诊：2018 年 11 月 10 日。

家长代诉：患儿服用 3 剂药后热退，精神好，饮食渐好，咳嗽痰少，黄痰渐变白痰。胸闷气喘也较前明显好转，查体舌红，苔淡黄，脉数。嘱继续服用前方。

三诊：2018 年 11 月 13 日。

家长代诉：咳嗽明显减轻，只晨起有轻咳，无痰，未诉胸闷，也无气喘现象，饮食好，二便正常。嘱明年伏天来院进行冬病夏治"穴位贴膏""穴位拔罐""口服中药"治疗。

【按语】此例患儿高热、咳嗽、黄痰、舌红、苔黄、脉数，属中医外感风热犯肺，治疗上宜清肺、宣肺、祛痰为主，以麻杏石甘汤治疗，方中麻黄为君药，辛温苦，宣肺解表平喘，生石膏为臣药，辛甘大寒，清肺热生津，两药合用，石膏倍于麻黄。制麻黄温热之性，麻黄得石膏宣肺平喘透邪外出，石膏得麻黄反佐大寒之性，两者相得益彰，杏仁性温微苦，宣利肺气，助麻黄止咳平喘，甘草味甘性平，调和诸药兼能止咳，为使药。门诊经常用此方治疗小儿肺炎属风热犯肺型患者，均疗效颇丰，减少了输液次数，缩短了治疗时间。

（刘 苹）

七、董氏膏方治疗过敏性哮喘（喘证）案

杨某，男，6 岁 9 个月，贵州省兴义市人，散居儿童。

初诊：2018 年 5 月 23 日。

主诉与病史：既往体健。患儿 4 年前常因受凉或接触粉尘、香烟后反复出现打喷嚏、咳嗽、鼻出血症状，以活动后加重，严重时伴有气喘，曾先后就诊于当地及重庆某三甲医院，行肺功能检测、过敏原测定等相关检查后明确诊断为过敏性哮喘，长期使用"福地卡松、沙丁胺醇气道吸入"等药物治疗。5 月 23 日至贵州省兴义市下五屯卫生院"民盟名中医工作室"董瑞主任中医师处就诊。

诊查：接触粉尘后打喷嚏、咳嗽，剧烈活动后伴气喘，口唇红，舌尖红，苔薄白，脉细。

辨病：喘证。

辨证：风邪犯肺，气道挛急。

治则：疏风止咳，解痉平喘。

处方：炙麻黄 3g，蝉蜕 6g，僵蚕 6g，全蝎 4g，紫苏叶 6g，紫苏子 10g，地龙 6g，五味子 4g，牛蒡子 6g，前胡 6g，紫菀 6g，杏仁 3g，炙乌梅 6g，枇杷叶 6g，远志 3g，碧桃干 6g，佛耳草 6g，开金锁 6g，老鹳草 6g，仙鹤草 6g，川贝粉（分次吞服）5g，生黄芪 12g，炒白术 6g，甘草 6g。14 剂，水煎服，每日 1 剂，一日两次。

二诊：2018 年 6 月 13 日。

患儿母亲述：服前方后，患者接触粉尘后打喷嚏、咳嗽、气喘症状发作频率较前稍减，脉象、舌象同前。

处方：炙麻黄 4g，蝉蜕 6g，僵蚕 6g，紫苏叶 6g，紫苏子 10g，地龙 6g，炒白芍 6g，五味子 6g，川厚朴 6g，白果 5g，全蝎 3g，川贝粉（分次吞服）5g，杏仁 3g，碧桃干 6g，佛耳草 6g，开金锁 6g，仙鹤草 6g，陈皮 6g，甘草 6g。14 剂，水煎服，每日 1 剂，一日两次。

三诊：2018 年 6 月 27 日。

患儿母亲述：服前方，前证进一步减轻，剧烈活动后仍有气喘，舌脉同前。

处方：前方炙麻黄、五味子用量减少二分之一，倍仙鹤草，去川贝粉，加浙贝母 6g，牛蒡子 6g。14 剂，水煎服，每日 1 剂，一日两次。

建议患儿进行冬病夏治，因该患儿已在当地某三甲医院进行冬病夏治两年，嘱其继续进行冬病夏治。

四诊：2018 年 7 月 25 日。

患儿母亲述：服前方时后，患者接触粉尘后打喷嚏、鼻出血症状明显减轻，咳嗽、气喘发作频率亦较前减少，舌脉同前。

处方：炙麻黄 3g，蝉蜕 6g，僵蚕 6g，紫苏叶 6g，紫苏子 10g，地龙 8g，炙乌梅 6g，五味子 6g，牛蒡子 6g，白果 5g，全蝎 3g，川贝粉（分次吞服）5g，杏仁 5g，碧桃干 6g，佛耳草 6g，开金锁 6g，仙鹤草 6g，川厚朴 5g，白果 3g，甘草 6g。14 剂，水煎服，每日 1 剂，一日两次。

五诊：2018 年 8 月 21 日。

患儿母亲述：服前方后，患者病情平稳，舌质淡红，脉同前。

处方：桑叶 6g，生黄芪 10g，白术 6g，防风 3g，蝉蜕 6g，僵蚕 6g，紫苏叶 6g，紫苏子 10g，地龙 8g，炙乌梅 6g，五味子 6g，牛蒡子 6g，全蝎 3g，浙贝粉 8g，杏仁 5g，白果 3g，碧桃干 6g，佛耳草 6g，开金锁 6g，仙鹤草 6g，川厚朴 5g，甘草 6g。14 剂，水煎服，每日 1 剂，一日两次。

六诊：2018 年 9 月 11 日。

患儿母亲述：服前方，患者接触粉尘后打喷嚏、咳嗽、气喘症状明显缓解，但近日出现鼻出血，舌尖红，苔白厚，脉细。

处方前方桑叶加量至 10g，加白茅根 10g。14 剂，水煎服。每日 1 剂，一日两次。

七诊：2018 年 10 月 16 日。

患儿母亲述：服前方，患者仍有鼻出血，近日出现发热，舌尖红，苔薄白，脉浮数。

处方：桂枝 6g，炙麻黄 2g，杏仁 4g，石膏（先煎）20g，白芍 10g，桑叶 20g，白茅根 12g，全蝎 6g，藕节 6g，川厚朴 6g，白果 5g，仙鹤草 15g，黄芩 6g，山药 6g，蝉蜕 6g，僵蚕 6g，甘草 6g。14 剂，水煎服。每日 1 剂，一日两次。

八诊：2018 年 11 月 6 日。

患儿母亲述：服前方，患者鼻出血、发热症状消失，偶有咳嗽、打喷嚏，舌淡红，苔薄白，脉细。

处方：全蝎 4g，白茅根 6g，蝉蜕 6g，僵蚕 6g，紫苏叶 6g，紫苏子 6g，杏仁 4g，地龙 6g，五味子 6g，炒白芍 6g，乌梅 6g，生黄芪 9g，炒白术 6g，关防风 6g，牛蒡子 6g，川贝粉（分次吞服）6g，甘草 6g。14 剂，水煎服，每日 1 剂，一日两次。

九诊：2018 年 12 月 11 日。

患儿母亲述：服前方诸症平，接触粉尘后打喷嚏、鼻出血及受凉后咳嗽、气喘症状均较前明显减轻，但纳差，舌淡红，苔白稍厚，脉细，考虑脾虚，卫气不足，嘱其停服中药，改用膏方。

处方：生黄芪 300g，炒白术 120g，关防风 120g，山药 240g，党参 240g，川厚朴 120g，白果 90g，百部 90g，川贝粉（入膏）50g，熟地黄 240g，云茯苓 120g，丹皮 90g，枸杞 120g，砂仁 60g，佛手 90g，香橼 60g，碧桃干 120g，佛耳草 120g，开金锁 120g，老鹳草 120g，蝉蜕 60g，蛤蚧（去头足）2 对，僵蚕 60g，全蝎 30g，陈皮 60g，炙甘草 60g。

上述诸药加阿胶 200g，冰糖 40g，收膏。每次 6g，日服 2 次，饭后服用，忌食生冷酸辣。

十诊：2019 年 1 月 22 日。

患儿母亲述：患者服膏方 1 个多月，诸证均平，精神、纳眠可，舌淡红，苔薄白，脉较前有力，嘱其停药。

2019 年 2—4 月，随访患儿，其母诉期间感冒两次，症见咳嗽，不剧，于当地某三甲医院中医科用中药三剂症状缓解，接触粉尘后无明显打喷嚏、鼻出血及咳嗽、气喘症状，嘱其继续冬病夏治、膏方调理。

【按语】中医认为哮喘发病或因先天禀赋不足，或后天失养、情志失调、环境污染，复外感风邪，影响肺的宣发肃降功能，误治失治后，导致患者肝、脾、肾亏损，出现痰浊内阻。中医研究表明，可以通过调节患者肺、脾、肝、肾，达到调节肺气、防病邪入里的目的。采用（三伏贴）穴位敷贴方式，对穴位的刺激和经络的调整可以祛除寒邪，改善患者哮喘症状。《金匮要略》提到"病痰饮者，当以温药和之"，针对久治不愈哮喘患者，可采用膏方配合冬病夏治治疗措施，提高治愈率。董瑞老师认为：中医之咳、喘多为风邪犯肺，气道挛急所致，而肺痿多为痰、瘀、毒互结，损伤肺络所致。董瑞老师经治数千例此类患者，总结出"咳喘七字诀"：宣、温、润、清、肃、截、裨，形成了自己独特的医疗特色及临床验方。董氏膏方用生黄芪、炒白术、关防风，其为玉屏风散组成，防止风邪外袭；党参、山药、枸杞、云茯苓、川厚朴、川贝粉、蛤蚧等药物健脾化痰，补肾平喘；僵蚕、蝉蜕、全蝎等祛风解痉平喘；开金锁、佛耳草、碧桃干、老鹳草止咳平喘；佛手、香橼、砂仁、陈皮疏肝理气，防止阿胶黏腻之性；炙甘草调和诸药。各经皆至，故通治一切风邪。本次病例中患儿先服用开路方，这样虚不受补的身体得到先期调理，更有助于膏方的吸收。经开路方引导干预后，董瑞老师采用董氏膏方配合冬病夏治穴位贴敷治疗哮喘患者，缓解打喷嚏、鼻出血及咳嗽、气喘症状，改善肺功能，减少了哮喘的病发率。

（徐胜红）

八、咳嗽案

高某，女，55 岁。

初诊：2019 年 5 月 10 日。

主诉：咳嗽 10 多年，加重 1 周。

现病史：患者近 10 年来反复出现咳嗽、胸闷气短，时轻时重。1 周前加重，咳嗽时作，伴胸闷气短，或有痰鸣，背凉。

刻下症见：咳嗽，胸闷，闻异味易咳，遇风受凉易咳，纳可，二便调，舌偏红，苔薄，脉细弦。

辨病：咳嗽。

辨证：肺脾两虚证。

治法：益气健脾。

处方：春柴胡 3g，生黄芪 30g，生晒参 6g，炒白术 12g，川桂枝 6g，干姜 3g，天冬 10g，全当归 6g，熟地黄 12g，炒白芍 12g，炙麻黄 3g，蜜紫菀 6g，茯苓 10g，款冬花 6g，炙甘草 3g，党参 10g。7 剂，水煎服，每日 1 剂。

二诊：2019 年 5 月 17 日。

患者述：咳嗽明显减轻，胸闷气短好转。

处方：上方去蜜紫菀，加用法半夏 6g，易党参为 12g。7 剂，水煎服。

三诊：2019 年 5 月 24 日。

患者述：无明显咳嗽、胸闷气短。停药。

【按语】咳嗽既是独立性病证，又是呼吸科疾病常见的症状。咳嗽病名最早见于《内经》，咳嗽的病位在肺，如《素问·宣明五气》云，"五气所病……肺为咳。"明代张介宾将咳嗽分为外感、内伤两大类，《景岳全书·咳嗽》有详细记载。

肺为"娇脏"，主气，司呼吸，开窍于鼻，外合皮毛，内为五脏华盖，易受内外之邪侵袭而致宣肃失司。六淫外邪犯肺，肺气失宣，津液凝滞；或肺失清肃，液聚为痰；或肺失清润，灼津生痰；或脾湿生痰，壅遏肺气；或痰热壅肺，肺失肃降；或肝郁化火，上逆侮肺；或肺脏阴伤气耗，肺失润降。以上均可导致咳嗽的发生。

咳嗽的辨证要分外感内伤和证候虚实。外感咳嗽，多为新病，起病急，病程短，可见咳嗽声重，咽痒，痰稀薄；或咳嗽频剧，咽痛，痰黏稠；或喉痒，口干咽干鼻干，无痰或痰少而黏；常伴恶寒、发热、头痛等。内伤咳嗽，多为久病，常反复发作，病程长，可伴他脏兼症。内伤咳嗽多为虚实夹杂，本虚标实，表现为咳声重浊，或气息粗促，或上气咳逆；常伴有痰湿、痰热、肝火的相应证候。肺阴亏耗属正虚，或虚中夹实。外感咳嗽，治以疏风散寒、疏风清热、疏风清肺。内伤咳嗽，标实主为者，当燥湿、清热、泻肝，本虚为主者，以滋阴润肺为主。还应从整体论治，治脾、治肝、治肾等。

《景岳全书·咳嗽》提出外感咳嗽宜以"辛温"发散为主，内伤咳嗽宜以"甘平养阴"为主。《医门法律》论述了燥的病机，创立温润、凉润治咳方法。《临证指南医案·咳嗽》指出风、寒、暑、湿、燥、火等外因致病的治咳之法，内因所致咳嗽，亦逐一分之描述。这些论述，至今对临床仍有指导意义。

董瑞教授认为：咳嗽之病因分外感与内伤两类。肺开窍于鼻，外合皮毛，内为五脏华盖，脏腑受邪影响于肺者可致咳，所谓"五脏六腑，皆令人咳，非独肺也"。内伤咳嗽，还应从整体论治，包括治脾，遵"损其肺者益其气"之经旨，补脾益肺。此方具有补中益气、燥湿化痰、宣肺散寒、温润止咳之功效。

治疗上应分清邪正虚实。外感咳嗽，多属实证，应祛邪利肺。风寒袭肺证，选方三拗汤合止嗽散加减。风热犯肺证，选方桑菊饮加减。风燥伤肺证，选方桑杏汤加减。内伤咳嗽，多属邪实正虚。痰湿蕴肺证，选用二陈平胃散合三子养亲汤。痰热郁肺证，选用清金化痰汤加减。肝火犯肺证，选用黛蛤散合泻白散加减。肺阴亏耗证，选用沙参麦冬汤加减。

外感咳嗽，一般预后较好，但燥与湿可能转为内伤咳嗽。内伤咳嗽，多慢性反复发作，治疗存在一定困难，可能病延及肾，甚至累及于心，应及时治疗。

（肖　娜）

九、小儿咳嗽案

赵某，男，4岁，幼儿园学生。

初诊：2019年4月29日。

主诉：反复咳嗽、咯痰半年，加重2天。

现病史：患儿近半年来，无明显诱因反复出现咳嗽、咯痰，痰色黄黏稠，咳吐不爽，运动后及夜间加重，偶有流涕，两天前咳嗽剧烈，无高热恶寒，无痰鸣喘息，无痰中带血等。平素饮食喜甜挑食，多肥甘厚腻，轻微活动后自觉乏力，易反复感冒。曾西医诊断为过敏性鼻炎、慢性咽喉炎、咳嗽变异性哮喘。查过敏原为鸡蛋、霉菌。阻断过敏原，抗炎、抗过敏治疗无效。寻求中医治疗。

刻下症见：咳嗽，咯黄痰，夜间剧烈，伴手心及胸腹部低热，面红耳赤，夜间易汗出，恶热不易盖被，咽部红肿，小便短赤，大便秘结，舌质红，苔黄，脉滑数，指纹紫滞。

辨病：咳嗽。

辨证：肺胃热盛。

治法：清肺止咳，健脾化痰通便。

处方：蒲公英15g，连翘6g，焦山楂6g，焦麦芽6g，焦神曲6g，炒莱菔子6g，诃子肉6g，炒枳壳6g，瓜蒌15g，陈皮6g，杏仁（后下）6g，鸡内金6g，厚朴6g，熟大黄（后下）3g。5剂，水煎服，每日1剂，早、晚分服。

嘱调理饮食，忌食肥甘厚腻，少食甜食，多饮水，增加运动，防止外邪侵袭。

二诊：2019年5月6日。

患者家属述：服药3天后，症状明显缓解，夜间无咳嗽、咯痰，大便通，手心胸腹部低热和夜间汗出症状明显好转，咽部仍红肿，运动后略咳嗽。

处方：上方去熟大黄。5剂，水煎服。

三诊：2019年5月12日。

患者家属述：咳嗽、咯痰等症状全无，精神好，停药。

【按语】小儿脏腑娇嫩，形气未充，常肺、脾、肾三脏不足。肺不足，卫外不固，易受外邪所侵；脾不足，易为饮食所伤，饮食不当易生痰，上贮于肺，皆发生咳嗽、咯痰。肺与大肠相表里，《灵枢·本输》："肺合大肠，肠者，传导之腑。"肺是脏属阴，大肠是腑属阳，肺为里，大肠为表，经脉互相络属，构成肺与大肠之间的密切联系。《灵枢·经脉》："肺手太阴之脉，起于中焦，下络大肠，还循胃口……"肺主气，司呼吸，主行水，通调水道，主宣发肃降。大肠则以通降为主，所以呼吸系统疾病可并治肺与大肠。此患者饮食不节，生痰生热，肺热不得宣发，热移大肠，下窍闭塞，痰热不得下而内闭，津液不能达下而大便秘结，终导致肺失宣降，痰热壅肺。故当清肺除热，化痰降逆。

董瑞教授认为：小儿咳嗽病因不外乎外感与内伤两类。诊病时先辨阴阳、表里、寒热、虚实。久咳多内伤饮食不节所致，治咳同时兼治脾胃，里实热证以清热通泻为主。一般预后良好，病情迁延者可配合针灸推拿治疗，效果更佳。

（果彦晶）

十、温经汤治疗面部痤疮案

张某，女，29 岁。

初诊：2015 年 10 月 3 日。

主诉：患者反复面部痤疮 10 余年，近期因工作繁忙加重，情绪不佳。

刻下症见：面部多发痤疮，以两颊部为著，颜色暗红，抚之轻碍手，疼痛，面色晦暗，口唇干燥，形瘦，畏寒，舌暗红、有齿痕，苔薄白，脉弦细，大便黏腻，排便不爽。

治法：温经散寒，健脾养血祛瘀。

处方：方用温经汤加减。党参 12g，法半夏 6g，麦冬 10g，阿胶 6g，丹皮 9g，吴茱萸 6g，当归 10g，川芎 6g，白芍 12g，香附 6g，炙甘草 6g，桂枝 6g，生姜 9g，茯苓 10g，炒白术 9g。14 剂，隔日一次，水煎服。

嘱忌生冷辛辣、油腻，调节情志。一个月后复诊，诉未发新生痤疮，原有已变淡，继续上方再服一个月，诸症继续减轻。

【按语】痤疮是一种毛囊皮脂腺的慢性炎症，好发于男女青春期的颜面及胸背皮脂腺丰富的部位，临床上以面部的粉刺、丘疹、脓疱或结节、囊肿为特征，易反复发作，属中医"肺风粉刺"范畴。中医认为，痤疮主要是由于先天素体肾之阴阳平衡失调，肾阴不足，相火天癸过旺，加之后天饮食生活失调，肺胃火热上蒸头面，血热瘀滞而成。

本证的辨证要点，笔者认为，主要病位责之于肝。患者反复发作面部痤疮 10 余年，经久失治，加之素体形瘦，气虚不足以推动血液运行，工作繁忙、情志不畅，肝失疏泄，瘀而集结于面部而成结节、囊肿和瘢痕。且月经前易发，伴有痛经，经色暗红，亦提示其有瘀阻胞宫、冲任失调。肝失疏泄，木克土，则脾气亦虚，而成畏寒、舌有齿痕、大便黏腻之象。

清代叶天士《临证指南医案》云，"女子以肝为先天"，其强调肝在女子生理、病理中的重要作用。其实早在《内经》中就已经注意到肝在女子中的作用，如"妇人之生，有余于气，不足于血，以其数脱血也。"所谓"有余于气"，主要是指女子最易为情志所伤，而致肝气郁滞。所谓"不足于血"，是指在经、带、胎、产中最易耗血失血。盖女子以血为体，以血为用。可见女子病理特点，一为情志病，一为血病，所以临床治疗女子疾病也多从治肝着手。

《金匮要略·妇人杂病脉证并治》用温经汤治冲任虚寒、瘀血阻滞之漏下不止，或血色暗而有块，淋漓不畅，或月经超前或延后或逾期不止，或妇人少腹寒，久不受胎。方中用药温、清、补、消并用，以温经补养为主，大量温补药与少量寒凉药配伍，使全方温而不燥、刚柔相济，以成温养化瘀之剂。

本例用温经汤治疗面部痤疮，是中医辨病论治思想的体现，治病求本，溯根求源，可进一步在临床中推广。

（杨　柳）

十一、咳嗽验案

刘某，女，54 岁，北京市怀柔人。

初诊：2019 年 10 月 26 日。

主诉与现病史：咳嗽，咳痰，痰中带血 3 个月余。3 个月前无明显诱因出现咳嗽，咳痰，痰中带血，痰量不多，咽痒咽干，无恶风恶冷，无怕热，汗出可，口稍干，偶有胸闷、气短，胃纳可，食后腹胀，二便调，面色白，舌淡红，苔白少津，脉浮细。既往有支气管扩张病史 10 余年。

辨病：咳嗽。

辨证：风邪犯肺，气阴两伤，久病入络。

治则：疏风宣肺，益气养阴。

处方：珠子参 20g，白及 10g，白芷 10g，生麻黄 2g，桔梗 10g，苏子 20g，苏叶 10g，地龙 10g，蝉蜕 12g，僵蚕 12g，白果 10g，五味子 10g，乌梅 10g，太子参 20g，浙贝 20g，冬瓜子 20g，熟地黄 30g，厚朴 10g，甘草 10g，仙鹤草 60g。7 剂，水煎服。

二诊：2019 年 11 月 2 日。

患者述：服药后，咳嗽略有减轻，口干略有缓解，舌脉同前。

处方：原方去太子参，加阿胶 10g，地榆炭 20g。7 剂，水煎服。

三诊：2019 年 11 月 9 日。

患者述：咳嗽、咳痰症状减轻，痰中带血减少，舌脉同前。

处方：前方加金银花 20g。7 剂，水煎服。

四诊：2019 年 11 月 16 日。

患者述：仍有轻微咳嗽、痰中带血症状，但较前明显减轻，舌脉同前。

处方：原方血余炭调整为 15g。7 剂，水煎服。

五诊：2019 年 11 月 23 日。

患者述：症状减轻，舌脉同前。

处方：原方加芦根 20g。7 剂，水煎服。

六诊：2019 年 11 月 30 日。

患者述：偶有咳嗽，无咳痰，舌脉同前。

处方：予原方。7 剂，水煎服。

【按语】董瑞主任中医师认为，咳嗽主要病因是风邪犯肺，肺失宣降。患者久病体弱，气阴耗伤，此次咳嗽标在肺，本在脾、肾，因此采取益气养阴，疏风宣肺的治则，处方时加入苗药，临床取得较为满意的疗效。

（刘颖利）

十二、梅核气验案

李某，女性，54岁。

初诊：2014年10月18日。

主诉：患者常自觉咽中如有物阻，咯吐不出，吞咽不下，时发时止，但与饮食无碍，每于情绪变动或天气干燥时而发，胸膈满闷，舌苔白润，脉弦滑，大便秘结，小便正常。

诊断：梅核气；肝气郁结，痰气互结。

患者中年女性，平日性情急躁，情志不畅，肝气郁结，循经上逆，结于咽喉，或乘脾犯胃，运化失司，津液不得输布，凝结成痰，痰气结于咽喉引起梅核气。

治则：行气散结，降逆化痰。

处方：半夏12g，厚朴9g，茯苓12g，生姜15g，苏叶6g，麻子仁6g。水煎服，每日1剂。

嘱其怡情悦志，避免忧思恼怒，改善性情急躁，忌食生冷、油腻。药后咽中异物感缓解，诸症减轻，继用上法调理月余，上述诸症消失。

临床个人体会：梅核气是指患者自觉咽中有物梗塞，但无咽痛及吞咽困难的一种病症。多因七情过极，刺激过于持久，恼怒伤肝，肝失条达，肝气郁结或原本肝旺，复加情志刺激，肝郁抑脾，耗伤营血所致。肺胃失于宣降，还可致胸中气机不畅，而致胸膈满闷。《金匮要略·妇人杂病脉证并治》云，"妇人咽中如有炙卵，半夏厚朴汤主之"。梅核气病位在肝，涉及心、脾、肾。肝为将军之官而主谋虑，肝郁则司谋虑之功能失常。本病始于肝失条达、疏泄失常，故以气机郁滞不畅为先，气郁则湿不化，湿郁则生痰，而致痰气郁结，气郁日久，由气及血而致瘀，又可进而化火等，但均以气机郁滞为病理基础。《类证治裁·郁证》云，"七情内起之郁，始而伤气，继必及血，终乃成劳。"气不行则郁不解，痰不化则结难散，故宜用行气散结、化痰降逆之法。本人在学习并发扬前人的学术思想基础上，结合自身临床实践，对于情志抑郁、胸胁胀痛、自觉咽中有物梗塞、时欲太息所致梅核气，予以半夏厚朴汤调理。理气开郁、怡情易性、调畅气机是治疗此病的基本原则，正如《医方论》所言，"凡郁闷必先气病，气得疏通，郁于何有？"

本证的转归主要取决于患者是否坚持治疗及其情志舒畅与否，如心烦恚怒、情绪郁郁不乐，易由轻转重，增加治疗上的困难。

本证的预防调护应对梅核气患者进行耐心解释，使患者了解其病情，解除思想顾虑，增加治疗信心，嘱患者保持情绪舒畅，避免惊恐及忧思恼怒等情志变化；注意增减衣物，劳逸结合。

（李小利）

第十四章　国医大师晁恩祥教授冬病夏治防治呼吸病学术思想继承与发扬

晁恩祥先生，1935 年生，从医 50 余年，主要从事医疗、教学、科研工作，先后承担中医内科及中医急症的临床研究，是第二届国医大师。

晁恩祥先生学术上重视理论、临床的联系与指导，重视继承与发扬，重视整体观念与辨证论治，重视中西医两法，中西医并重，中西医结合。

晁恩祥先生对呼吸、消化系统疑难病的诊治有独到见解，尤专于肺系病的诊治，对中医肺系病的理论造诣颇深，在继承中医传统理论的基础上，根据肺系病发病的特点，在临床中发现了风咳、风哮等一系列风邪为患的肺系病的特点，在国内首先创立了"从风论治"风咳、风哮的学说，从风立论，以风邪犯肺、肺失宣降、气道挛急等为基本的病因病机，独自创立"从风论治"，应用"疏风宣肺、缓急解痉、止咳利咽，降气平喘"法治疗风咳、风哮等肺系病的独特方法，临床疗效十分显著。

一、冬病夏治的概念及理论基础

（一）冬病夏治的概念

冬病夏治，即人体冬季易发、多发、即发、复发等相关疾病，在夏季给予针对性的特殊方法施治，从而使冬季特发的疾病减轻或消失的一种特色治疗。分而言之，"冬病"是指某些好发于冬季或在冬季易加重的虚、寒、里、阴病证，长期反复发作导致肺、脾、肾三脏亏虚；阳气不足，具体多为肾、肺、脾、胃、鼻、肢体经络等系统的缠绵难愈的疾病，如咳嗽、哮喘、慢性泄泻、关节冷痛僵硬、怕冷、体虚易感等。夏治是指在夏季三伏时令，机体阳气最旺之时，采取顺应自然，借用自然之温，"热"补阳气，散寒祛邪，活血通脉，增强机体之正气，并在人体特定穴位上进行药物敷贴、药物注射、艾灸或内服药物及埋线、刮痧、拔罐、熏蒸、气雾吸入等方法来治疗或预防上述疾病。冬病夏治疗法就是对冬季气候寒冷时好发及感寒后易发的一些宿疾，在夏季气温高和机体阳气旺盛时，给予温阳补益的治疗方法，从而祛除体内沉积的寒气，调整人体阴阳，达到阴平阳秘，宿疾得以恢复。

（二）冬病夏治的理论基础

冬病夏治是以中医学"治未病"，"春夏养阳""天人相应"等理论及经络学说为基础。通过冬病夏治激发人体经络，调节脏腑功能，使气血调和，阴阳平衡，从而达到"缓则治其本""不治已病治未病"的目的。是中医学"天人合一"的整体观和"未病先防"的疾病预防观的具体运用。《黄帝内经·素问》所述，"天地之间，六合之内，其气九州九窍、五脏十二节，皆通乎天气"，说明人与自然界是有机的整体，人是自然界的一部分，而与自然界相互关联，人在自然界中生活，自然要受到自然界的制约，这就是"天人相应"。因此，人必须顺时生，应时动，遵循自然界的规律才能保证正常的生命活动。《素问·四气调神大论》所述："圣人不治已病治未病，不治已乱治未乱，此之谓也"，强调了治未病的重要性。《素问·四气调神大论》所述："夫四时阴阳者，万物之根本也。所以圣人春夏养阳，秋冬养阴，以从其根"，体现了中医学"春夏养阳"的思想。清初医家张志聪在《黄帝内经素问集注》中将其注解为："春夏阳盛于外而虚于内，故当养其内虚之阳；秋冬阴盛于外而虚于内，故当养其内虚之阴。"即通过春夏养阳，达到纠正和改善阳虚体质的目的，使人体阳气逐渐充沛，恢复到"阴平阳秘，精神乃治""正气存内，邪不可干"的健康状态。根据《灵枢·邪客》天人相应的理论，在人体腠理疏松开泄，荣卫通达，便于药物吸收的夏季，采用穴位贴敷扶助正气，祛除机体内伏寒邪，清除"宿根"，可达到"缓治其本"之目的，疗法是以中医经络学说为理论依据，最早见于马王堆汉墓出土的《五十二病方》，有"蚖……以蓟印其中颠"的记载。穴位贴敷是将穴位作用和药物作用相结合的一种治疗方法。《灵枢·经脉》所述："凡刺之理，经脉为始，营其所行，制其度量，内次五脏，外别六腑。"《灵枢·海论》所述："夫十二经脉者，凡属于脏腑，外络于支节。"中医认为，经络能沟通表里，联络上下，将人体各部的组织、器官联结成一个有机的整体。《素问·缪刺论》所述："天邪之各于形也，必先舍于皮毛……留而不去，入舍于经脉，内连五脏，散于肠胃。"说明经络腧穴和五脏六腑在病理上也互相影响，故通过刺激机体相应穴位来治疗相关的疾病。

二、国医大师晁恩祥教授对冬病夏治理论的发展及应用

（一）晁恩祥教授对冬病夏治理论的发展

晁恩祥教授认为，冬病夏治理论是以中医"天人一体观""四时五脏阴阳观"及"天地人三才为一体"理论模式为基础的一种中医特有的、科学的治疗方法。通过多年的临证研究及理论探索对冬病夏治治疗疾病的理论有了更深层次的理解。提出应从"冬病"和"夏治"两个方面进行理解，并从病因、病机及治疗上进行了深入的探讨。

首先，晁老认为，"冬病"是以阴寒之邪为主的各种致病因素导致的机体阳气不足易于在冬季发病或加重的多种慢性疾病。他指出"冬病"的关键因素为人体阳气不足，认为阳气在人体抗病祛邪、维护自身阴阳动态平衡的过程中起着主导作用，正如《素问·生气通天

论》所述"凡阴阳之要，阳密乃固，两者不和，若春无秋，若冬无夏。因而和之，是谓圣度。"其次，晁老认为，"冬病"的主要病理因素为阴寒之邪，包括风、湿、痰、饮、瘀等，因阴寒之邪致病反复发作，最易损伤人体阳气，他指出"冬病"的特点为邪实与正虚同时兼见。再次，与季节关系的理解，冬季寒为主令，素体阳虚兼有阴寒之邪内伏至冬季阴寒之气胜，人体阳气耗损且得不到补充，从而极易导致旧疾反复、新病发作，在治疗上就会造成治标救急，而不易祛除在里之伏邪。

对于"夏治"的理解：首先，晁老认为，冬病夏治中的"夏治"，其关键是治疗时间的选择，主要还是根据中医"春夏养阳，秋冬养阴"的思想。中医强调天人一体，无论养生、防病都应顺应自然界的气候变化顺势而为，即《素问·四气调神大论》所述："故阴阳四时者，万物之终始也，死生之本也，逆之则灾害生，从之则苛疾不起，是谓得道。""夏治"即选择在夏季自然界阳气旺盛之时，培补、温养人体阳气已达到增强人体正气，祛除阴寒伏邪的目的。其次，晁老认为，由于冬病所具有的正虚邪实、多种邪气相兼伏留而最终形成沉疴的特性，因此在冬病形成之后，其伏留于体内的邪气具有伏留位置深、累及范围广、致病因素复杂、病理性质总属阴寒之性的特点，这些特点决定了"冬病"缠绵难愈、反复发作、会进一步损伤人体阳气，这决定了"夏治"必须顺应夏季阳气旺盛之时补益、鼓动、激发人体阳气从而达到"起沉疴痼疾"之目的，同时这也是夏治的优势所在。晁老对中医"冬病夏治"理论的深入理解与全新阐释，提出了"扶正固本、冬病夏治"的学术思想，不仅丰富了"冬病夏治"的理论，而且为其更广泛、有效地应用于临床提供了新思路。

（二）晁恩祥教授对冬病夏治理论的临床应用

晁老从医 50 余年，对哮喘、咳嗽变异型哮喘、慢性支气管炎、慢性阻塞性肺疾病、肺纤维化等肺系疑难病和肺系感染性及传染性疾病，慢性胃炎、顽固性肠炎、溃疡病、老年性便秘等消化系统、肝胆系统、老年性疾病有较丰富的经验。通过多年临床，晁老将冬病夏治广泛应用于对哮喘、慢性支气管炎、慢性阻塞性肺疾病、肺纤维化等慢性呼吸系统疾病中，并收到了显著的效果。而且晁老还提出了温补脾肾、补益肺肾等内治法，并早在内蒙古中蒙医院支边时就研制了固本止咳夏治片，受到广大呼吸病患者的青睐，突破了冬病夏治传统的三伏贴、艾灸等外治法的局限。晁老认为，冬病夏治作为中医的特色疗法应用于临床，一定要把握中医的整体观念，因时、因地、因人进行辨证论治，为冬病夏治的临床应用提供了新的方法。

三、董瑞对晁恩祥教授冬病夏治学术思想的继承与发扬

早在 1983 年 7 月作为内蒙古呼和浩特市驻训部队军医助理时，董瑞到中蒙医院参观学习，当时在中蒙医院支边的晁恩祥副主任中医师在医院已有很高的威望，晁老的冬病夏治方法引起了董瑞的关注。晁老当时的院内制剂固本止咳夏治片受到当地呼吸病患者的青睐。

董瑞走访 200 多位服用"固本止咳夏治片"的患者，患者反映夏季坚持服用此药，能明显减轻冬季咳喘症状的发作，此后董瑞便对冬病夏治开始了深入的研究与探索，并在多年里多次现场聆听晁老的学术讲座，深受晁老"扶正固本、冬病夏治"学说的影响，加深了自己对"冬病夏治"理论的理解。

2013 年董瑞被选入"北京复合型学术带头人研修班"与作为首席讲师的晁恩祥教授幸结师缘，于 2014 年 7 月 6 日在由国家中医药管理局、北京市中医管理局及中日友好医院为国医大师晁恩祥教授举行的收徒仪式上，董瑞正式拜入晁老门下，此后谨遵晁老"坚持临床、多写医案、会科研、广拜师、取众长、细观察、善辨证"之师训，在晁老"扶正固本、冬病夏治"的思想指导下，结合自己多年学习研究，对冬病夏治理论有了更透彻的领悟。

董瑞院长提出中医冬病夏治的核心问题是解决人体阳气不足与阳气被劫的问题，认为冬病夏治作为中医的一种特色疗法，是以《内经》之"春夏养阳、秋冬养阴"及治未病等理论为基础，在夏季"伏天"采用中医药、民族医学、中药贴敷、拔罐、艾灸、气功引导、药膳食疗等多种方法，来调整人体阴阳平衡的综合疗法；核心目的是解决阳气不足或阳气被劫及阳气被伤等问题，因此"补阳以生阳、温阳以复阳、通阳以升阳"就成了冬病夏治的重要手段。中医认为疾病的发生是"阴阳失衡"的结果，因而中医通过辨证论治调节阴阳平衡来达到治病的目的。历代医家对阴阳失衡的观点多认为"诸病阳受损为先"，因而"扶阳"即成为冬病夏治的核心治法。结合自身多年临床经验，董瑞院长总结出"生阳十法"。

1. "药"生阳　一者使用健脾益气和胃之药，使后天脾胃生化阳气，助先天之肾化生元阴、元阳之气；二者用附子、硫黄之类直补命门以生化阳气。

2. "术"生阳　运用拔罐、艾灸、贴敷、熏蒸等中医特色技术，在冬病夏治理论指导下生发阳气。

3. "吃"生阳　根据自身体质情况结合自然界季节气候的变化及"因人制宜"的思想，合理调整饮食以生阳。

4. "住"生阳　根据阴阳的五行属性及中医"因地制宜、因人制宜"的思想，对不同区域的居住人群调整生阳之法。

5. "动"生阳　中医认为"动生阳、静生阴"，合理运动有利于激发阳气的化生，但不能太过，太过则可耗损阳气。

6. "睡"生阳　中医认为十二时辰中子、丑、亥三个时辰是阳气收藏的时辰，在此三个时辰睡眠，能安阳气得收藏，反之阳气伤。

7. "穿"生阳　穿着要符合春、夏、秋、冬四季气候变化的规律，要防护得体以抵御风寒、暑、湿、燥火六淫邪气伤阳。

8. "晒"生阳　中医认为太阳为万物之阳，每天上午十一时左右背对太阳照晒，能激发人体督脉之阳，助全身经脉之阳气的生发。

9. "喜"生阳　中医认为"怒、喜、思、悲、恐、惊、忧"七情过度是人体内在的致病因素。"喜"是指心情舒畅，有战胜疾病的信心，生活、工作有目标，阳气生、精气神得聚。

10. "善"生阳　人之初、性本善；言语善、行为善、公益善均能生阳；社会和谐、正能量增加，人的心态平和，则阳气得生。

此"生阳十法"从药物、饮食、情志及生活习惯等方面总结了温阳阳气的方法，为冬病夏治的临床应用及日常的养生防病提供了明确的思路与方法，同时也发展了传统的"冬病夏治"中医理论。

四、董瑞对冬病夏治理论的创新与应用

通过多年的临床实践与探索，董瑞院长不仅将冬病夏治理论引入不同疾病的治疗中，且内治、外治不同治法中，创新研制了多种冬病夏治的治疗方法与药物。

（一）康益咳喘贴

由董瑞院长自主研发的康益咳喘贴，是在传统三伏贴的基础上通过中医辨证及技术上的改良而成，于夏季"三伏"敷于大椎、肺俞、膻中等穴，对哮喘、慢性阻塞性肺疾病、慢性支气管炎等因阳气不足在冬季或气候变冷时发作或症状加重的疾病有显著的疗效，并有临床研究证明康益咳喘贴可以明显减少小儿反复呼吸道感染的临床发病次数。康益咳喘贴临床应用多年广受患者欢迎，并获药监械（准）字，成为中国民间中医医药研究开发协会中医冬病夏治专业委员会推荐药品。

（二）药罐疗法

药罐疗法是由董瑞院长根据冬病夏治理论主持研制的一种新疗法，在董瑞院长多年临床治疗慢性呼吸系统疾病的经验方（黑顺片、川芎、生麻黄、生黄芪、防风、生白术、细辛、肉桂、白芥子等14味中药）的水煎剂为外用方基础，通过辨证论治调整药物组成，采用康益德专用药罐，根据患者病证的不同，选取肺经、膀胱经、脾经、胃经、小肠经等不通经络，采用排罐方式在夏季进行治疗，对于慢性呼吸系统疾病及胃肠道疾病有显著疗效，并有临床调查证明药罐疗法对防治尘肺病存在时效正相关性，对尘肺病脾肾阳虚、肺肾气虚证患者疗效显著。

（三）院内制剂

董瑞院长主持研发的养阴益肺通络丸、仙芪扶阳固本丸填补了中医药防治肺纤维化及尘肺病领域的空白，扩展了中医冬病夏治的疾病治疗领域，在临床及科研上取得突破性进展，并分别荣获中国中西医结合学会、中华中医药学会科技进步奖三等奖，并入选北京市政府"十药十病"中医药研发项目。

（四）夏季膏方

将中医膏方引入冬病夏治是董瑞院长在冬病夏治领域的一大创举。晁老认为，膏方是中医药八种剂型之一，不仅适用于中医养生，还可以应用于慢性病的防治，膏方对于肺纤维化、尘肺病、哮喘等长期慢性疾病能够起到很好的作用且具有重要意义。在晁老的支持与指导下，董瑞院长通过对中医膏方的理论依据、起源、历史沿革及制作工艺等进行深入的研究，将中医膏方引入冬病夏治的范畴，并通过走访得到颜德馨、张琪、唐祖宣、王琦等多位国医大师的肯定与支持，提出夏季膏方应以"素膏"为主，改良了膏方的制作工艺，并创造性地将传统中医与苗药结合制成珠苾膏。2016年10月，董瑞院长当选为世界中医药联合会中医膏方专业委员会首任会长。

五、冬病夏治防治肺间质纤维化

通过多年对肺间质纤维化的研究，董瑞院长不仅对肺间质纤维化的中医的病因、病机有了新的认识，而且率先将冬病夏治理论应用到肺间质纤维化的治疗中，取得了显著的临床疗效。

（一）病因病机

董瑞院长认为，肺间质纤维化的病因病机主要包括两方面：本虚与标实。"本虚"指卫阳、肺阳、肾阳、宗气、营气的亏虚，主要表现在肺气虚、肺脾气虚、肺阳虚及肺肾阴虚等方面。"标实"是指痰、瘀、毒损伤肺络。董瑞院长根据肺部络脉如网状分布于肺，肺经主血，肺络主气，根据清代叶天士"久病入络"学说，认为肺的疾病初在肺经，久则血伤入肺络。他指出，肺间质纤维化之肺痹是肺络为痰、瘀、毒痹阻，久则肺叶痿弱不用，气血不充，络虚不荣。

（二）冬病夏治防治肺间质纤维化的手段

1. 中药膏方　采用以素膏为主的夏季膏方，充分体现了中医天人相应的"整体观"和"治未病"的思想，通过调整个体体质偏颇，调整人体阴阳平衡以补虚治病。

2. 中药汤剂　根据患者主要症状，结合脉象及兼证辨证施治，尤其是中医与苗医的结合——补肺生肌珠苾汤的创制，实现了肺纤维化的部分逆转。

3. 冬病夏治FBP方案　董瑞院长根据多年临床经验，针对肺间质纤维化制定的综合治疗方案，选择在三伏天和三九天分别运用穴位敷膏（F）、穴位拔罐（B）和口服玉屏风颗粒（P），FBP方案对缓解肺间质纤维化的临床症状、延缓疾病进程都有显著效果。

4. 康复锻炼　采用练习八段锦康复操逆腹式呼吸运动，加大膈肌的上下运动，提高肺的换气能力增加通气量，保持肺组织弹性，改善喘息气促症状。

5. **药膳食疗**　根据中医五行理论，肺主白色，长期食用白色食物，如山药、薏苡仁、银耳、百合、白扁豆等，可以补肺润肺。

董瑞院长多年来倡导医院坚持临床实践与科研并重，拜入晁老门下后秉承师训，积极筹建国医大师晁恩祥教授传承工作分站，继承晁老"扶正固本、冬病夏治"的学术思想，使得老一辈中医人的宝贵经验得以传承。在深入学习领悟晁老"冬病夏治"理论的基础上，对"冬病夏治"理论有了新的认识和独特的见解，创新"冬病夏治"特色疗法，巩固了国医大师晁恩祥教授传承工作分站的研究成果，不仅使晁老的学术思想得以发扬，而且为中医"冬病夏治"的特色理论与疗法开创了新的局面。

（张　沂　张洪春　董　瑞）

第十五章　多访名师步前贤——董瑞的治学与临床特点

《多访名师步前贤——董瑞委员的治学与临床特点》是著名中医药文化学者、世界中医药学会联合会高级顾问卢祥之教授对董瑞院长临床、学术考察而撰写的一篇中医传记。卢祥之教授与董瑞院长相识多年，为董瑞院长深研岐黄之理论、多访名医拜师求学、坚持广临床、坚持传承发扬中医药之精神所感动，历时半年精心对董瑞院长在肺纤维化、尘肺病、哮喘等肺系病及中医膏方、冬病夏治等领域从理论到临床经验进行提炼融合；成稿之时恰逢董瑞院长当选为十三届全国政协委员，《人民政协报》两会记者认为这是一篇既体现中医药传承价值，又体现委员是行业精英特点的文章，特与卢祥之教授协商，将《董瑞的治学与临床特点》一文与专访全国政协委员董瑞《是荣誉更是责任》一起做了专版报道，充分展现了全国政协新委员风采！

一、董瑞几十年坚持每周六、日出普通专家门诊

董瑞，1964 年出生，主任中医师，博士生导师，全国政协委员，北京康益德中西医结合肺科医院院长，北京肺纤维化研究所所长，世界中医药学会联合会中医膏方专业委员会会长，中国民间中医医药研究开发药协会中医冬病夏治专业委员会主任委员，中国中西医结合呼吸病专业委员会副主任委员，国家中医药管理局"十二五"重点专科建设项目肺病科学术带头人，北京首届复合型中医药学术带头人。其从事中西医结合临床 30 余年，尤在呼吸病领域临床经验丰富，出版《中西医结合诊治肺纤维化》等专著，研发的养阴益肺通络丸、仙芪扶阳固本丸等获北京市政府"十病十药"项目。他长期致力于中医膏方领域，提出膏方防治疾病的一些思路和探索，不断引起学术界关注。

二、多拜名师，遍求名方，触类旁通

董瑞 13 岁时因患腿部顽疾，四处求医，开始了边治病边学医之路，早年得到了叔叔董万英先生、族叔董建华教授及河北隆化名医汤文义的系统指导，之后 7 次到沪姜春华先生处聆教。2014 年国医大师晁恩祥收董瑞为徒，此后工作之余，董瑞北访国医大师张琪、段富

津，南到广州、江苏求教邓铁涛、周仲瑛、夏桂成，尤其是与李士懋、李振华、王琦、颜德馨等国医大师交往多日，探讨、交流岐黄学术和膏方心得，获益良多。

董建华先生的病机演变学说，姜春华、晁恩祥先生的治肺治咳思路与效方，颜德馨先生的膏方运用等都对董瑞治肺纤维化、尘肺病、膏方运用于临床有所启发。董氏临床既不主张专病专药，也不停留在西医诊断、中医辨证分型的框架内，而是娴熟运用中医理论，分析疾病内在规律及不同阶段的病机演变，在总体上、动态上把握治疗和善用通降，遣方先调气机，重视调肝，调气不忘和血的认识，董瑞极为遵从。

姜春华先生治哮喘的独特经验："同样患哮喘病，每个人发病情况不同，表现有寒热虚实之别，即使同一病人，同一哮喘，在不同时间、季节、环境、诱发因素、个人体质等情况下，所表现的症状也各有别。"姜氏运用截断法在咳喘病的治疗中具有突出作用，名方肺截咳方组成：天浆壳、南天竹子、百部、马勃、木蝴蝶、甘草。临床上，董瑞治肺纤维化咳喘难平，气急难卧，痰多气壅者颇多借鉴。在姜氏的截喘降逆的截喘汤基础上，灵活配合小青龙汤加减，并加珠子参、蔓荆子、广地龙、桑白皮及活血散逐瘀之品等，止嗽平喘、散瘀化痰作用明显。

晁恩祥先生的治哮法：疏风宣肺，通窍宣表法；疏风宣肺，解痉平喘法，黄龙平喘汤；温肺散寒，化痰平喘法，小青龙汤加减；清热宣肺，化痰定喘法，定喘汤加味；涤痰利窍，降气化痰法，三子养亲汤加味；调理肺肾，纳气平喘法，参蛤散加味。临床上，董瑞结合益肺固表，健脾化痰，多用六君子汤、玉屏风散和纳气平喘思路，结合晁氏经验斟酌加味珠子参、山茱萸、五味子、西洋参、枸杞子、冬虫夏草、巴戟天、淫羊藿、蛤蚧研粉冲服。

颜德馨先生用膏方的从气论治、疏畅气机、降气平逆思路，对于肺气上逆，或咳或喘，肝气上逆等，用葶苈子、紫苏子、旋覆花、枇杷叶等肃肺之品。对于肝气上逆者，喜用天麻、钩藤、菊花等平抑肝阳之药。临床上，董瑞结合肺纤维化、咳喘和高血压、肺气肿等症状，酌加用金石类药及化瘀疗类药，如珠子参、龙骨、牡蛎、珍珠母、磁石等以平逆泻火，验案甚多。这些先辈的经验，都给了董瑞莫大教益，他结合自己临床，渐渐形成了临床特点。

三、肺纤维化、尘肺病的证治经验——"咳喘七字诀"

弥漫性间质性肺病，常被人简称为肺纤维化，它是肺泡周围组织及其相邻支持结构病变的一组疾病群，病因近 200 种，临床多表现为活动后气短、阵发性咳嗽。特发性肺纤维化是其中常见类型，多在 40～50 岁发病，男性病发率稍高于女性，预后差，严重影响患者生活质量，自诊断时起中位生存期约 3 年，5 年生存率仅为 20%～40%，患病率和年发病率一般均随年龄的增长而升高。

20 多年来，董瑞经治数千例此类患者，摸索出肺纤维化"咳喘七字诀"：宣、温、润、清、肃、截、裨。

1."宣"，重在疏导　认为不管咳嗽新久，有邪即需"宣"，肺络宣通，外邪得去，咳嗽始平。切不要不辨有邪无邪，徒用大剂止咳化痰药。

2."温"，"终温且惠，淑慎其身"　肺纤维化咳喘，只要出现风寒，一律宜"温"，临床上要注意用"温"就宜加宣肺药。这样，风寒之邪就容易外达，咳嗽也可以渐止。

3."润"，"温润而泽"　凡是久病肺热不清，灼伤津液，口干咽燥、咳嗽少痰，都宜用"润"。

4."清"，"清荣峻茂"　取洁取晰。临床出现寒包火症状，风寒束肺，肺热内蕴或寒热夹杂，宜"清""宣"同用。肺为清虚之脏，所以肺气宜降则和。

5."肃"，"宽肃宣惠"　意在清静、安静、肃括。咳嗽初起，如咳呛较剧，也可"宣""肃"同用，使外邪有出路，又不损伤肺气。

6."截"，"截胫剖心""截趾适履"　临床主方就是止嗽散。本方确对肺纤维化慢性咳嗽尤佳，如咳呛较剧，还可加用天竺子、蜡梅花、罂粟壳等，但中病即止，不可久用。

7."裨"，"裨补阙漏，有所广益"　"裨"就是弥补、补助和接益的意思。肺纤维化咳嗽日久，肺气不能肃降，肾气不能摄纳，以至动则喘甚，当取"裨"法，借以培补肺肾。偏于肺虚者以生脉散为主方；偏于肾虚者以肾气丸为主方。对于迁延日久，痰多苔腻、神疲乏力，动则自汗之风寒或风热夹湿者，则应着重用化湿药，如平胃散之类，此时不可过早应用补气之品。对于阵咳较剧，甚则胸胁疼痛、烦躁，肝火犯肺者，则应着重用清肺药物，如黄芩、山栀、黛蛤散之类。

四、冬病夏治的临床经验——"依据三条"

董瑞多年来力推冬病夏治方法，提出了三条重要依据，具体如下。

（1）哮喘在夏季而发，冬季为缓解期，缓则治其本，哮喘发作之本为"宿根"，关键在脾、肾二脏。

（2）冬应肾，肾主藏，为元阴元阳之脏，通过大辛大热大补之药能够使元阴元阳得固。

（3）冬病夏治的依据在于辨证施治。

冬病夏治主要适应于肺系疾病的小儿反复呼吸道感染、小儿哮喘、小儿喘息型慢性支气管炎、小儿各型肺炎。近20年来治疗数千例病患，尤其是18岁以下未成年患者，基本上都已康复。成人主要适用于鼻炎、慢性支气管炎、哮喘、肺气肿、肺纤维化等，能大大缓解咳喘发作。

五、善用膏方——"膏方八法"

董瑞从20世纪80年代末开始潜心研究秦伯未先生的《膏方大全》与《谦斋膏方案》。

总结出了膏方防治疾病与保健的一套思路，形成了自己使用膏方的特点，研发了"珠芝膏""仙芪扶阳膏""养颜美容膏""延年益寿膏"等膏方，积累了较为丰富的防治慢性疑难病及养生保健方面的经验。

董瑞院长亲自指导膏方熬制。

董瑞多年前拜服《秦伯未膏方集》的思路，临床广用，研习至深。认为学习、使用、研究膏方，重点是要研究秦伯未先生的经验。秦伯未先生运用膏方，有"四机"："消长之机，济补之机，开阖之机，调燮之机。"这是对秦氏膏方的总结。董瑞在临床上有所补充也有些自己的见解。董瑞在秦氏"四机"的基础上加上了"扬抑""和清""衡权""泽润"四法。

1. 扬抑　董瑞认为，膏方辨证首先要从"扬抑"入手，"扬"是向上播散，《诗经》谓"清扬婉兮"。"抑"是压制，"抑抑威仪，维德之隅"。临床上的"虚则补之，实则泻之"是说人体的五脏有相生相克，每一脏都有"生我"和"我生"，以及"克我"和"我克"的关系。虚补其母、实泻其子。虚补其母在某脏虚衰时，除直接补益该脏外，还应注意补益其母脏，使母能生子，该脏得到尽快恢复。尤其是肺间质纤维化肺气不足，出现经常感冒、汗出、咳嗽等证时，除直接补肺外，还宜重视补脾，使土能生金，则肺虚能尽快得到康复。实则泻其子，除直接泻该脏外，泻其子脏也是重要的治法。如肺间质纤维化久咳出现肝火偏盛，影响肾的封藏功能，而致遗精梦泄，在治疗上就应清泻肝火之实，使肝火得平，该"扬"该"抑"，各宜取之。

2. 消长　戴名世说："经世之大者，莫大于阴阳之消长，治乱之循环，君子小人之进退。"辨用膏方，什么药多，什么药少，八纲辨析，孰盛孰衰，"消长之机，间不容发"。主张要有胆有识，有方有守。

3. 济补　同舟共济，就是帮助、救助。临床上只要虚实明辨，济补则明。

4. 开阖　"开阖"是开启与闭合的意思，明代的名士王世贞在《艺苑卮言》卷四中说："有色有声，有气有骨，有味有态，浓淡深浅，奇正开阖，各极其则，吾不能不伏膺少陵。"这里的"有色有声，有气有骨，有味有态，浓淡深浅，奇正开阖"用来形容辨证施治要求的周全和多视角，很为贴切。

5. 调燮　调燮之机。"调燮"，是调和阴阳。颜舒《刻漏赋》所述："罢衣裳之颠倒，配皇极而调燮。"这里有调养、调理的含义。《尚书·顾命》所术："燮和天下，用答扬文武之光训。"是说燮和天下，就能使国家协调和平。调燮，用调和阴阳来说明膏方的协调、平和的功用。

6. 和清　温和清朗，"天气和清"。中医历来重"和"法。和解肝脾，和解肠胃，辛开苦降，寒热并用。清则适热，常与和解、泻下、化痰、利湿、养阴、开窍、息风等配合使用。

7. 衡权　衡权就是以事为正。"衡"，是平；"权"，是重。膏方的制定应遵循辨证论治的法度，针对患者的疾病性质和体质类型，深思熟虑，立法力求平稳，一人一方，辨体用药，按照君、臣、佐、使的配伍原则，合理选用道地药材组方，进而规范制作，方能达到增强体质、祛病延年的目的。

8.泽润 恩泽普施，泽润生民。无论是外感和内伤，外因和内因，都是通过脏腑后发生的变化。所有病证，包括病因、病机，都是脏腑生理、病理变化的反映。药物的功效也是通过脏腑后才起作用的。所以《内经》有"五脏所主""五脏开窍""五脏化液""五脏所恶""五脏变动""五脏所病"之说。久病体燥或脏腑缺泽，就需要雨露的芳泽和香润。

董瑞遵从秦伯未先生判断具体病证脏腑病位的几种线索，即：一是关于本脏的体用性质，包括本身的变化，如肝藏血，以血为体，以气为用，性主升发，宜条达舒畅，及肝用太强，气盛化火，血虚生热生风等；二是关于本脏与形体各组织器官的联系，包括经络循行部位，如肝主筋，开窍于目，爪为筋之余，及肝脉循胁肋、少腹，络前阴，冲脉隶属于肝胃等；三是关于本脏同其他脏腑的关系，包括奇恒之腑在内，如肝与胆为表里，与心、肾相生的大旨，多年来，形成了抓主证，搜兼证，以主证为线索，善以兼证为佐证，全面综合，条分缕析，以逮其时其病证结和综合病机，立法处方紧紧相扣的临床风格。

董瑞认为，使用膏方宜讲究组方合理、配伍灵活，用药宜复杂但不能乱堆药物，以平衡阴阳为总则，力求气血充盈、调和流畅。虽主要运用于正气虚损，但有因虚致实、偏虚偏实、虚实夹杂等变化，辨证施膏。需分清标、本、虚、实、主、次，从而达到标本兼治的效果。因服用人的性别、年龄、体质的不同，地域、气候、风土人情习惯的差异，膏方的处方也不尽相同。须对中医辨证体系及药理药性有着深入的理解和感悟，同时又具有丰富的临床经验，所定的膏方才易取得良效。

"君不见昆吾铁冶飞炎烟，红光紫气俱赫然。良工锻炼凡几年，铸得宝剑名龙泉。"（唐代郭震的诗）清代叶天士，平生亦拜17师，苦学勤勉，虚怀若谷，名著朝野，一时"大江南北，言医辄以桂为宗"。鲁迅先生说："只看一个人的著作，结果是不大好的：你就得不到多方面的优点。必须如蜜蜂一样，采过许多花，这才能酿出蜜来。倘若叮在一处，所得就非常有限，枯燥了。"（《致颜黎民的信》）治学就应广搜博采，治医就需圆机活法，"虚心而师百氏"，才能融会贯通。著名中医学家章次公先生曾经说过：好中医要有"菩萨心肠，将军肝胆，神仙手眼，儿女情怀"，这些方面，董瑞确实得到了"点化"。

（卢祥之）

第十六章　董瑞学术思想临床运用与董氏中医传承的认知

我是一名在三甲医院内科工作，具有从医 50 年医龄的西医专家，自 2002 年认识介入、2004 年正式加盟并在董瑞主任中医师创办的二甲中西结合医院工作已有 19 年。近日董瑞主任中医师主编《疗效是中医药生命线》一书，即将出版发行，主编邀请我从西医专家的角度谈谈对"疗效是中医药生命线"学术思想临床运用与董氏传承的认知。经过本人反复思考后，首先应从认识中医药疗效的渊源、衡量中医药疗效的标准、董瑞倡导"疗效是中医药生命线"学术思想与临床运用和董瑞践行"疗效是中医药生命线"建立董氏中医传承团队四个方面论述。

一、认识中医药疗效的渊源

中医药疗效是中华历代名医在几千年行医生涯中贯穿的一条主线，有了疗效才能广泛流传，得到发扬光大，不断总结看病的学术思想和汇总医案经验，形成留给后人的宝贵医著，并且流芳千古。如何认识中医药疗效的渊源？首先从中华历代名医对中医药疗效的认同和近代名医与国医大师对中医药疗效的共识介绍。

（一）中华历代名医对中医药疗效的认同

何为中医药疗效的渊源？首先要从中华历代名医的成就说起，上古时期名医：神农氏——炎帝，中医药成就是编写《神农本草经》（简称《本草经》或《本经》），全书分三卷；远古时期名医：轩辕氏——黄帝，中医药成就是编写《黄帝内经》，分《灵枢》《素问》两部分；春秋战国时期名医：秦越人——神医扁鹊，中医药成就是编写《难经》，分三卷；东汉末年时期名医：华佗——外科鼻祖，中医药成就是世界医学史上应用全身麻醉进行手术治疗，并编写《后汉书·华佗传》；东汉末年时期名医：张仲景——医圣，中医药成就是编写《伤寒杂病论》；东晋时期名医葛洪——小仙翁，中医药成就是编写《神仙传》《抱朴子》《肘后备急方》《西京杂记》四卷；隋代名医巢元方——太医博士，中医药成就是编写《诸病源候论》共五十卷；唐代名医孙思邈——药王，中医药成就是编写《备急千金要方》共三十卷；宋代名医钱乙——儿科之圣，中医药成就是编写《小儿药证直诀》，共载小儿诊候及方论八十一篇；金代名医李东垣——"补土派"创始人，中医药成就是编写《脾胃论》《内外伤辨惑论》《兰室秘藏》《活法机要》《医学发明》《东垣试效方》等；元代名医朱震亨——丹溪翁，中医药成就是编写《格致余论》共一卷，收医论四十二篇；明代名医李时珍——药圣，中医药成就是编写本草巨著《本草纲目》共五十二卷；明代名医张景岳——温补学派代表，中医药成就是编写《类经》《类经图翼》等；清代名医：叶天士——医痴，中医药成就是编写《温热论》，划清了温病与伤寒的界限。

综上所述，中华历代名医的杰出代表都曾著书立说，为指导其所处时代防病治病总结了宝贵医学经验并取得了凸显的临床疗效，彰显了疗效是中医药生命线的强大威力，才使得中华民族繁衍昌盛。

（二）近代名医与国医大师对中医药疗效的共识

近代名医以北京"四大名医"为代表。萧龙友擅长治疗虚劳杂病，论治方面主张四诊合参；施今墨擅长用大方、药品搭配极有法度，善于将《伤寒论》《金匮要略》的方剂参合应用；孔伯华擅长诊治温病，擅长使用石膏；汪逢春擅长诊治时令病、胃肠病和湿温病。国医大师代表如下：邓铁涛擅长以脾胃病学说为指导；李辅仁擅长诊治老年顽症；程莘农擅长中医药内、妇、针灸，对中医药温热病、舌诊有较深研究；方和谦擅长精通伤寒、主张经方和时方合用；陆广莘擅长中西医汇通治疗疑难杂症；张学文擅长中风病急症，并制定《中风病中医药诊治、疗效评定标准》，开创先河。

笔者于2014年7月6日—2016年3月25日，陪同董瑞主任中医师先后拜访了16名国医大师：有首届国医大师李振华、张灿玾、朱良春、邓铁涛、张琪、周仲瑛、颜德馨、张学文、陆广莘；有第二届国医大师李士懋、吕景山、段富津、孙光荣、唐祖宣、王琦、尚德俊。在拜访国医大师的过程中，深被国医大师高尚的医德、精湛的医术、坚定不移的中医药精神所感染。国医大师张灿玾"三剂小中药治不好感冒，我就不是张灿玾"的誓言；李振华"让中医药到急诊中发挥作用"的呐喊；孙光荣"中医药人当明志、明德、明理、明法、明术、明止"的指训；张琪"让膏方、经方、验方攻克肺病"的嘱托；唐祖宣"行欲方而智欲圆，心欲小而胆欲大"的教诲；吕景山"大医精诚，救命求慎"的赠言；段富津"遣方用药，多联博贯，沿苛杂病正气为先"的教导；周仲瑛"中医的疗效才是硬道理"的教诲；邓铁涛"疗效是中医药生命线"的名言；等等。

诸位近代名医与国医大师，在漫长的行医过程中，他们的医术擅长、誓言、呐喊、教训、名言等，始终是坚持临床经验的总结，保持医德为先，强调中医药的疗效才是发展中医药的硬道理和生命线，与董瑞倡导"疗效是中医药生命线"形成共识。

二、衡量中医药疗效的标准

在21世纪的今天，进一步探索中医药疗效的标准，有着深远的战略意义。尤其在2020

年年初，中国人民在习近平总书记和党中央、国务院的正确领导下，取得了抗击新冠肺炎的阶段性胜利。中医药在此次疫情战役中发挥了积极作用，使患有新冠肺炎的患者病情迅速改善。实践证明了中医药疗效的实力（详见 2020 年 3 月 13 日《人民日报》第 19 版发表的《关于用疗效证明中医实力》的文章）。

在抗击新冠肺炎过程中，有人质疑，面对一个新发疾病，西医没有特效药，中医为啥有方子？其实，中西医是两种不同的医学体系，二者看待人体和疾病的角度不同，治病方法也不相同。例如：面对新冠病毒，西医的重点是寻找有效药物，直接消灭病原体；而中医则着眼于病因和病机，通过整体调节，清除病原体的生存环境，调动人体的自我痊愈功能，所谓"正气存内，邪不可干"。在本次疫情初期，我国中医专家对患者进行诊察分析以后，结合气候特点，得出一个基本判断：新冠肺炎属于"寒湿疫"，在治疗上应主要针对寒和湿，用辛温解表之法。为此，国家卫生健康委员会、国家中医药管理局联合推荐清肺排毒汤。此方是对张仲景相关经方的融合创新运用，既祛寒闭，又利小便祛湿；既防疫邪入里，又调肝和胃。此为衡量中医药疗效的标准提供可靠的依据。

习近平总书记在 2019 年 10 月 25 日全国中医药大会上强调，要遵循中医药发展规律，传承精华，守正创新，加快推进中医药现代化、产业化，坚持中西医并重，推动中医药和西医药互相补充、协调发展，推动中医药事业和产业高质量发展，推动中医药走向世界，充分发挥中医药防病治病的独特优势和作用，为建设健康中国、实现中华民族伟大复兴的中国梦贡献力量。

党和国家高度重视"健康中国"建设，并将这一目标上升到国家战略高度。党的十九大报告指出，提高保障和改善民生水平，实施健康中国战略，要坚持中西医并重，传承发展中医药事业。

中国工程院院士、天津中医药大学校长张伯礼表示，中医药是健康中国建设进程中必不可少的重要力量。中国工程院院士樊代明认为，中医药学研究要保持医学的人文属性，坚持中医药的基本理论，以疗效为标准，中医药学才能在传承中高速高效地正确发展，以自己崭新的面貌为健康中国乃至健康世界做出重大贡献。国医大师孙光荣强调，中医药现代化一定要守住中医药思维这一根本，守住疗效。

尤其在 2020 年年初，这次抗击新冠肺炎的战役中，中医药用疗效证明了中医药的实力和疗效是中医药生命线的金标准。新冠肺炎疫情初期，患者对中医药认识不一。有的满心欢喜，有的半信半疑，有的直接拒绝。但是随着时间的推移，一些重症、危重症患者经过中医药的治疗后，病情迅速改善。在新冠肺炎患者的治疗中，中医药参与率超九成。中医药介入早、参与度高的地方，患者的死亡率相对较低。实践证明，中医药成为打赢疫情防控阻击战的有效手段。

如何衡量中医药的疗效？结合笔者长期在董瑞主任中医师的影响和中医药氛围的熏陶之下，认为应具备以下条件才是衡量中医药疗效的标准：其一要符合中医药思维逻辑；其二要坚持中医药理论为指导；其三要遵守阴阳平衡为总纲；其四要落实中医药理法方药的原则；

其五要重用道地药材才能凸显临床疗效；其六要做好疗效是检验中医药的金标准等。只有这样，才能从古代经典中得到各种疾病的答案，从而制定出有效的诊疗方案，为"健康中国"建设贡献中医药人的力量。

三、董瑞倡导"疗效是中医药生命线"学术思想与临床运用

（一）中医膏方的学术思想与临床运用

1. 学术思想　董瑞主任中医师担任世界中医药学会联合会中医膏方专业委员会会长，是我国"膏方北进"的积极倡导与实践者，是中国膏方领域的学术带头人，并于 2015 年主编出版了《膏方防治肺纤维化、尘肺病》。从 20 世纪 80 年代末开始潜心研究我国中医膏方大家秦伯未的《膏方大全》《谦斋膏方案》，总结出了中医膏方防治疾病、调理体质与亚健康的"十个指导思想""两个创新"和"十五个结合"，形成了董氏中医膏方的学术思想体系。尤其在"十个指导思想"中重点强调将"中医膏方的疗效"纳入"十个指导思想"作为开展中医膏方工作的宗旨。

2. 临床运用　董瑞主任中医师在中医膏方领域临床研发了"珠芨膏""仙芪扶阳膏""养颜美容膏""延年益寿膏""黄精枸杞阿胶膏"等 30 个系列膏方，积累了上万例关于中医膏方防治慢性疑难杂病及亚健康养生保健的经验，取得了显著的临床效果，为我国的"膏方北进"做出了积极的贡献。积极开展中医膏方"一带一路"国际学术交流活动，主持召开首届、第二届、第三届北京 APEC 雁栖湖中医膏方国际高峰论坛，让世界人民了解中医膏方对身心健康的重要意义。

（二）中医冬病夏治的学术思想与临床运用

1. 学术思想　董瑞主任中医师担任中国民间中医医药研究开发协会副会长兼中医冬病夏治专业委员会会长，是我国中医冬病夏治领域的学术带头人，其研制的"冬病夏治 FBP 方案"[穴位膏敷（F）、穴位拔罐（B）、口服中药（P）]于 2006 年 10 月 16 日中标国家卫生部推广适宜技术"十年百项计划"全国发明推广项目。从 1986 年始，发明、创建与优选组合开展了 FBP 方案以"春夏养阳、秋冬养阴""正气内存、邪不可干"及"人以天地之气生、四时之法成"的观点防治小儿与成人呼吸病，形成了董氏中医"冬病夏治"学术思想体系。尤其在开展 FBP 方案过程中，重点指出通过穴位治疗，其疗效在于刺激经络直达脏腑，调节阴阳平衡、补益肺脾肾，从而达到治病防病的目的。

2. 临床运用　董瑞主任中医师在中医冬病夏治领域临床研发了 FBP 方案中的穴位贴敷的康益咳喘贴成为药准字号产品，可以在国内医疗市场流通，穴位拔罐所用药罐获得国家发明专利，口服中药仙芪扶阳固本丸成为北京市药监局批准产品，可以在临床广泛应用。董瑞主任中医师自 2007 年至今在全国 11 个省（自治区）、直辖市举办推广项目学习班，在

北京举办 47 期推广项目培训班，主持召开五届全国中医冬病夏治高峰论坛，培养学员 5000 人以上，由于临床疗效凸显，使全国各地区老百姓有近百万人受益，使推广项目得到进一步的深入与普及。

（三）中西医结合防治肺纤维化的学术思想与临床运用

1. 学术思想　董瑞主任中医师担任中国中西医结合学会呼吸病专业委员会副主任委员，是我国中西医结合领域防治呼吸病（包括肺纤维化）的学术带头人，并于 2008 年 7 月 10 日由北京市怀柔区科学技术委员会批准成立北京肺纤维化研究所并担任所长，2009 年主编出版《中西医结合诊治肺纤维化》，荣获中国中西医结合学会和中华中医药学会科技进步奖三等奖。从 2005 年 6 月 29 日新院落成典礼之后，开始专心研究肺纤维化，率先在国内发表创立董氏"四新理论体系"。①确认了新颖的中医病名，属"肺痿、肺痹"范畴；②创立了新型的"虚、痰、瘀、毒"四大致病因素；③形成了"虚、痰、瘀、毒"病因病机新理论；④研发了"养阴益肺通络协定方"的辨证论治新方剂等，形成了董氏中医防治肺纤维化的学术思想体系。尤其在研发"养阴益肺通络协定方（丸）"的过程中，重点将用药疗效放在首要位置，作为衡量病情治愈的突出标准，使该药在防治肺纤维化方面、在提高患者生活质量与延长患者生命时间方面发挥了积极作用。

2. 临床运用　董瑞主任中医师在临床研发了养阴益肺通络丸获得北京市药监局批准并且中标北京市"十病十药"项目，同时开展中西医结合"十位一体综合疗法"（指西医诊断与诊治、中医辨证施治、中医药膳、中医穴位贴敷、中医耳穴贴敷、中医足浴、中医蛇疗、中医雾化、中药静脉滴注等）取得明显的临床疗效。10 多年累计诊治美国、日本、韩国，以及我国（含港、澳、台地区）患者达几万人，运用中西医结合防治世界疑难病——肺纤维化开创了一条新路，受到广大肺纤维化患者的欢迎。

（四）中西医结合防治尘肺病的学术思想与临床运用

1. 学术思想　董瑞主任中医师担任北京职业病（尘肺病）工伤定点医院的院长、北京市怀柔区工伤职业病鉴定委员会专家，2015 年主编出版《膏方防治肺纤维化、尘肺病》。从 2001 年建院后开始进行针对尘肺病的专门研究，领先在全国发表董氏理论"正气不足，痰、瘀、毒损伤肺络"的病因病机新学说，制定了"扶正固本、导痰化痰、通络化痰、软坚散结标本兼治"的原则，形成了董氏中医防治尘肺病的学术思想体系。尤其在建立学术思想体系过程中，重点把尘肺病的疗效作为判断疾病的权威指标，在控制尘肺病患者的病情方面发挥了重要作用。

2. 临床运用　董瑞主任中医师在临床上积极开展"董氏尘肺八联疗法"（指西医诊断与诊治、养阴益肺通络疗法、仙芪扶阳固本疗法、中医药膳食疗、中医气功康复、中医穴位贴敷、中医耳穴贴敷、中医足浴等），取得显著的临床效果。近 10 年累计收治全国 30 余省市尘肺病患者达万例，极大提高了尘肺病患者的生活质量和生存率。2012 年 7 月承办由民盟中央发起的"健康呼吸万里行"大型肺纤维化、尘肺病公益爱心义诊活动，已经在河北、河南、内蒙古、山西、陕西、吉林等10个省市举行救助活动，累计行程万余千米，采用义诊和捐助300余万元药品与设备等形式，救助1000多名肺纤维化、尘肺病患者，受到被救助患者的好评和民盟中央领导的充分肯定。

四、董瑞践行"疗效是中医药生命线"建立董氏中医传承团队

（一）坚持从医40年始终工作在临床第一线

董瑞主任中医师，身为国家、省、市三级政协委员[指全国政协委员、北京市（省级）政协委员、怀柔区（市级）政协委员]和民盟中央委员与民盟中央社会服务工作委员会副主任，重点突出医德为先，发扬"大医精诚"的作风。他每年要抽出时间为出席参政议政三级政协会撰写以书面文字形式上报的建言献策资料，并发表演讲；每月要抽出时间到民盟中央扶持的贵州省黔西南州兴顺市和江苏省常州市等地开展脱贫帮扶义诊等活动；临时完成国家中央中医保健局指定给国家领导人和各省部级领导的中医保健工作；经常在外出居住的宾馆、候机室、候车室、就餐的餐厅、会议的休息场地等处，义务为急需求医者把脉、开中医药方等，为健康中国做出积极贡献。除此之外，董瑞主任中医师作为中医大内科疑难杂症和侧重肺系病专家，在行医40年生涯中，每周坚持三天的专家门诊（专家门诊与预约挂号每天60人以上）与专家查房（在本院住院的患者都得到董瑞主任中医师的把脉、看舌象与脉象、开药方），尤其在本人患有腰椎病不能活动期间，带病在病床上依然执着地为患者看病，受到患者与医务人员的好评，被誉称为"医痴"董瑞（曾在2017年11月7日人民政协网报道）。据不完全统计，以建院20年计算，共计经董瑞主任中医师诊治过的中医大内科疑难杂病和肺系病患者大约有20万人次，充分展示了董氏传承中医大家不脱离临床，并且坚守临床第一线的医者风范。

（二）重视国家中医药管理局"十二五"肺病科重点专科建设

董瑞主任中医师身为国家中医"十一五""十二五"肺病科重点专科（专病）学术带头人，他高度重视肺病科重点专科建设，重点突出医术，坚持中医药的理法方药原则。早在2008年12月，本院以协作组成员单位的名义，参加了由国家中医药管理局在江苏南京召开的"十一五"重点专科（专病）协会组会议，确认了肺纤维化、哮喘、肺癌、小儿反复感冒、慢性阻塞性肺疾病、慢性咳嗽、支气管扩张七个重点专病，并且纳入"十一五""十二五"肺病科重点专科（专病）体系，先后在上海参加以上海华山医院董竞成教授为组长的哮喘专病临床研究启动会和在成都召开的肿瘤协作组工作会议等。2012年，本院正式批准列入国家中医药管理局"十二五"肺病科重点专科建设单位并颁发文件，圆满完成"十二五"期间重点专科建设项目肺病科各项系列工作。2005年6月29日新院落成典礼后，董瑞主任

中医师与已故国内著名泰斗级呼吸病专家于润江教授共同担任国家中医药管理局"十二五"重点专科建设项目肺病科学科带头人。医院现有医护人员60人，建有国际肺纤维化病区，开放床位60张。主编出版《中西医诊治肺纤维化》，填补了我国肺纤维化领域的理论空白；自主研发了我国首个肺纤维化制剂养阴益肺通络丸，并获北京药监局批准，成为北京市政府"十病十药"科研入选项目，使肺纤维化临床研究在国内处于领先水平。建科15年以来收治来自美国、加拿大，以及我国（含港、澳、台地区）其他30余省市肺纤维化患者达2万人，大大提高了患者的生存率与生活质量。2011年6月，时任国家卫生部副部长、国家中医药管理局局长王国强，国家中医药管理局副局长于文明，国家中医药管理局医政司司长许志仁、北京市中医管理局局长赵静等领导亲自来院检查指导了肺病科重点专科（肺纤维化重点专病）建设，对取得的临床疗效给予了充分的肯定与认可。

（三）拜师求学传承岐黄问道国医

1. **拜我国著名呼吸病泰斗级专家于润江教授为师**　董瑞主任中医师，于1999年10月在北京参加第八届亚太呼吸病治疗学术会议，拜访了大会主持人之一，时任中华医学会呼吸病分会副主任委员、全国肺间质学组组长、中国医科大学呼吸病研究所所长于润江教授，并提出两个问题，于老给了他认真、细心、满意的答复，并成为其授业恩师。从此他与于老结下了深厚的师生情。随后在2005年6月19日，本院新院落成典礼后，于老受聘为医院的名誉院长和北京肺纤维化研究所名誉所长，每年定期来院指导解决疑难的肺纤维化、尘肺病及呼吸病的防治，为教学查房、研究科研课题、药品研发、学科建设等做了大量实际工作，使一个民营医院在短时间内发展成为二级中西医结合肺科医院做出重大贡献。尤其指导董瑞主任中医师完成研修博士研究生课程，并签名准予毕业，产生了师生关系，为今后董瑞成为医学栋梁奠定了坚实的基础。

2. **拜中医界国医大师晁恩祥教授为师**　董瑞主任中医师，于2014年7月6日，在北京昆仑饭店由国家中医药管理局、北京市中医管理局及中日友好医院共同主持下，为第二届国医大师晁恩祥教授举办隆重收徒仪式，董瑞作为北京市复合型中医药学术带头人研修班学员，与其他四人同时被国医大师晁恩祥教授收为高徒。本次收徒仪式是晁恩祥教授被评为第二届国医大师之后，首次在国内收徒。2015年9月、2019年10月，经北京市中医管理局批准，北京市中医药薪火传承"3+3"工程单位晁恩祥名医传承工作站北京康益德中西医结合肺科医院分站和董瑞基层老中医传承工作室分别在本院落户，晁恩祥教授担任分站站长，董瑞主任中医师为传承人。董瑞为我国中医界肺系病晁系专业的重要成员之一。

3. **传承岐黄问道国医**　董瑞主任中医师，于2014年7月6日—2016年3月25日，先后拜访了16名首届、第二届国医大师。在拜访过程中，深被大师们高尚的医德、精湛的医术、坚定不移的中医精神所感染，如诸名大师的誓言、呐喊、指训、嘱托、教诲等，每逢拜访一位国医大师，董瑞主任中医师总是带着临床实践中所遇到的难题进行认真的传承岐黄问道国医，如拜访晁恩祥教授，问道国医提出：如何做一个真正的中医人？拜访张灿玾教授，问道国医提出：中医辨证施治、脉证相应、舌证相应、方证相应等问题；拜访段富津教授，问道国医提出：正气运药、药量标识药力、经方、膏方、验方等问题；拜访周仲瑛教授，问道国医提出杂病顽疾中复合病机、传染病防治方面等问题，各位国医大师给予针对性满意的解答，达到了问道国医的目的，为指导其成为"铁杆中医"指明了前进方向。尤其国医大师周仲瑛教授"中医的疗效才是硬道理"和邓铁涛教授"疗效是中医药的生命线"的名言，说出了大师共同的心声。中医药疗效是检验病情结果的金标准，为中医药界后人留下了宝贵遗产，更为 21 世纪新时代实现中国健康梦做出积极的贡献。

（四）建立董氏中医传承团队

如何抓好中医药的传承？国医大师孙光荣教授在 2016 年 7 月 23 日召开的"第四届岐黄论坛"上精彩演讲时指出：中医药学传承的内涵主要是医德、医理、医术。

首先是医德的传承，其一是以老带新传承，体现"大医精诚"的医德，坚定中医药学的文化自信；其二是医理的传承，主要是以老带新传承，"勤术博采"的治学方式，坚定中医药学的理论自信；其三是医术的传承，主要以老带新传承，运用"观其脉证，知犯何逆，随证治之"的中医思维方式，坚定中医药学的方法自信。上述三医形式的中医药传承值得肯定。

作为一名"铁杆中医"，董瑞主任中医师始终认为，应把中医药学传承，当成提升中医药服务能力的核心工作。他早在 20 年前就开始带徒，开展董氏杏林传承工作，尤其在 2014 年 7 月 6 日他拜国医大师晁恩祥教授为师后，正式举行启动了收徒的拜师仪式，首批收了 5 名徒弟（耿占峰主治医师、李壮花副主任医师、张树森主治医师、刘苹执业医师、耿占印执业医师），并进行师徒互相赠送拜师帖与收徒证。随后又收了 6 名徒弟（董莹主治医师，董杰煎药师，徐胜红贵州省兴义市人民医院副主任医师，肖娜南京中医药大学博士生、主治医师，果彦晶北京门头沟区潭柘寺卫生院主治医师，李小利实习医师），形成了以董瑞主任中医师学术思想体系为核心的董氏中医传承团队。

董瑞主任中医师，非常重视医理传承，早在 13 岁时在叔父指导下，学习"四小经典""四大经典"等中医著作，中医基础理论功底深厚。在传承过程中一直倡导如何成为一名纯正的"铁杆中医"。①他坚持钻研经典并以此为基础，领悟中医的内涵；②学习理论应自信，中医从整体分析问题，针对个体解决问题，体现了中医的科学性；③传承学术不走样，每位徒弟都要深入学习老师的学术思想理念，从而传承中医；④坚持临床是关键，在临床中领悟中医、传承中医、创新中医；⑤服务患者讲精诚，既要医术精湛，又要医德高尚，两者缺一不可。他本人也是这样做的，为传承的徒弟在医德、医理、医术上做出了表率。

建议在今后开展中医药传承时尚需采取：一是正本清源式传承，通过古籍整理、理论研究，厘清中医药学术的概念与内涵；二是师承授受式传承，通过多种模式开展师承教育、使中医药学传承适用临床、重在临床；三是文化科普式传承，通过博物馆、陈列室、工作室、巡讲团、大讲堂及电视、网络等平台，组织开展"中医中药中国行"和"中医药健康文化素养提升工程"，通过文化科普的方式进一步走进家庭、走进农村、走进基层、走向"一带一路"、走向世界。

　　总之，董瑞主任中医师秉承大医精诚的精神，热爱中医药学，积极开展董氏杏林传承，对中医药专业精益求精，具有"铁杆中医"的气质，尤其将中医疗效视为发展中医药的生命线的指导思想，有望成为中医药学术界的共识，并且具有里程碑的意义。为董瑞主任中医师倡导和践行"疗效是中医药的生命线"点赞！

（秦洪义　董　娜）

附　录　学术成果摘要

附录 A　学术论文摘要

（一）伏天穴位贴敷加味玉屏风膏治疗小儿喘息型慢性支气管炎临床研究

董　瑞，秦洪义，徐　娄，刘　苹，董昕睿，石建锐

（北京康益德医院呼吸科，北京 101400）

稿件来源：中国医药导报，2007 年 8 月上旬刊，87～88 页

【摘要】目的：观察应用加味玉屏风膏伏天穴位贴敷治疗小儿喘息型慢性支气管炎的疗效。方法：设治疗组 180 例，贴敷加味玉屏风膏；对照组 64 例，贴敷医用橡皮膏。两组均在伏天进行穴位贴敷治疗，并连续随访 3 年，观察患儿的痊愈和愈后情况。结果：治疗组治愈率为 78.88%，好转率为 21.11%，无效 0；对照组治愈率 0，好转率为 37.50%，无效率为 62.50%。两组疗效比较，经统计学分析，差异有非常显著性（$P < 0.01$）。结论：中药穴位贴敷治疗小儿喘息型慢性支气管炎，能提高患儿的经气、阳气及抵御外邪的能力，从而达到显著的临床疗效。

【关键词】加味玉屏风膏；伏天；穴位贴敷；小儿喘息型慢性支气管炎

（二）中医"冬病夏治"FBP 方案防治小儿呼吸病的疗效评估

董　瑞，秦洪义，刘　苹，董昕睿，孙华丽，徐　娄，耿占峰

稿件来源：北京中医，2007 年 8 月第 26 卷，第 8 期，479～480 页

【摘要】目的：探索中医"冬病夏治 FBP 方案"对小儿呼吸病的疗效评估。方法：随机选择门诊患儿 446 例，其中 FBP 方案（观察组）有小儿反复呼吸道感染 120 例、小儿喘息型慢性支气管炎 180 例、小儿支气管哮喘 66 例、小儿肺炎 80 例，非 FBP 方案（对照组）34 例，均在"伏天"采用"冬病夏治"方法进行 FBP 方案治疗，连续治疗 3 年，随访 3 年，观察患儿的疗效、愈后及评估等情况。结果：观察组 446 例平均治愈率为 90.53%，好转率为 9.46%，无效 0；对照组 34 例治愈为 0，好转率为 67.64%，无效率为 32.35%。经统计学

分析（采用 cpd-u 检验分析法），$P < 0.01$，有非常显著性差异。结论：通过对中医"冬病夏治 FBP 方案"防治小儿呼吸病的临床观察和疗效评估，显示中医冬病夏治能提高患儿机体尤其呼吸系统免疫力，抵御外邪，从而达到防治小儿呼吸病的目的，因此具有广泛的推广应用价值。

【关键词】小儿呼吸病；冬病夏治；FBP 方案；疗效评价

（三）康益肺积协定方肺癌单元疗法的推广应用

董　瑞，秦洪义，耿占峰，谭喜兰，徐　婪，刘　苹

（北京康益德医院中西医结合科，北京 101400）

稿件来源：中国医药导报，2007 年 10 月下旬刊，69 ～ 70 页

【摘要】目的：观察康益肺积协定方肺癌单元疗法的临床疗效。方法：设观察组 69 例，应用康益肺积协定方进行肺癌单元疗法治疗；对照组 32 例，应用非康益肺积协定方进行治疗；显效观察 1 年以上，有效和无效观察半年以上，观察肺癌经"康益肺积协定方"治疗后的病情状况。结果：观察组 69 例的治疗显效率为 14.49%，有效率为 66.67%，无效率为 18.84%，其总有效率为 81.16%；对照组 32 例治疗显效率为 6.25%，有效率 40.63%，无效率为 53.12%，其总有效率为 46.88%。两组临床疗效比较，经统计学分析，差异有非常显著性（$P < 0.01$）。结论：康益肺积协定方肺癌单元疗法，具有益气、扶正、养阴、祛毒、软坚散结之功能，治疗肺癌疗效显著。

【关键词】康益肺积协定方；肺癌；单元疗法；临床疗效

（四）加味玉屏风液伏天穴位拔罐治疗小儿反复呼吸道感染临床研究

董　瑞，秦洪义，耿占峰，刘　苹，董昕睿，石建锐

（北京康益德医院，北京 101400）

稿件来源：中华医院感染学杂志，2007 年第 17 卷，第 A 期，15 ～ 16 页

【摘要】目的：观察小儿反复呼吸道感染应用加味玉屏风液伏天穴位拔罐治疗的效果。方法：设治疗组 160 例、对照组 64 例，均在伏天采用穴位拔罐治疗，并进行连续 3 年随访，观察患儿的疗效和愈后情况。结果：治疗组 160 例患儿的治愈率为 86.87%，好转率为 13.13%，无效 0；对照组 64 例患儿治愈率为 0、好转率为 59.37%、无效率为 40.63%，经统计学分析差异有统计学意义（$P < 0.01$）。结论通过中药穴位拔罐治疗小儿反复呼吸道感染的临床观察，能提高患儿的经气、阳气及抵抗外邪能力，从而达到显著的临床效果。

【关键词】加味玉屏风液；伏天；穴位拔罐；小儿反复呼吸道感染

（五）通络益肺协定方特发性肺纤维化单元疗法临床研究

董　瑞，秦洪义，刘　苹，徐　婪，耿占峰

（北京康益德医院，北京 101400）

稿件来源：中国医药导报，2008 年 12 月第 5 卷，第 35 期，63 ～ 64 页

【摘要】目的：探讨应用通络益肺协定方伍用糖皮质激素及对症治疗，对特发性肺纤维化单元疗法的临床疗效。方法：设观察组 41 例，应用通络益肺协定方伍用糖皮质激素及对症治疗对特发性肺纤维化单元疗法治疗；对照组 32 例，采用单纯糖皮质激素及对症治疗。显效病例观察 1 年以上，有效和无效病例观察半年以上，观察特发性肺纤维化经通络益肺协定方治疗后患者的病情状况，如体力状况、临床症状、毒性反应、胸部 CT 改变、肺功能测定变化、动脉血气分析结果等。结果：观察组 41 例的治疗显效率为 24.39%、有效率为 56.09%、无效率为 19.50%，总有效率为 80.48%；对照组 32 例的治疗显效率为 9.37%、有效率为 37.50%、无效率为 53.12%，总有效率为 46.87%。两组总有效率比较，经统计学分析，有显著性差异（$P < 0.01$），观察组优于对照组。结论：通络益肺协定方特发性肺纤维化单元疗法具有通络益肺、调和营卫、扶阳固本、温肺散寒、化痰祛毒、活血化瘀、养阴生津、扶正固本之功效，可以达到改善全身状况、减轻疾病痛苦、提高生活质量、延长生命时间等目的。

【关键词】通络益肺协定方；特发性肺纤维化；单元疗法；临床研究

（六）仙芪扶阳固本丸治疗咳嗽（慢性支气管炎）临床研究

董　瑞，秦洪义

（北京康益德中西医结合肺科医院，北京 101400）

稿件来源：中国医药指南，2012 年 12 月第 10 卷第 35 期

【摘要】目的：探讨 102 例咳嗽（慢性支气管炎缓解期）应用仙芪扶阳固本丸治疗的临床疗效。方法：采用北京市药监局批准的院内制剂（批准文号：京药制字 Z20100001）仙芪扶阳固本丸治疗 102 例咳嗽（慢性支气管炎缓解期）属中医咳嗽范畴中的脾肺气虚、肾阳不足证，并观察其临床疗效和治疗前后主要症状与体征的疗效对比。结果 102 例性别分布、年龄分布、病程分布、发病季节分布均与国内外文献报道一致。其中临床疗效统计分析表明总有效率在 78.40% 以上，治疗前后主要症状与体征的疗效统计比较表明，治疗后能明显改善治疗前的主要症状与体征，经统计学分析，具有显著明显差异（$P < 0.01$），说明咳嗽（慢性支气管炎缓解期)脾肺气虚、肾阳不足证采用仙芪扶阳固本丸治疗凸显了临床疗效。结论：仙芪扶阳固本丸治疗咳嗽（慢性支气管炎缓解期）可以提高机体免疫力和改善患者临床症状，减轻疾病痛苦，提高生活质量，延长生命时间等。

【关键词】仙芪扶阳固本丸；慢性支气管炎缓解期；脾肺气虚；肾阳不足

（七）养阴益肺通络丸治疗特发性肺纤维化 72 例疗效观察

李壮花[1]，董　瑞[1]，信富荣[1]，张树森[1]，陈　佳[1]，苏惠萍[2]

（1.北京康益德中西医结合肺科医院，北京 101400；2.北京中医药大学东直门医院，北京 100700）

稿件来源：辽宁中医药大学学报，2015 年第 17 卷第 11 期，163 ～ 165 页

【摘要】目的：探讨北京康益德中西医结合肺科医院院内制剂养阴益肺通络丸治疗特发性肺纤维化气阴两伤、痰瘀阻肺证的临床疗效。方法：随机选择西医确诊为特发性肺纤维化，中医辨证为气阴两伤、痰瘀阻肺型的门诊患者 72 例，随机分为两组，治疗组给予养阴益肺通络丸口服治疗，对照组予以乙酰半胱氨酸泡腾片治疗，观察两组患者临床（C）、X 线（R）、生理（P）记分、肺功能检查变化、六分钟步行试验。结果：治疗 3 个月后，治疗组 CRP 记分总有效率为 73.53%；肺功能中两组治疗后肺 - 氧化碳弥散量（DLCO）比较差异显著（$P < 0.05$）有统计学意义；六分钟步行试验，治疗组治疗前后比较差异有统计学意义（$P < 0.05$）。治疗组治疗改善情况优于对照组。结论：养阴益肺通络丸治疗特发性肺纤维化气阴两伤、痰瘀阻肺证，在改善患者临床症状，增加活动耐力方面有一定疗效。

【关键词】养阴益肺通络丸；特发性肺纤维化；气阴两伤；痰瘀阻肺

（八）董瑞治疗特发性肺纤维化经验介绍

李壮花

（北京康益德中西医结合肺科医院，北京 101400）

稿件来源：中国中医临床研究，2016 年 9 月第 8 卷第 25 期，104 ～ 105 页

【摘要】董瑞认为特发性肺纤维化属于中医"肺痿"范畴。他创立了"虚、痰、瘀、毒"是造成肺痿的四大致病因素的学说，提出益气养阴、祛瘀通络的治疗原则，并应用养阴益肺通络方加减治疗肺纤维化，取得了明显的效果。

【关键词】董瑞；特发性肺纤维化；中医药治疗

（九）论特发性肺纤维化的中医研究进展

李壮花　指导：董　瑞

（北京康益德中西医结合肺科医院，北京 101400）

稿件来源：国际中医中药杂志，2017 年 7 月 30 日第 39 卷第 7 期，658 ～ 661 页

【摘要】整理近 10 年来中医研究特发性肺纤维化的相关文献，分析其病因病机认识，从总结名老中医经验和中药复方制剂研究两个方面。对中医药治疗特发性肺纤维化的现状进

行分析和归纳。

【关键词】特发性肺纤维化；中医；临床研究

附录B　主编与出版中医药科技专著内容提要

（一）《中西医结合诊治肺纤维化》

出版信息：人民卫生出版社（北京），2009年1月第1版

1. 内容提要　本书是国内第一部系统总结中西医结合诊治肺纤维化的专著。分上、下两篇，上篇为肺纤维化研究新进展，阐述了肺纤维化的病因与发病机制、临床表现、诊断标准、治疗与预后等。下篇为肺痿、肺痹中医辨证治疗，论述了中医对肺纤维化的认识，如病因病机、辨证诊治、特色防治、养生康复与调护、常用中药方剂与中成药等，介绍了循证医学在肺纤维化中的应用，展望了中医药防治肺纤维化的前景，指出了中西医结合诊治肺纤维化是未来发展的方向。

2. 特点

（1）在参考国内中医研究肺纤维化成果的基础上，重点总结了笔者20余年从事中西医结合诊治肺纤维化的临床经验与心得体会。

（2）提出肺纤维化的病理机制是"虚、痰、瘀、毒"，创建了通络益肺治疗原则，辅以内病外治、冬病夏治、夏病冬治，用于临床治疗收效显著。

（3）在"不治已病治未病"思想的指导下，提出肺纤维化康复与养生方法，为肺纤维化患者指出了康复指导思想和具体路径。

本书语言简明易懂、重点突出，反映了笔者长期从事肺纤维化诊治的思路与经验体会，不仅可供中西医呼吸科医生参阅，也可作为广大呼吸系统疾病患者配合医生治愈疾病的参考书。

（二）《政协委员董瑞院长谈间质性肺炎—肺纤维化》

出版信息：中国文史出版社（北京），2012年8月第1版

1. 内容提要　本书是国内首部间质性肺炎—肺纤维化科学专著，结合笔者30余年临床经验及间质性肺炎—肺纤维化的前沿知识，总结归纳出的有利于广大患者理解与接受的专业性健康科学普及知识，分上篇、中篇、下篇及附篇四个部分。上篇为间质性肺炎—肺纤维化与现代医学，阐述了肺纤维化的中医病因、病机；中篇为间质性肺炎—肺纤维化与现代医学，论述了肺纤维化的西医病因、病理、临床表现、影像学改变及治疗、预后等；下篇为间质性肺炎—肺纤维化特色治疗，主要陈述了肺纤维化的中医特色疗法，如中医十位一体方

案综合疗法、养生康复与调护等；附篇为相关内容及政协报报道，主要介绍了与间质性肺炎—肺纤维化密切相关的肺系其他疾病及笔者近年来所取得的科技成果等。

2. 特点

（1）本书文章为笔者在国内首次连续三年在《人民政协报·健康周刊》刊登的科普文章，为全国各级政协委员、各民主党派人士及关注政协工作的群体解疑释惑，满足他们对肺纤维化卫生保健知识的需求，得到了全国各级政协委员和民主党派人士的广泛好评与支持。

（2）本书是在三年前由笔者主编，并由人民卫生出版社出版的《中西医结合诊治肺纤维化》专著的基础上，重点总结了笔者30余年从事中西医结合诊治间质性肺炎—肺纤维化的临床经验和科研成果及独创的中医特色诊疗方案等。

（3）笔者在国内首例提出间质性肺炎—肺纤维化"风、寒、暑、湿、燥、火、痰、瘀、毒"九邪致病新学说，发明与创立了肺纤维化"十位一体诊疗体系"及"冬病夏治FBP方案"等"四创新"理论新方法，用于临床治疗收效显著。

（4）笔者在"不治已病治未病"思想的指导下，在国内首次提出了间质性肺炎—肺纤维化的中医特色疗法及康复养生方法，为肺纤维化患者提供了清晰明了的临床治疗及康复路径。

本书语言简明易懂、重点突出，反映了笔者长期从事间质性肺炎—肺纤维化专业的独创中医理论体系、治疗方法与经验体会及理法方药，充分体现了中医药思维理论。本书不仅可供间质性肺炎—肺纤维化领域临床医生参阅，也可作为广大呼吸系统疾病患者，尤其是间质性肺炎—肺纤维化患者配合医生战胜疾病的必备良书。

（三）《膏方防治肺纤维化、尘肺病》

出版信息：中国文史出版社（北京），2005年12月第1版

1. 内容提要　本书是国内首部防治肺纤维化、尘肺病的科技专著，结合笔者近30余年临床经验及肺纤维化的前沿知识，总结归纳出有利于广大患者理解与接受的专业性健康科学普及知识，分上篇、中篇、下篇及附篇四个部分。上篇为膏方理论知识，阐述了膏方的定义、沿革、特色、优势、适应证、禁忌证、注意事项等；中篇为肺纤维化、尘肺病中医药与现代医学论述，表达了中医理论与"肺"、肺系疾病与经络、肺纤维化与肺痿（尘肺病）、肺纤维化虚、痰、瘀、毒病理病机新学说、肺纤维化如何早期诊断及肺纤维化与肺功能检查、血气分析检查、六分钟步行试验检查、尘肺与免疫力等；下篇为康益膏方防治肺纤维化、尘肺病，陈述了康益膏方在防治肺纤维化方面开展中医健康大讲堂的思路与方法、市场拓展的思路与方法、发挥中医特色的思路与方法、康益膏方在防治肺纤维化中的应用、辨证施膏、案例报道、主要草药等；附篇为相关内容，介绍了膏方中医养生保健技术操作规范、临床诊疗指南、中医诊疗方案、中医临床路径等。

2. 特点

（1）本书为笔者在国内首次出版关于"膏方防治肺纤维化、尘肺病"的科技专著。笔

者是我国"膏方北进"的积极倡导与践行者，提出膏方防治疾病时应掌握"十个指导思想"和"两个创新"及"十五个结合"，满足了读者对膏方防治肺纤维化卫生保健知识的需求，得到了好评与支持。

（2）本书在人民卫生出版社出版的《中西医结合诊治肺纤维化》专著和中国文史出版社出版的《政协委员董瑞院长谈间质性肺炎—肺纤维化》基础上，重点总结笔者 30 余年从事中西医结合诊治肺纤维化的临床经验和科研成果及独创的中医膏方防治肺纤维化、尘肺病特色诊疗方案。

（3）笔者在国内首次提出将"膏方"应用到防治肺纤维化、尘肺病，这是一项发明与创举，势必给后人留下继承与发扬的足迹，膏方在防治肺纤维化、尘肺病上进一步凸显了临床疗效。

（4）笔者在"不治已病治未病"思想的指导下，在国内首次提出膏方防治肺纤维化、尘肺病的中医特色疗法及康复养生方法，又为肺纤维化、尘肺病患者创立和提供了一条清晰明了的临床治疗及康复新路径。

本书语言简明易懂、重点突出，反映了笔者长期从事肺纤维化、尘肺病专业独创的中医理论体系，其治疗方法与经验体会及理法方药充分体现了中医药思维理论，不仅可供肺纤维化、尘肺病领域临床医生参阅，也可作为广大呼吸病，尤其肺纤维化、尘肺病患者配合医生战胜疾病的良书。

（四）《国医大师经方之运用、国医大师时方之运用、国医大师自创方之运用》

出版信息：辽宁科学技术出版社（沈阳），2016 年 5 月第 1 版

当代中国国医大师的出现，可以说是中医与时代命运融合的产物，中医学对人类繁荣昌盛起着决定性作用的，正是这些历代的名医名家。国医大师是国家的骄傲、民族的希望，是中医的时代骄子。

纵览许多国医大师的成长道路，他们在治学上，基本都是崇经典、重实践、善总结的人。"夫为医者，在读医书耳。读而不能为医者有矣，未有不读而能为医者。不读医书，又非世业，杀人犹毒于挺刃。"（史崧《灵枢经·序》）国医大师，无不精读《内经》《难经》《伤寒论》《金匮要略》及各家学说，许多人对中医的经典著作能倒背如流，如周仲瑛先生所说："经典通大道，临征知真谛。"实践和临床是中医成才的必经之路，只有长期坚持和刻苦研究，才能成就真正的人才。

清代医家赵濂《医门补要》所述："医贵乎精，学贵乎博；识贵乎卓，心贵乎虚；业贵乎专，言贵乎显；法贵乎活，方贵乎纯；治贵乎巧，效贵乎捷。"这也许就是国医大师们履行过的实践概括，同时，也是国医大师对青年后学的期盼。

为了使更多的人学习国医大师的真谛，掌握临证用药的绝学，我们将数十位国医大师的临证经验结集成册，编写了《国医大师经方之运用》《国医大师时方之运用》《国医大师自创方之运用》。书中分别整理了各位国医大师在临床实践中有关经方、时方、自创方的应

用，对每种方剂都设有方剂组成、功用主治、临证心得、实践经验和案用评述。

我们在编写中，尽量注意内容要求实用，处方要求精当，病种要求全面，要具有较强的临床指导性和可操作性。书中的许多原始资料，来源于人民军医出版社国家重点"十二五"图书"国医大师赏析丛书"，这些珍贵的文字、版权依如该套丛书一样，权益归原作者所有。至于本书有些不当的地方，希望得到读者诸君的批评指教。

（卢祥之　董　瑞）

2016 年 2 月于北京怀柔雁栖湖畔

（五）《中医历代临床经典医著集萃》（50 卷）

出版信息：中国科学技术出版社（北京），2018 年 3 月第 1 版

1. 内容提要　中医典籍是中医学的根基，是临证必备之书。习中医而有所成者，必重视中医典籍的学习和研究。唐宋以后，尤其是明清期间，散落于民间和当时医界大家的孤本、珍本，所受关注程度远远不够。鉴于此，我们组织中国中医科学院中国医史文献研究所和北京中医药大学等多家院校的数十余名专家、学者，立足于临床，更立足于经典的浓缩，精心挑选并集萃成书。本书内容广博，包括《〈证治准绳·杂病〉知要》《三因极一病证方论》《理虚元鉴》《〈仁斋直指方论（附补遗）〉知要》《韩氏医通》《〈疡医大全〉知要》等 55 种古籍，涵盖诊断、方药、医话、医案等各门类，可谓经典中的经典。

本书的出版填补了中医经典古籍传承中的若干空缺，在古籍整理和中医临床诊治参考等方面意义深远。本书适合广大中医学者、中医临床工作者阅读参考。

2. 补充说明　本书所收古籍，由晋隋唐始至明清近代终，共 55 种。因原著文字有多有少，编选者的取舍偏重和厘正后收录的内容亦有多有寡，为结集出版部头基本均匀计，故将诸籍适当辑选成卷，特此说明。

（卢祥之　于文明　胡晓峰　董　瑞）

附录 C　康益伴随世界哮喘日 22 年

2020 年 5 月 5 日是第 22 个世界哮喘日，北京康益德中西医结合肺科医院作为二级甲等肺科医院每年都以义诊、科普等形式纪念这个特殊节日，建院以来从未间断。

1998 年 12 月 11 日，第二届世界哮喘会议在西班牙巴塞罗那开幕，并将这天定为第一个世界哮喘日，笔者虽然未亲临会场，但非常兴奋，就找到好朋友时任怀柔县（今怀柔区）卫生局医政科的东金名科长，提出在怀柔建一所肺科医院的想法。笔者当时还在卫生局下属

的健通门诊部做中西医结合主治医师，采用中医辨证施治、膏滋配合中医冬病夏治、穴位注射、穴位贴敷、金针、针灸防治哮喘、老年慢性支气管炎（老慢支）、肺气肿、肺纤维化及肺部肿瘤等呼吸病，在京郊初步形成品牌，自拟中药哮喘散及支气管炎散等系列方平喘止咳，立竿见影，深受呼吸病患者的好评。当时《京郊日报》一篇题为"向哮喘病挑战的主治医师董瑞"的专题报道，引起患者的共鸣，来自京、津、冀的呼吸病患者门诊量每天都超百人。东金名科长非常支持，当天确定康益肺科品牌。经过三年的努力，2001 年 12 月 16 日，北京康益德中西医结合肺科医院正式挂牌成立。康益肺科起源于世界第一个哮喘日，伴随世界哮喘日成长并走向成熟。

2000 年 5 月 8 日，第二个世界哮喘日，与原怀柔县医院呼吸内科主任李凤仙共同参加了"让人人正常呼吸"的世界哮喘日主题活动，并确定北京康益德中西医结合肺科医院"享有平等呼吸"的科研学术理念。

2001 年 5 月 3 日，第三个世界哮喘日，筹建中的北京康益德医院订购了肺功能仪、过敏原检测仪等设备，在杜晓东博士引荐下，得到时任北京朝阳医院副院长王辰教授支持，共同参加了"联合起来战胜哮喘"的主题活动，有幸结识了于润江、钟南山、何权赢等呼吸病大家，坚定了建设二级甲等肺科医院的信心。

2002 年 5 月 7 日，第四个世界哮喘日，新成立的北京康益德中西医结合肺科医院在怀柔中心广场隆重举行"认识哮喘"的主题活动，怀柔区人大、政协、卫生局领导在现场科普宣教，笔者接受了怀柔电台的"中西医结合防治哮喘"专题采访，并宣布康益德中医冬病夏治防治哮喘项目正式启动，从此冬病夏治防治呼吸病成为北京康益德中西医结合肺科医院的支柱科室。

2003 年 5 月 6 日，第五个世界哮喘日，一场"非典"疫情突然来袭，康益德作为呼吸病专科医院一直在抗击"非典"的第一线。疫情下，北京康益德中西医结合肺科医院与山东潍坊哮喘病医院联合举办了"重视哮喘、健康生活"的科普大宣传，笔者做了"关爱好哮喘，共同战胜'非典'"的学术报告，在"非典"肆虐期度过了第五个世界哮喘日。

2004 年 5 月 4 日，世界第六个哮喘日，在抗击"非典"过程中北京康益德中西医结合肺科医院得到了政府、社会各界的认可，国内著名呼吸与过敏病专家秦洪义教授担任医院科研与教学副院长。在秦教授的努力下，呼吸界泰斗人物于润江教授及著名呼吸病专家林江涛教授、孙永昌教授、王和平主任医师及中国中西医结合学会秘书长穆大伟主任医师在第六个世界哮喘日齐聚北京康益德中西医结合肺科医院，共同出席"重视哮喘，减轻负担"的主题活动。笔者提出设立中西医结合的哮喘、肺纤维化、肺结节、慢阻肺、肺癌、小儿呼吸、慢性咳嗽、冬病夏治防治呼吸病等 10 个呼吸病专科（呼吸病专区），得到了于润江教授等专家的鼎力支持，奠定了北京康益德中西医结合肺科医院的基础。

2005 年 5 月 3 日，第七个世界哮喘日，北京康益德中西医结合肺科医院新院落成，新引进西门子 CT 等大型设备投入使用，北京康益德中西医结合肺科医院呼吸病诊断防治走向了中西医结合。于润江教授出任名誉院长并与怀柔区领导共同出席"重视哮喘认识过敏性鼻炎"的主题活动，笔者研制的中药"抗敏协定方"临床应用启动。

2006年5月2日，第八个世界哮喘日，北京康益德中西医结合肺科医院冬病夏治防治哮喘病项目获卫生部"十年百项"计划全国发明推广项目，原卫生部副部长殷大奎教授亲临医院，医院举行了"满足哮喘患者需要"的主题活动，启动了全国推广冬病夏治防治哮喘"十年百项计划"全国发明推广项目。

2007年5月1日，第九个世界哮喘日，北京康益德中西医结合肺科医院冬病夏治防治哮喘科研项目获怀柔区科技进步奖一等奖，冬病夏治防治哮喘专用罐及康益冬病夏治咳喘贴获批准文号，秦洪义教授在怀柔文化广场主持了"哮喘是能控制的"的主题活动。笔者和著名呼吸病专家孙永昌教授、著名免疫专家郑文教授，以及来自全国近百名卫生部冬病夏治防治呼吸病"十年百项计划"培训班学员参加科普宣传，笔者首次公开拔罐药液"冬病夏治固本扶阳协定方"。

2008年5月6日，第十个哮喘日，奥运之年，亦是北京康益德中西医结合肺科医院科技含金量最高的一年，北京康益德中西医结合肺科医院治疗哮喘协定方仙芪扶阳固本汤与治疗肺纤维化养阴益肺通络汤双双成功获批北京市院内制剂，自此北京康益德中西医结合肺科医院拥有了自主制剂，防治哮喘上了新台阶；笔者在怀柔区文化广场主持了"哮喘是能控制的"的主题活动。

2009年5月5日，世界第十一个哮喘日，北京康益德中西医结合肺科医院建成60张床位的国际肺纤维化病区，由笔者和名誉院长于润江教授共同担任学科带头人，中西合璧，中西医结合防治肺纤维化走向国际；笔者编辑出版了国内第一部中西医结合诊治肺纤维化的专著——《中西医结合诊治肺纤维化》；肺纤维化专业制剂养阴益肺通络丸获北京市政府"十病十药"项目；于润江教授与笔者在哮喘日共同接受了新闻"哮喘是能控制的"的主题活动访谈。

2010年以后的世界哮喘日，北京康益德中西医结合肺科医院医院每年都是借哮喘日之机，集中力量围绕哮喘等呼吸病，与国内中医、西医、中西医结合呼吸病专家广泛交流，推进了中医膏滋防治哮喘，珠芨丸防治肺纤维化、尘肺病，温阳散结汤防治肺结节，康益抗敏止咳散等多项呼吸病临床与科研，带动了医院的健康发展，医院成为国家中医药管理局"十二五"肺病科重点专科建设项目单位，获批北京肺纤维化研究所等，都是有缘于世界哮喘日。世界卫生组织设立世界哮喘日的目的是让人人享有平等呼吸，北京康益德中西医结合肺科医院愿竭尽全力发挥中西医结合优势！

祝国内3000多万哮喘患者平平安安！

（董　瑞）

附录D　疫情下全国政协第十三届三次会议胜利闭幕　董瑞委员圆满履职

2020年5月27日，全国政协第十三届三次会议在人民大会堂胜利闭幕。作为全国政协委员、享受国务院政府特殊津贴专家、北京康益德中西医结合肺科医院董事长兼院长，笔者以饱满的热情认真参加会议，以高度的责任感和使命感积极建言资政，圆满完成各项履职任务，展示了全国政协委员良好的政治素质和履职风采。

今年全国两会，适逢决胜全面建成小康社会、决战脱贫攻坚收官之年和"十三五"规划收官之年，又是在疫情防控常态化的特殊背景下召开，意义非同一般，"健康"话题尤其受到各方关注。参会期间，笔者认真聆听了总理的政府工作报告，认为中国战胜新冠肺炎疫情，胜利召开全国"两会"，在战略上靠党中央的坚强领导、中国社会主义制度的优越性、中华民族五千年的传统文化及综合国力，在战术上依靠我国特有的中西医结合医学。

笔者在分组讨论中表示，中医药五千多年来，为中华民族的繁衍做出了巨大贡献。自西汉以来，中国先后发生了300多次瘟疫的流行，在与疾病的角力中，中医药的贡献造福了全人类。2003年抗击"非典"疫情，时下抗击新冠肺炎疫情，中医药再次让全世界人民看到了它的辉煌。中西医结合治疗和防控新冠肺炎成就了中国经验，为世界贡献了中国智慧与方案。

笔者认为，大医精诚是中医药文化的核心，此次"抗疫"彰显了这种精神。新冠肺炎疫情发生后，迅速蔓延到全国，上到两院院士、国医大师、国家级名中医，下到普通医师、中医师，第一时间义无反顾地奔赴"抗疫"一线，精心救治着每一位患者，彰显了中医药疗效。大量数据证明，中医药在"未病先防，既病防变，愈后防复发"、危重症救治方面取得了显著效果，充分体现出我国已经形成国家、省、市、县中医药服务体系基础和服务能力，体现了中医药参与重大疫情防控的重要性。

笔者提出几点。首先，要加强顶层设计，将中医药纳入国家公共卫生体系，在国家、省、市、县各级国家中医医院设立中医药救治重大疫情机构，完善中医药救治、急救功能，平时提供中医医疗服务，疫情到来，立即启动，保障第一时间用上中医药。其次，将中医药下沉到基层网底，加强社区、乡镇中医药服务能力建设，疫情发生后能够第一时间将中医药用于易感人群的未病先防。再次，建立中医药防疫专家队伍及中药储备制度，国家应当在省、市、县三级医疗机构建立中医防疫专家队伍，加强培训，制定防疫方案，同时建立中药防疫储备库。最后，贯彻执行中西医并重政策，完善中西医救治体系，应对重症、危重症的救治，重大疫情的防治。中央领导与全国政协领导在参加体育界、医药卫生界委员联组会讨论时，回应了董瑞委员提出的"促进中医药传承发展"的发言，肯定了中医药和社会办医在抗击新冠肺炎疫情中的重大作用，并就中医药传承与发展等问题与委员们进行了深入探讨。

5月26日上午，在医疗卫生组讨论会上，笔者提出了"关于建议加大支持怀柔国家科学城医疗、教育文化服务体系建设"的建议，呼吁国家在推进怀柔科学城国际级大科学装置建设项目的同时，加大对怀柔医疗、教育、文化等综合服务体系的投入，提高怀柔的城市综合服务能力以适应怀柔科学城要建设的世界级原始创新承载区、综合性国家科学中心承载区、生态宜居创新示范区的发展目标，并向参会的委员们发出邀请，欢迎大家前往怀柔区调研和指导。

大会期间，笔者共提交了《关于建立国家中医药重大疫情防治体系建设的提案》《关于支持发展"艾草大健康产业"的提案》《关于建立慢性肾脏病防控体系推动慢性肾脏病管理关口前移的提案》《关于畅通民间文物交流渠道促进社会经济循环发展的提案》四个提案。这些提案和他在会上"促进中医药传承发展""关于建议加大支持怀柔国家科学城医疗、教育文化服务体系建设"的发言，受到了大会和新闻媒体的高度关注，《人民政协报》《中国政协杂志》《科学与大健康》《北京日报》《新京报》和中央电视台、人民网、新浪网、光明网、中国经济网等众多报刊和网络媒体给予采访报道。

2001年笔者创建了北京康益德中西医结合肺科医院，并担任董事长兼院长。作为享受国务院政府特殊津贴专家，主任中医师，民盟中央委员，北京市政协委员，怀柔区政协常委，民盟怀柔总支部主委，享有着众多学术和社会职务。当选第十三届全国政协委员后，立足医疗工作，积极参政议政，谏言中医药事业发展，参议医疗体系改革，自觉承担新时代全国政协委员的新使命。深入产业调研，认真提案建议，致力推动中医药事业更好更快发展，领导北京康益德中西医结合肺科医院坚持肺科发展方向，加强肺纤维化专科、尘肺病专科、肺小结节专科等五个重点专病专科建设，倾力打造"看咳喘到康益"和"膏滋艾灸调理到康益"两大中西医结合品牌。

2020年年初，新冠肺炎疫情发生后，笔者认真贯彻落实党中央的重要指示精神和区委区政府的决策部署，第一时间成立了北京康益德中西医结合肺科医院"抗疫"指挥部，每天24小时坚守在医院207室指挥部3个多月未曾回家；不计利益得失，无条件将大明星分院交给区政府无偿使用；指挥全院严防死守，坚持疫情防控不放松，确保了全院员工和患者零感染；心系患者健康，坚持知名专家门诊，关爱特殊群体，确保北京孤寡老弱残尘肺病患者的防疫安全和疾病诊治。为应对突然来袭的新冠肺炎疫情，紧急筹集资金用于医院采购医用口罩、防护服等防护物资，免费为全院员工提供中药预防，向社会各界及弱势群体捐赠医用外科口罩、消杀艾灸等防护用品，主动救治孤寡老弱残尘肺病患者等，医院仅用于防控和救助的费用合计超过了175万元。

作为中医专家，笔者积极开展艾灸、膏方治疗助力抗击新冠肺炎，深入研究分析新冠肺炎病理特点，及时向民盟北京市委、区政协提出了"关于发挥中医药作用抗击新冠肺炎"等建议；并先后撰写和发表了《从中西医结合角度谈谈新冠肺炎恢复期康复》《从中西医结合角度谈谈重型新冠肺炎救治》《好疗效——脏腑辨证用药体会》等20多篇文章，得到了众多中医同行的关注和认可；担任《疗效是中医药生命线》主编，在一个多月的时间里花费 700 多个小时，撰写了近 30 篇中医理论与临床实践结合的文章，完成了董氏中医学术理论思想的核心。

笔者 13 岁开始因病学医，至今从事中西医结合临床工作已经近 40 年，总结形成了董氏"五方、七术、十二方术""五经、十三穴、十九灸刺"的临床经验体系，成为我国著名的中医肺系病专家。善用中医经方、中医膏方、民间验方、中苗医药治疗肺间质纤维化、尘肺病、肺癌、肺小结节、哮喘、变异性咳嗽、肺气肿、急慢性支气管炎、鼻炎、感冒后咳嗽等呼吸病及中医内科杂症；善用穴位埋针、苗艾灸、火针、指针点穴、穴位拔罐、穴位贴敷等中医方术；诊治了包括来自美国、日本、加拿大、俄罗斯等国家及全国 30 余省（区）、市的肺纤维化、尘肺病、肺癌、哮喘、肺气肿、变异性咳嗽等呼吸病、中医疑难杂症 50 余万人次。

从医之路上，笔者广拜名师、勤奋学习，得到众多国医大师、国家名中医的指点，总结多年临床实践经验，在肺纤维化、尘肺病、膏滋方、艾灸等领域形成了自己的中医学术观点，出版国内首部中西医结合防治肺纤维化医学专著——《中西医结合防治肺纤维化》，奠定了肺纤维化、尘肺病防治的中西医结合理论基础；研发了中药与苗药相结合的中医膏方珠芨膏系列方和养阴益肺通络丸、仙芪扶阳固本丸三个制剂，在防治肺纤维化、尘肺病方面取得了突破性进展，大大提高了肺纤维化与尘肺病患者的生存率与生存质量。先后出版医学专著 6 部，在医学核心期刊发表论文 40 余篇，获得省、市科技进步奖 6 项。

从 20 世纪 80 年代末，笔者开始潜心研究中医膏方大家秦伯未的《膏方大全》与《谦斋膏方案》。总结出了膏方防治疾病与保健的"十个指导思想""两个创新"和"十五个结合"，形成了董氏中医膏方思想体系，成为我国著名的中医膏方专家和学术带头人。2016 年，当选世界中医药学会联合会中医膏方专业委员会首任会长，主持首届 APEC 雁栖湖中医膏方国际高峰论坛暨"一带一路"中匈雁栖湖中医膏方国际高峰论坛，让世界了解中医膏方；研发了珠芨膏、仙芪扶阳膏、养颜美容膏、延年益寿膏等 13 个系列膏方，积累了上万例中医膏方防治慢性疑难病及养生保健经验，为我国的中医膏方防治慢性病及亚健康保健做出了贡献。连续三届担任中国民间中医医药研究开发协会中医冬病夏治专业委员会主任委员，是我国中医著名的治未病专家；冬病夏治在防治呼吸病、风湿骨病、脾胃病等方面有着中医特色疗效；他研创的冬病夏治防治呼吸病技术（FBP 方案）获得原卫生部"十年百项计划"全国发明推广项目，使全国各地近百万人受益。

笔者始终秉承大医精诚精神，坚持临床一线门诊查房，注重修医德、行仁术，以"视患者为朋友，让患者看得上病、看得起病，让患者看到生命希望"为座右铭。笔者坚持每周六、日出普通专家门诊，贫富老幼一视同仁，让每位患者都感受到了医者仁心。热心公益事业，承办了民盟中央"健康呼吸万里行"活动救助肺纤维化、尘肺病患者，参与创建了民盟中央"民盟名医大课堂"品牌，弘扬中医药文化；代表民盟中央、民盟北京市委、北京市中医局承担医疗帮扶贵州毕节朱昌镇卫生院、黔西南州下五屯卫生院、北京市潭柘寺卫生院、怀柔区喇叭沟门卫生院等；参加民盟中央、民盟北京市委、民盟怀柔总支组织的各类义诊、巡讲 80 多次，足迹遍及 20 多个省市，诊治患者 5000 多人，先后获得首都"五一劳动奖章""身边雷锋——最美北京人"等荣誉称号。

（董　瑞）

参考文献

[1] 刘丽坤，李宜放，王晞星．肺癌的病机及治法探讨［J］．中国中医基础医学杂志，2004(5):75-76.

[2] 严艳．肺痿病的研究［D］．南京：南京中医药大学，2004.

[3] 张美玉，张蕊，李丰，等．内外兼治寻常痤疮160例临床观察［J］．北京中医药，2005，24(1):29-30.

[4] 郑瑞，肖颖，叶路．复发性口腔溃疡与免疫［J］．中国医学杂志，2005，3(4):170-172.

[5] 王琦，朱燕波，薛禾生，等．中医体质量表的初步编制［J］．中国临床康复，2006，10(3):12-14.

[6] 董瑞，秦洪义，徐娄，等．伏天穴位贴敷加味玉屏风膏治疗小儿喘息型慢性支气管炎临床研究［J］．中国医药导报，2007(22):87-88.

[7] 董瑞，秦洪义，刘苹，等．中医"冬病夏治"FBP方案防治小儿呼吸病的疗效评估［J］．北京中医，2007(8):479-480.

[8] 董瑞，秦洪义，耿占峰，等．康益肺积协定方肺癌单元疗法的推广应用［J］．中国医药导报，2007(30):69-70.

[9] 刘红健，邓伟，吴国珍，等．温肾补阳法治疗原发性骨质疏松症的临床研究［J］．中国康复医学杂志，2007，22(11):1028-1029.

[10] 朱文锋．中医诊断学［M］．北京：中国中医药出版社，2007:172-209.

[11] 潘解萍．结缔组织病伴肺间质性疾病的诊治进展［J］．实用临床医药杂志，2007，11(7):26-28.

[12] 董瑞，秦洪义，耿占峰，等．通络益肺协定方特发性肺纤维化单元疗法临床研究［J］．中国医药导报，2008，5(35):63-64.

[13] 晁恩祥．"风咳"证治探要［J］．江苏中医药，2008，40(7):8-9.

[14] 徐作军．与特发性间质性肺炎相似的弥漫性实质性肺疾病的鉴别诊断［J］．中华结核和呼吸杂志，2008，31(4):297-300.

[15] 杨炳军．孤立性肺结节的诊疗策略［J］．临床肺科杂志，2008，13(5):623-625.

[16] 董瑞．中西医结合诊治肺纤维化［M］．北京：人民卫生出版社，2009:3-114.

[17] 王辛秋，张洪春，陈燕. 晁恩祥辨治"风咳"经验介绍 [J]. 北京中医药，2010，29(9):667-668.

[18] 石夫. 不可不知的中华二十四节气常识 [M]. 郑州：中原农民出版社，2010：5-380.

[19] 李德鸿. 尘肺病诊断标准 [C]. 尘肺病影像诊断新进展研讨会，2011.

[20] 宫诗野. 简议尘肺病检查的影像学成像技术 [J]. 中国伤残医学，2011，19(1):40.

[21] 兰亚娟. 大柴胡汤治疗急性胰腺炎 1 例 [J]. 陕西中医，2011，32(3):358.

[22] 董瑞，秦洪义. 仙芪扶阳固本丸治疗咳嗽（慢性支气管炎）临床研究 [J]. 中国医药指南，2012，10(35):299-300.

[23] 董瑞. 政协委员董瑞院长谈间质性肺炎—肺纤维化 [M]. 北京：中国文史出版社，2012:228-242.

[24] 孙广仁，郑洪新. 中医基础理论 [M]. 北京：中国中医药出版社，2012：213.

[25] 陈舒玲. 浅析尘肺病发病原因及其防治举措 [J]. 大家健康（学术版），2013(24):44.

[26] 刘瑛玉，王辉，苏娟，等. 加味玉屏风液伏天穴位拔罐治疗小儿反复呼吸道感染临床研究 [J]. 医学信息，2013(26):60-61.

[27] 韩文雅，任江南. 羁留病房 3 例抑郁焦虑状态病例报告 [J]. 医学信息，2014(31):341.

[28] 钟伟，邢庆盛，刘志刚，等. 益气活血方治疗冠心病心绞痛临床研究 [J]. 中医学报，2014(3):102-103.

[29] 李壮花，董瑞，信富荣，等. 养阴益肺通络丸治疗特发性肺纤维化疗效观察 [J]. 辽宁中医药大学学报，2015，17(11):163-165.

[30] 董瑞. 膏方防治肺纤维化、尘肺病 [M]. 北京：中国文史出版社，2015:3-32.

[31] 胡洁，洪群英. 肺部结节诊治中国专家共识 [J]. 中华结核和呼吸杂志，2015，38(4):249-254.

[32] 周清华，范亚光，王颖，等. 中国肺部结节分类、诊断与治疗指南（2016 年版）[J]. 中国肺癌杂志，2016，19(12):793-798.

[33] 卢祥之，董瑞. 国医大师经方之运用 [M]. 沈阳：辽宁科学技术出版社，2016:192-222.

[34] 卢祥之，董瑞. 国医大师时方之运用 [M]. 沈阳：辽宁科学技术出版社，2016:189-192.

[35] 卢祥之，董瑞. 国医大师自创方之运用 [M]. 沈阳：辽宁科学技术出版社，2016:39-40.

[36] 崔翔，沈峰. 五运六气在中医治未病中的应用探讨 [J]. 中华中医药杂志，2016(9):3409-3411.

[37] 李壮花. 董瑞治疗特发性肺纤维化经验介绍 [J]. 中医临床研究，2016，8(25):104-105.

[38] 李壮花，董瑞. 特发性肺纤维化中医药研究进展 [J]. 国际中医中药杂志，2017，39(7):658-661.

[39] 李壮花.养阴通络法治疗肺纤维化 24 例的临床分析 [J].中医临床研究，2017，9(16):78-79.

[40] 卢祥之，于文明，胡晓峰，等.中医历代临床经典医著集萃 [M].北京：中国科学技术出版社，2018.

[41] 张晓菊.《肺结节诊治中国专家共识（2018 版）》解读 [J].中华实用诊断与治疗杂志，2019，33(1):7-9.

[42] 李颖，罗光明，张贻瑞.职业性尘肺病临床诊治实用手册[M].北京：化学工业出版社，2019，18-21.

[43] 仝小林，李修洋，等.从"寒湿疫"角度探讨新型冠状病毒肺炎的中医药防治策略 [J].中医杂志，2020，61(6):465-470.

后　记

中医流派传承发展在我国中医学发展历程中具有鲜明特色，是经过长期发展而形成的，具有较强的历史积淀。目前中医流派大致可分为地域流派、学术流派、世医流派三类。了解一个中医学派，须从其医学史与人物史入手。笔者作为董氏中医"肺络病学说"创始人，与世代相传医书结缘，开启了中医世医流派传承之路。

一、追忆先贤：中医传承，追根溯源

我祖籍山东德州，追溯到清朝末年烈祖父董山一辈，这一辈董山兄弟四人，由祖籍德州迁至上海青浦县（现上海市青浦区）。祖上擅长木工，留传到烈祖父董山这一辈，其中兄弟二人于上海学医，与全国人大原常委、著名中医学家、教育家、中国工程院院士董建华教授同属一族，按辈分为族叔，他的教诲与指导对我的中医理论与临床有着深刻的影响。

烈祖父董山自幼便跟随先祖学习木工技巧，尤其擅长打造车辆。烈祖父董山与清代数学家、天文学家、医学家顾观光先生为至交好友，顾先生知悉董山与中医颇有渊源，特将清光绪二十五年版《神农本草经》一书相赠，以表情意。后此书由烈祖父董山几代相传，传至我亲叔叔——天津医科大学总医院董万英教授。

烈祖父董山携《神农本草经》一书由上海青浦县，迁徙至现北京市怀柔区长哨营乡与密云区交界一带，发现此地林木众多且木质优良。加之清顺治年间彭姓满族已落户汤河川，烈祖父一辈便在此定居，以打造车辆为生，因数十年间打造车辆多达万余，后世将此地命名为万车沟。

我家族支脉与中医渊源，源于顾观光先生《神农本草经》一书，传至叔叔董万英。族叔董建华支脉始于上海，师承上海名医严二陵先生，族叔董建华的曾祖父与我父亲的曾祖父为堂兄弟，两支脉将中医、西医融会贯通，传于后人，这便是董氏一脉相承的中医传承史。

二、13 岁突患腿疾踏上求医路

我自幼喜欢历史、文学，励志当一名历史学家、作家。韩愈《师说》谓"古之学者必有师"，由于当时条件有限，我只能拜"书"为"师"。利用课余时间，通读了家藏的《三字经》《四书》《五经》《史记》《资治通鉴》《世界通史》等，为以后学习中医打下了坚实的基础。

1976 年，我 13 岁时在村中淤积的水池中玩耍，由于此时已是深秋，当时没有感觉任何异样，回家后当夜右侧腿关节处出现肿胀并伴有热痛（现在回想应是滑膜炎）。当地的赤脚医生给予肌注青霉素等药，经过一段时期的治疗，病情没有好转，左腿也肿胀起来，双腿肿胀，疼痛难忍，行动受限，甚至无法站立。当时家人觉得不能再耽误病情，父亲便带着我踏上了漫漫求医路，同时也是我的漫漫学医路的开始。

（一）家叔处求医，因病步入杏林

患病后三个月，转辗十几家医院病情越来越重，父亲带我投奔了在天津医科大学总医院工作的叔叔董万英教授，叔叔是 1943 年参加中国人民解放军的，至 1963 年转业时，任部队正团职后勤医院院长。虽然叔叔的文化程度不高，但他在入伍前就是家传中医，在军队又受到了系统的医学教育，一生致力于从事中医药、中西医结合的研究。

经天津医科大学总医院专家综合会诊，当时结论为：双腿截肢治疗。住院一周后，我被推进了手术室，在开始手术前，我情绪很激动，将手术台上的物品全部打碎了，医生对我的病情表示没有更好的办法，只能截肢。当时我内心只坚定一个观点："我只有 13 岁，如果我同意截肢了，我的人生就没有出路，坚决不截肢，西医没有办法，我就从中医方面寻找治疗方法！"父亲与叔叔非常理解我，对我说一定要想尽办法将我治好。就这样，我的双腿算是保住了。

从手术室推出来的那一晚我记得非常清楚，父亲与叔叔眼圈一直是红肿的，他们的内心非常矛盾，曾想强行对我进行截肢手术，在手术室里听见我说"不同意截肢，西医没有办法，我就从中医方面寻找治疗方法！"他们也因此燃起了新的希望，决定对我进行保守治疗，从中医方面寻找治疗突破口。医院采取保守治疗方案，为我抽取关节积液，服用院内制剂雷公藤药酒，同时叔叔亲自为我中医辨证施治，开具口服汤药。经历六个多月，我病情稳定，双腿肿胀消失，但是始终不能站立行走，一直坐在轮椅上。

在天津市求医这段时间，是我接触医学的第一阶段，边治疗边跟叔叔学医，六个月下来我已熟背了《医学三字经》《药性歌括四百味》《汤头歌诀》《濒湖脉学》等中医入门基础书。其间我接触的第一本西医书籍是当时极为稀缺的由苏联作者编写的《人体解剖学》。家传的《神农本草经》是叔叔临去世前一年传到我手里的，这本书对我研究中医药起到了醍醐灌顶之效。

（二）民间中医疗效坚定了学习中医的信心

从天津市回来，父亲为我的腿疾在当地四处寻找名医。我亲姑姑所在东石门村，有一位宋德瑞老先生，是长哨营满族乡远近闻名的民间中医，我便住在了姑姑家，在这里我开始了第二阶段的边治疗边认识中医的过程。宋德瑞老先生家中祖传两本医书，分别是《黄帝内经》与宋本原刻赵开美版《伤寒杂病论》，后者现今只留存5部，是极为稀缺的当世医书。

当时北京市、河北省、天津市、上海市许多患者都慕名而来，其中上至政府官员，下至平民百姓，宋德瑞老先生均一视同仁，都给予精心治疗，可谓是门庭若市，"红"极一时。宋德瑞老先生时年60多岁，是村里的赤脚医生，人很好。老先生识字不多，给患者治疗只是依据祖辈相传《黄帝内经》与《伤寒杂病论》两本书，但书中记载的医古文又不能全识得，老先生自尊心还非常强。他想出一个办法，上午出诊看病比较繁忙，下午没人时，就为我针灸、熬药，同时让我用字典翻译《黄帝内经》与《伤寒杂病论》念给他听。因老先生年岁已高，当天翻译内容，第二天先生已经忘了。后来我用铅笔、钢笔开始对两套书籍（约20册原版书籍）进行抄录翻译。每日下午宋德瑞老先生以黑附子（盐附子、甘草、黑豆炮制而成）为主，用中医经方加减，并针灸腿部穴位3～5处。这样过了半年，我的腿疾奇迹般地痊愈了，同时《黄帝内经》与《伤寒杂病论》我也烂熟于心，可谓是无心插柳柳成荫。后来我多次向老先生家人寻找当时手抄版本《黄帝内经》与《伤寒杂病论》，可惜因为种种原因没有收集来。

（三）腿疾复发，遍访全国名中医

高中时期寒假，腿疾复发，又不能下床走路了，于是休学治疗腿疾。当时通过叔叔董万英陆续为我联系了中日友好医院焦树德教授、广安门医院谢海洲教授、南通中医院朱良春教授、上海姜春华教授及广州省中医院邓铁涛教授诸位中医名家为我治疗腿疾，最终痊愈未留下任何后遗症。

在休学求医的过程中，我辗转多处接触了众多中医名家，当时我对中医理论、中医方剂学已初窥门径，具备一定的中医基础。因每位中医名家整体诊疗思路不同，在求医过程中，积累了宝贵的临床诊疗思路与经验。

因我学习中医从"四小经典"等书籍入门，自读、抄、译、背宋德瑞老先生的《黄帝内经》与《伤寒杂病论》始，在求医路上接触诸多中医名家思想经验。我的求医经历打下了牢固的中医基础，中医药的疗效让我坚定了学中医的信心。

（四）系统学习中医正式步入杏林

1981年，高中毕业后我应征入伍，成为一名部队军医。在部队时曾在驻地河北省隆华县中医院进修两年中医，当时隆化县中医院汤文义副主任医师，负责中医教学及临床带教工作。主讲《太平圣惠方》《伤寒论》与"中医各家学说"等，他的教学风格以"自然而严谨，规范而不死板，稳中求快、易中求深"著称，一日最多时可讲解100多个方剂，而不影响教学质量。我本就具备中医基础，学习起来更加得心应手。后来，部队举行军用两地人才中医培训班，我有幸入选，当时培训班邀请的老师中不乏中日友好医院焦树德教授等名老中医，进一步夯实了我的中医理论基础。在20世纪80年代，我参加了河北省举行的中医师选拔考试，以全省第三名的优异成绩通过，正式获取了中医师资格。

（五）广拜名师创办京郊第一家民营医院

1993年年底，我从部队转业，1995年辗转回到怀柔，挂靠在沙峪乡卫生院在下元市场设立的中医门诊部，1996年并入了怀柔卫生局开办的健通门诊部，此时我的中医理论水平、临床经验已经步入成熟阶段，精于中西医结合防治肺纤维化与尘肺病、肺结节与肺癌、哮喘与慢阻肺等肺系疾病；精于中医膏方防治慢性病、结节病与亚健康调理；精于"以脉定方药"辨证施治中医内科疑难杂症；擅长复合应用艾灸、埋针、火针、药茶与冬病夏治等中医特色适宜疗法。每天的门诊量达100多人，患者来自全国各地，医术得到了政府和社会的广泛认可，为开办医院打下了良好的基础。

2001年，创建了京郊第一家民营医院——北京康益德中西医结合肺科医院，并出任董事长兼院长。同时确定了肺纤维化与尘肺病、肺结节与肺癌、哮喘与慢阻肺等呼吸疑难病为医院重点专科，定位三甲肺科医院的发展目标。

随着对中医研究的日趋深入，我深感自己的不足。需要名师点拨，进一步提高自己的中医理论基础水平及临床水平。2013年正式拜国医大师晁恩祥教授为师，先后拜访问道张灿玾等40余位国医大师，余瀛鳌等60多位国家级名中医。坚持理论与实践相结合，行医近40年，记录临床资料500余本，以医案、医话形式记录病历1.2万余例，整理出了"康益变异咳嗽停""温阳化结方消肺结节""董氏肿瘤方防癌之道""阳不化气阴成型""肿瘤与结节诸阳不足为本""珠芨协定方防治肺纤维化与尘肺病""三仙三奇散防治顽固哮喘""怀山药保胃气之见""焦香馒头干治验萎缩胃炎""一味附子治男人奇病缩阳""金蝉花、玉米须治肾衰""一味鸡血藤治疗肩周炎""熟地黄伍鹿角胶温阳之奇""血余炭调经止血之妙用""仙遗粮合马齿苋治三高症""仙鹤草合百部补五脏之虚""重用黄芪治验消渴症""麻杏石甘汤小儿发热之妙用""刺猬皮治小儿食积""十大功劳叶治肺痨""冬瓜子消胸水""大枣安五脏之妙用""瓜蒌薤白汤治疗冠心病""膻中穴埋针调诸气喷郁""艾灸神阙之妙""点穴与金针""我与杨兆刚学芒针""处方君臣佐使之道""药量与药力标识药效，用药如用兵""中医思维核心大阴阳与小阴阳之道""国医大师晁恩祥教授醍醐灌顶之功教""与孟庆云老先生对话温经汤""感慨国医大师张灿玾""与民间中医李可之缘""七访上海江春华教授""与国医大师颜德馨中医膏方缘""民间中医宋德瑞""附子黑豆膏治风湿骨病""黄精枸杞膏延年益寿""一枝黄花治鼻炎之奇""伏龙肝治虚寒呃逆""冬病夏治防咳喘小罐之奇""在神农架发现江边一碗水""头痛与川芎""透针配鳝鱼血治面瘫""桑叶伍白芍治鼻出血""鸦胆子外敷治瘊肉""炒枣仁安眠之奇再于量""一味琥珀肚脐治小儿哭啼""益智仁止遗尿""医者不会熟用附子、石膏、生大黄、人参不能成为大医之见"等50例康益经典医案医话,为董氏中医药传承与医院的发展奠定了基础。

（六）融汇诸多中医理论，汲取各方医学经验，创立中医"肺络病学说"

经过近40年的临床,我创立了中医肺络病学说,将肺纤维化与尘肺病、肺结节与肺癌、哮喘与慢阻肺归属到"中医肺络病学"范畴,确立了病因、病机、证型及治疗法则,编写了我国第一部中西结合防治肺纤维化专著,奠定了中西医结合防治中医肺络病理论基础,研发了"养阴益肺通络丸""仙芪扶阳固本丸""康益咳喘贴"等3个院内制剂及珠芨膏、温阳化结膏等30个院内系列协定方,其中"养阴益肺通络丸"防治肺纤维化获得了北京市政府"十病十药"项目,中医冬病夏治防治呼吸病科研成果被原卫生部列为"十年百项"项目,全国广泛推广。在中医"肺络病学"的临床强调:突出以脉定方药(君臣药),突出肺络脉受损特点,突出君药作用(珠子参、生黄芪、白及、熟地黄、仙鹤草等),突出肺络脉引经药(鸡血藤、桃仁、威灵仙、天浆壳、穿破石等),突出发挥"冬病夏治"与艾灸调理体质的作用,突出"三焦"特点,强调喜、怒、忧、思、悲、恐、惊的"七情"作用,强调药茶、药膳、食疗作用。支持现代医学评判中医药治疗效果,将影像、肺功能检测与脉象、舌象、证候、体质同列为金标准,并且强调中西医结合共同发挥作用。

三、传承精华，守正创新

中医经典是中医精华之最,经典理论水平的高低决定临床疗效的成败。传承中医精华首当理论自信,坚信中医经典理论对临床的指导作用,脚踏实地地学习、掌握、运用中医经典,才是中医成长的基础。经典是临床的根基,临床是经典的载体;学经典才能厚积薄发,启迪思维,提高悟性;历代名医无不勤求古训,精读经典,博采众长,临床实践,只有学经典,才是优秀中医成长的必经之路。

中医学守正与创新是现代中医药传承发展的必然要求,两者互为一体,必须坚持在守正中创新,在创新中守正。在学习中医上一是要做到,以中医思维进行教学,牢固树立中医姓"中"的思想,从中医出发,回到中医。二是要主动迎接新事物、新科技、新思想给中医药发展带来契机,充分运用中医药兼容并蓄的特点,主动面对现实,解决自身困惑,完善自身不足,因此,现代中医要有更广阔的胸怀,主动接纳人类一切成果为我所用。三是要解决中医传承发展和中医教育的问题,要以中医为首,借鉴吸收西医及现代科学的营养,主动发展中医,用现代技术和科技成果丰富发展中医,而不是把中医放在西医的从属地位,作为西医的补充和民族医学知识的简单解读和知识传播。真正发挥中医药在疾病预防、治疗、康复中的独特优势,做到中西医并重,提高自身临床水平及疗效,才是一名合格的现代中医人。

四、以疗效为核心，打造百年康益德肺科品牌

《疗效是中医药生命线》一书定稿之时，正逢北京康益德中西医结合肺科医院迎来 20 华诞。2021 年迎来建党 100 周年，也是医院建院 20 周年之际，医院董事会站在"两个一百年"的交汇点与百年怀柔科学城发展点，打造百年康益德新起点，制定了 2035 年远景规划和 2049 年远景目标。医院将全面实施改扩建升级工程，巩固加强现有的肺系病学科与中医膏方学科建设，大力发展肺外科与肺移植学科，力争在 2035 年实现中医肺系病、呼吸内科、呼吸重症与肺外科的融合，实现三级甲等中西医结合肺科医院远景建设目标。

《疗效是中医药生命线》成书于 2021 年疫情时期，遗憾的是，多种因素导致近 5 万字的抗击新冠肺炎临床临证及学术思想未能载入本书。本人从医近 40 年，临证数以万计，深悟疗效是中医药生命线之道，但愿此书能够让中医药同行树立起中医人的自信，让中医药更好地为全人类服务。

（董瑞 董莹 董杰）

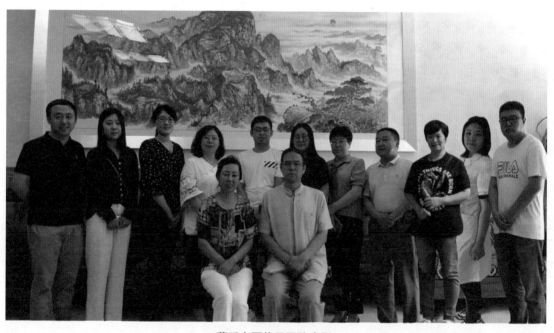

董氏中医传承团队合影